AF747254

La malnutrition des enfants dans les pays du Sahel
et de la Corne de l'Afrique

Collection « Études africaines »

dirigée par Denis Pryen et son équipe

Forte de plus de mille titres publiés à ce jour, la collection « Études africaines » fait peau neuve. Elle présentera toujours les essais généraux qui ont fait son succès, mais se déclinera désormais également par séries thématiques : droit, économie, politique, sociologie, etc.

Dernières parutions

Sous la direction de Catherine MAIA, Jean-François AKANDJI-KOMBÉ et Jean-Baptiste HARELIMANA (dir.), *L'apport de l'Afrique à la justice internationale pénale*, 2018.

Marie Rose BANGOURA, *Gestion des déchets solides ménagers et ségrégation socio-spatiale dans la ville de Conakry,* 2018.

Jean-Pierre NZEZA KABU ZEX-KONGO, *Congo. Comment le reconstruire, y ramener la paix et le développer ? Vade-mecum pour les dirigeants*, 2018.

Charles LASSERRE YAKITE, *La nationalité et l'apatridie en Afrique,* 2018.

Jean-Pierre NZEZA KABU ZEX-KONGO, *Léopold II. Le plus grand chef d'État de l'histoire du Congo, 2018.*

Bernard TONDÉ, *Le veuvage en Afrique. Dimensions socioculturelles, mystiques, morales et juridiques*, 2018.

Mohamed Salem OULD MAOULOUD, *L'éducation non formelle islamique mahadra de Mauritanie*, 2018.

Dr Claude KOMBOU, *Système fiscal et performance financière des Établissements de microfinance (EMF) au Cameroun,* 2018.

Jean-Marc SEGOUN, *Reconstruire après la guerre au Libéria*, 2018.

Hines MABIKA (dir.), *Principes éthiques d'Albert Schweitzer en Afrique. Le respect de la vie,* 2018.

Mamadou Diarafa DIALLO, *Le Mali contemporain. Fragilités et possibilités,* 2018.

Blaise SARY NGOY, *La dépréciation du franc congolais (2001-2018), Effet d'hystérèse, 2018.*

Noël SOFACK, *L'Eglise catholique et le processus électoral au Cameroun, Un engagement pour des elections justes et transparentes,* 2018.

Noël SOFACK, *Nouvelle géopolitique de l'agriculture et de l'alimentation, Quelles politiques publiques de sécurité alimentaire au Cameroun* ?, 2018.

Fayol Meny INKOU INGOULANGOU, *Problèmes langagiers et apprentissage du philosopher, Cas de l'apprenant en République du Congo*, 2018.

Robert NDAMOBISSI

LA MALNUTRITION DES ENFANTS DANS LES PAYS DU SAHEL ET DE LA CORNE DE L'AFRIQUE

Défis sociodémographiques et politiques
(Burkina Faso, Niger, Sénégal, Éthiopie, Ghana)

L'Harmattan

Cet ouvrage est issu d'une thèse de doctorat en sociologie-démographie présentée sous le titre *Les défis sociodémographiques et politiques de la malnutrition des enfants dans les pays d'Afrique du Sahel et de la corne de l'Afrique*. Dirigée par le professeur Maryse Gaimard, elle a été soutenue à l'Université de Bourgogne Franche-Comté à Dijon le 21 décembre 2017 devant le jury présidé par le professeur Gilles Ferréol.

Du même auteur :

Karthala (2004) : *L'enfant en Centrafrique : Famille, santé, scolarité, travail*, coauteurs.

Enquête démographique et de santé en République centrafricaine 1994-1995, Direction des Statistiques démographiques et sociales/Macro international Inc., Bangui, décembre 1995, coauteurs.

Bulletin of the World Health Organization (2002): "Tetanus Toxoid Coverage as an indicator of serological protection against neonatal tetanus", coauteurs; OMS, bulletin numéro 80, pages 696-703.

BBA édition (2001) : « Rapport final de l'enquête à indicateurs multiples (MICS 2000) en République centrafricaine », Bangui, avril 2001, coauteurs.

Unicef et Macro International Inc. (2007) : *Enquête de Base du Programme Services de Base Intégrés au Niger 2006*, Niamey, Macro international Inc., Maryland, USA, juin 2007, coauteurs.

Direction nationale de la Statistique et de l'Informatique du Mali et Unicef (2008) : « La pauvreté des enfants et les inégalités au Mali », Macro International, Calverton, Maryland, décembre 2008, coauteurs.

Unicef, UNDP, WFP, UNIFEM at HQ — co-authors (2010): "Developing national capacities for country and evaluation systems — part 3 on good practices and lessons learned — example of good practices of country led monitoring et evaluation in Mali", Unicef New York, USA, May 2010.

Bureau central du Recensement (1995) : « Rapport final de l'enquête socio-anthropologique pour l'élaboration du code de la famille en République centrafricaine », Bureau central du Recensement (BCR), Bangui, janvier 1995, 339 pages, coauteurs.

Ministère de la Santé en République centrafricaine : « Volonté de payer les soins de survie des enfants : résultats d'une enquête nationale en République centrafricaine » par 7 auteurs, Heath Financing and Sustainability Project, USA, avril 1993.

© L'Harmattan, 2018

5-7, rue de l'École-Polytechnique ; 75005 Paris

http://www.editions-harmattan.fr

ISBN : 978-2-343-16234-8

EAN : 9782343162348

Je dédie cet ouvrage à mon épouse Gisèle Ndamobissi et à nos enfants qui m'ont soutenu avec abnégation et encouragement dans notre parcours de servir la cause des enfants démunis partout en Afrique.

Je dédie cette publication à tous les enfants d'Afrique du Sahel et de la corne de l'Afrique qui souffrent et se battent avec leurs mères pour subsister face à l'insécurité alimentaire et nutritionnelle ; ainsi qu'aux organisations humanitaires qui leur apportent l'assistance d'urgence.

Enfin, mes pensées vont à mon unique grand frère Luc Ndamobissi qui a quitté ce monde quand j'avais 9 ans, notre fille Vanessa qui est décédée en l'an 2000 à l'âge de 6 ans et mon défunt père Marcel Ndamobissi décédé en 2006.

Sommaire

Introduction générale

« Nous nous engageons à compter de ce jour jusqu'en 2030 à éliminer la pauvreté et la faim partout dans le monde, à combattre les inégalités internes et parmi les pays, à construire des sociétés paisibles, justes et inclusives, à protéger les droits humains et promouvoir l'égalité du genre, et l'habilitation des femmes et des filles ; et à assurer la protection de la planète avec ses ressources naturelles. [...] ».

« Comme nous nous embarquons dans un grand voyage collectif, nous promettons qu'aucune personne ne sera laissée derrière. Reconnaissant que la dignité de la personne humaine est fondamentale, nous souhaitons voir les objectifs et les cibles réalisés pour toutes les nations et les peuples et pour tous les segments de la société. [...] ».

Extraits des préambules 3 et 4 de l'engagement des chefs d'État et de gouvernement du monde entier pour les 17 Objectifs universels de développement durable à l'horizon 2030, adoptés le 25/09/2015 lors du Sommet mondial pour le développement (Secrétariat général des Nations Unies, New York, septembre 2015).

Bien nourrir ses enfants est primordial pour le développement du capital humain, le développement économique et la prospérité d'une nation. La satisfaction du droit nutritionnel des populations — et particulièrement des enfants — a toujours été une des préoccupations majeures de l'humanité, des scientifiques et des dirigeants depuis des siècles car il s'agit du premier maillon essentiel de survie et de production.

Le rapport mondial établi par le Secrétaire général des Nations Unies pour le bilan final des Objectifs du millénaire[1] pour le développement 2000-2015 reconnaît qu'en dépit des progrès notables enregistrés au cours de la période 1990-2015, « environ 800 millions de personnes dans le monde souffrent de l'extrême pauvreté et de la faim ». Si le nombre d'enfants affectés par un retard de croissance a été réduit dans la plupart des pays du monde entre 1990 et 2013, il est regrettable de constater qu'en Afrique subsaharienne, « il y a eu une augmentation de l'ordre d'un tiers du nombre des enfants rabougris [sur cette période] ». (Nations Unies, 2015, p. 22)

D'après le rapport mondial sur la nutrition de 2016, « une personne sur trois est affectée par la malnutrition dans le monde [...]. La malnutrition et la pauvreté de calories constituent le fardeau numéro un des maladies des enfants dans le monde ». (IIRPA, 2016, vxiii)
Le Fonds des Nations Unies pour l'enfance, l'Organisation mondiale de la santé et la Banque mondiale ont estimé en 2015 qu'environ 159 millions d'enfants de moins de cinq ans étaient affectés par la malnutrition chronique dans le monde, soit 23,8 % (Unicef, OMS, Banque mondiale, 2015). Les trois quarts de ces enfants se trouvent en Afrique et en Asie, avec une prévalence de la malnutrition des enfants plus élevée en Afrique au sud du Sahara (32 %) qu'en Asie (25 %). Dans son article de résumé des séries de publications effectuées sur la nutrition maternelle et infantile, le Journal médical britannique dénommé *Lancet* a mentionné une baisse de la malnutrition chronique chez les enfants de moins de cinq ans de 40 % en 1990, à 32 % en 2005 et 26 % en 2011 dans les pays ayant un faible niveau de revenu par habitant (Black, 2015).

---

[1] Les Objectifs du millénaire pour le développement étaient les huit engagements mondiaux pour l'horizon 2015 pris par les chefs d'État et de gouvernement au cours de l'Assemblée générale des Nations unies tenue à New York en septembre 2000 visant la réduction de moitié de la pauvreté et de la faim des populations dans les pays les moins avancés, l'augmentation de la scolarisation des enfants et l'égalité du genre, la réduction de 2/3 du taux de mortalité des enfants de moins de cinq ans et de la mortalité maternelle, l'amélioration de l'accès des populations à l'eau de boisson potable et aux latrines améliorées, la lutte contre le VIH/Sida et l'accroissement des partenariats.
En septembre 2015, des nouveaux engagements (17 objectifs déclinés en 167 cibles mesurables) ont été signés par l'ensemble des dirigeants du monde, dénommés Objectifs de développement durable pour la période 2016-2030 afin d'obtenir une transformation totale pour une prospérité universelle équitable à l'horizon 2030.

L'Afrique de l'Ouest et du Centre est la plus touchée par la malnutrition des enfants (avec un taux de 35 %) : le nombre des enfants rabougris y est passé de 19,9 millions en 1990 à 28 millions en 2014 (inclus les pays sahéliens) comparativement à une réduction au niveau mondial de 255 millions en 1990 à 159 millions en 2014. « À peu près la moitié (45 %) des décès des enfants de moins de cinq ans sont attribuables à la sous-nutrition, ce qui causerait la perte de vie d'au moins 3 millions d'enfants dans le monde chaque année. » (Unicef, OMS, Banque mondiale, 2015, p. 1)

Dans leur rapport intitulé « Compte à rebours 2015 », l'Unicef et l'OMS mentionnent que « la nutrition est essentielle et beaucoup trop d'enfants ont encore faim. Dans plus de la moitié des pays du compte à rebours couvrant 70 pays, le retard de croissance (un signe de mauvaises habitudes alimentaires et des maladies répétées) affecte au moins 30 % des enfants âgés de moins de 5 ans, et l'émaciation (un marqueur de la malnutrition aigüe) touche au moins 5 %. Près de la moitié de tous les décès d'enfants sont attribuables à la malnutrition ». (Unicef et OMS, 2015, p. 1)

Le niveau de la mortalité des enfants de moins de cinq ans en Afrique subsaharienne est le plus élevé au monde dû, entre autres, à la sous-nutrition des enfants. Sur 1 000 naissances vivantes, il y a environ 86 décès chez les enfants de moins 5 ans, soit le double de la moyenne mondiale de 43 décès pour 1 000 naissances vivantes. L'insécurité alimentaire et nutritionnelle des enfants contribue également à réduire leurs chances d'éducation : environ 33 millions d'enfants d'Afrique subsaharienne d'âge scolaire sont non scolarisés (50 %). Les déperditions scolaires sont élevées : à peine 64 % des enfants inscrits en première année terminent le cycle primaire d'éducation dans les pays à faible revenu (Unicef, 2013).

En 2005, le Niger a vécu une crise alimentaire et nutritionnelle très dramatique (Cornia et Deotti, 2008). En 2012, plusieurs pays sahéliens d'Afrique (Niger, Mali, Mauritanie, Tchad) et les pays de la corne de l'Afrique (Éthiopie, Somalie, Djibouti et Érythrée) ont été durement touchés par une crise alimentaire et nutritionnelle. Le nombre d'enfants de moins de cinq ans affectés de malnutrition sévère aigüe a été estimé respectivement à plus d'un million d'enfants et à plus de cinq millions dans ces deux zones, aggravant ainsi les risques de décès des enfants (Unicef, 2013). Face à cette crise alimentaire et nutritionnelle de 2012, l'ONG Save the Children écrivait : « *Every hour of every day, 300 children die because of malnutrition. It's an underlying cause of more than a third of children's deaths – 2.6 million every year. But it's not recorded on death certificates and, as a result, it's not effectively addressed*[2]. » (Save the Children, 2012, p. vii)

Ces crises ont fortement ému les dirigeants et la communauté internationale et ont suscité davantage d'intérêt pour la recherche d'actions appropriées.

Au regard de la situation contextuelle mondiale marquée par la crise financière globale, les conflits au Moyen-Orient et en Afrique, la flambée des prix des denrées alimentaires qui rendent de plus en plus vulnérables à l'insécurité alimentaire les pays d'Afrique [3], la problématique de la satisfaction du droit nutritionnel essentiel à la survie des populations pauvres et particulièrement des enfants, apparaît comme une préoccupation majeure pour les gouvernements et les acteurs du développement.

Longtemps négligée, la malnutrition des enfants est devenue un enjeu majeur de développement. En 2010, plus d'une trentaine de pays en Afrique, en Asie, en Amérique latine se sont mobilisés en faveur du mouvement mondial appelé en anglais "*Scaling Up Nutrition*" sur la base de la Note de Politique élaborée par la Banque mondiale qui définit le cadre d'action y compris le coût financier (Bezanson et Isenman, 2010), destiné à aider les États à accomplir leurs obligations en matière de satisfaction des droits des peuples pour l'alimentation et la nutrition des enfants (Nabarro, 2013).

En 2013, l'Assemblée générale de la santé s'est fixée pour ojectif d'atteindre une réduction de 40 % (WHO, 2014) du nombre des enfants affectés par la malnutrition chronique en 2025, « pour sauver 70 millions d'enfants malnutris (Unicef, 2013, p. iii) » ; aussi, concernant l'émaciation, l'engagement des décideurs au plan mondial a été de réduire en dessous de 5 % la prévalence de l'émaciation d'ici 2025 (WHO, 2014).

En septembre 2015, l'objectif mondial numéro deux parmi les dix-sept Objectifs pour le développement durable universel à l'horizon 2030 adopté par tous les chefs d'État et de gouvernement est d'« éliminer la faim et de mettre fin à toutes les formes de malnutrition

---

[2] Traduction en anglais : Chaque heure de chaque jour, 300 enfants meurent à cause de la malnutrition. C'est une cause sous-jacente de plus d'un tiers des décès des enfants – 2,6 millions chaque année. Mais ce décès n'est pas enregistré sur les certificats de décès et, en conséquence, il n'est pas effectivement adressé.

[3] En 2008, plusieurs émeutes de la faim ont eu lieu en Haïti, en Égypte, au Burkina Faso, au Cameroun, au Sénégal, au Mali, etc.

y compris l'achèvement en 2025 de la cible internationalement approuvée sur le retard de croissance (réduction de 40 % des enfants affectés par le rachitisme) et l'émaciation des enfants de moins de cinq ans (réduction de la prévalence de l'émaciation des enfants à moins de 5 %) et de s'attaquer aux besoins nutritionnels des filles adolescentes, des femmes enceintes et allaitantes et des personnes âgées ». (United Nations, 2015, p. 18).

La reconnaissance mondiale de l'enjeu pour le développement de l'amélioration de l'état nutritionnel des enfants et des mères est illustrée par le fait que, sur les 17 objectifs du développement durable, 12 (soit 70,6 %) « contiennent des indicateurs qui sont très pertinents pour la nutrition, reflétant le rôle central de la nutrition dans le développement durable ». (IIRPA, 2016, p. 2).

L'amélioration des connaissances scientifiques sur les pays du Sahel et de la corne de l'Afrique les plus affectés par la malnutrition des enfants devient capitale pour un meilleur ciblage des stratégies et des interventions. Dans les décennies passées, plusieurs études et recherches ont été effectuées sur les facteurs déterminants de la malnutrition des enfants ayant servi de base au développement des stratégies d'interventions. Malheureusement, très peu de ces études se sont focalisées sur les pays d'Afrique sahélienne et de la corne de l'Afrique, épicentre du problème de sous-nutrition des enfants. La persistance du niveau très élevé de la prévalence de la malnutrition des enfants dans ces pays en dépit des investissements et des efforts multiformes accomplis, appelle à approfondir la recherche afin de déceler des causes probables méconnues qui pourraient contribuer à faire reculer rapidement ce fléau.

Au XVIIIe siècle, Thomas R. Malthus s'était fait remarquer par son postulat concernant les risques démographiques de la famine occasionnée par une croissance rapide de la population (Marechal, 1963). En 1989, l'étude réalisée par John Walter et Roger Schofield (Walter et Schofield, 1989) de l'Université de Cambridge portant sur « la famine, la maladie et l'ordre social dans la société moderne contemporaine » avait contribué à élucider les relations de cause à effet entre la sous-nutrition et la mortalité de la population dans la société anglaise du XVIIIe siècle.

Les études scientifiques récentes du XXIe siècle ont mis en évidence que la nutrition adéquate des enfants a un double intérêt au niveau individuel pour la santé de l'enfant, sa réussite scolaire, l'épanouissement social de la famille et au niveau macro, pour le

développement économique à long terme du pays et la stabilité politique.

Du point de vue de la santé publique, un bon état nutritionnel de l'enfant accroît ses chances de survie comme l'ont démontré successivement David L. Pelletier en 1993 (Pelletier *et al.*, 1993) et Robert E. Black *et al.* à travers la publication du journal britannique dénommé *Lancet* parue en 2008 (Black *et al.*, 2008). Ce dernier a mis en exergue le fait que la malnutrition représentait 35 % des causes de décès des enfants en Afrique. Un enfant affecté par la malnutrition aigüe sévère qui se traduit par une forte maigreur ou une perte de cheveux (kwashiorkor ou marasme) a un très haut risque de morbidité et de décès dans un bref délai en l'absence de traitement thérapeutique d'urgence dans un centre de santé ou un centre nutritionnel.

Dans le domaine de l'éducation, l'impact de la bonne nutrition des enfants sur les performances scolaires a été démontré par des études empiriques. Ainsi, Charles Daboné dans sa thèse de doctorat présentée à l'Université de Montréal en 2011 a mis en lumière les effets négatifs de la sous-nutrition des enfants sur leur réussite scolaire au Burkina Faso (Dabonne, 2011). La sous-nutrition de l'enfant qui occasionne l'échec scolaire entretient le cycle intergénérationnel de la pauvreté du ménage. Plusieurs décisions ont conduit les responsables institutionnels à instaurer des cantines scolaires aussi bien dans les établissements des pays les moins avancés souvent appuyés par le Programme alimentaire mondial que dans les pays développés soutenus par les communes et les parents.

Au plan sociologique, le professeur Jean-Pierre Poulain, socio-anthropologue de l'université de Toulouse dans son analyse des pesanteurs religieuses de l'alimentation de la société française et anglaise, et s'appuyant sur l'étude de Weber (Weber, 1964), écrit : « Pour l'alimentation, trois attitudes principales sont en concurrence : un ascétisme quasi végétarien qui tend à conformer le comportement alimentaire du croyant au plan initial du Créateur exposé au tout début de la Genèse, le respect de la mesure qui trouve son expression la plus précise dans la tempérance augustéenne, et, enfin une attitude hédoniste qui pose, pour l'homme engagé dans la foi, la jouissance des biens terrestres comme une glorification de l'œuvre de Dieu. » (Poulain, 2002, p. 212)

La valeur de l'enfant dans une société est inestimable. Il en résulte des perceptions très négatives de la communauté à l'égard d'une mère ou d'une famille ayant un enfant très maigre ou affecté par la rougeur

des cheveux, ou bien à l'inverse, une valorisation sociale de la mère ayant des enfants bien gros. Le décès d'un enfant dû au manque de nourriture en temps de pénurie ou en présence de calamités représente des fardeaux émotionnels, psychologiques et sociaux très douloureux pour la cohésion de la société.

Concernant l'impact économique, la Banque mondiale dans son étude publiée en 2006 a affirmé que « l'investissement dans l'amélioration de l'état nutritionnel des enfants pouvait augmenter la richesse nationale (PIB) du pays de 2 à 3 % par an » (World Bank, 2006, p. 2). Aussi, en 2013, les deux économistes Horton et Steckel ont mis en exergue les risques importants de perte de richesse nationale à cause de la malnutrition des enfants estimés à « environ 12 % de PIB par an dans les pays pauvres ». (Horton et Steckel, 2013, p. 3).

Au plan politique, les crises d'insécurité alimentaire ou nutritionnelle subies par les populations et les enfants ont des conséquences politiques très immédiates caractérisées par des manifestations de rue (le cas en cours au Venezuela frappé par la crise de pénurie alimentaire suite aux pertes massives de revenu national dues à la baisse drastique du prix de pétrole), des grèves de salariés ou des changements de régime politique (ce fut le cas dans les années 1970 au Niger avec le renversement du chef de l'État). Une autre conséquence visible au plan familial est la perte de l'autorité du chef de ménage car un adage populaire dit qu'« un ventre affamé n'a point d'oreilles ».

Le but de cette étude est d'apporter des connaissances holistiques sur les facteurs déterminants de la persistance depuis des décennies de la malnutrition des enfants dans les pays du Sahel et de la corne de l'Afrique afin de mettre à la disposition des chercheurs et des décideurs des éléments d'évidences scientifiques devant guider les mesures et les stratégies d'actions adaptées.

Ces connaissances additionnelles contribueront à soutenir les gouvernements et les acteurs du développement en Afrique dans leurs efforts conjoints visant l'amélioration durable de la survie des enfants et particulièrement la réduction à moyen et long terme des inégalités au droit nutritionnel et de survie des enfants.

À long terme, la réduction des risques très élevés d'insécurité nutritionnelle des enfants et des mères prévalant dans les pays les moins avancés d'Afrique, basée sur les relations de cause à effets démontrées dans cette thèse, contribuera sans nul doute à attaquer l'un des facteurs de vulnérabilité aux risques permanents d'émigration des populations

en provenance des pays du Sahel et de la corne de l'Afrique à destination des pays développés d'Europe.

Le Sahel et la corne de l'Afrique rassemblent environ dix pays que sont le Burkina Faso, le Mali, la Mauritanie, le Niger, le Sénégal, le Soudan pour le Sahel ainsi que Djibouti, l'Érythrée, l'Éthiopie et la Somalie pour la corne de l'Afrique. Ces pays ont des caractéristiques communes de climat aride, et sont classés parmi les pays « fragiles » au plan économique et politique et sont donc affectés par la malnutrition des enfants.

Nous avons sélectionné quatre pays parmi les dix cités ci-dessus comme étant les pays cibles de cette recherche : le Burkina Faso, le Niger, le Sénégal et l'Éthiopie auxquels nous avons ajouté le Ghana afin de tirer les enseignements sur les éléments de différenciation.

La justification du choix de ces cinq pays repose sur les critères suivants : le niveau élevé de la malnutrition des enfants, pays en transition démographique, pays ayant des similarités d'environnement écologique et socioculturel et la disponibilité récente des données des enquêtes démographiques et de santé ayant les mêmes méthodologies de collecte pour une analyse statistique approfondie et une bonne comparabilité des résultats.

Le Niger et l'Éthiopie sont les deux pays ayant les taux de malnutrition des enfants de moins de cinq ans les plus élevés au monde (respectivement 44 % et 43 %) ainsi que des forts taux de fécondité des femmes au plan global (respectivement 7,6 et 5,9 enfants en moyenne par femme) et ayant connu des crises alimentaires et nutritionnelles à répétition au cours des trois dernières décennies.

Le Burkina Faso est un pays enclavé dont le taux de malnutrition des enfants atteint 35 %. Sociologiquement, il présente aussi l'avantage d'avoir une population diversifiée sur le plan de la religion (chrétienne, musulmane et animiste).

Le Niger et le Sénégal sont deux pays sahéliens arides ayant une population de croyance religieuse majoritairement musulmane (au moins 90 % de la population) mais qui enregistrent des disparités de niveau de la malnutrition des enfants que cette recherche a permis de mieux cerner en révélant les facteurs de différenciation entre pays.

Le Sénégal et le Ghana ont une prévalence relativement faible de malnutrition des enfants (respectivement 27 % et 18,8 %) comparativement aux trois autres pays. L'étude du Sénégal offre l'opportunité de tirer les leçons de ses atouts géographique, alimentaire, économique (accessibilité à la mer) et de niveau d'éducation

relativement élevé des femmes et, enfin, de l'expérience d'une forte population émigrée (transfert de revenus de la diaspora).

Nous avons choisi le Ghana comme pays de comparaison en raison de la faible prévalence de la malnutrition chronique qui est de 18,8 % d'après le rapport final de l'EDS 2014 (soit en dessous du seuil de 20 % fixé par l'OMS comparativement aux autres pays de la même zone), afin d'apprendre des avantages de son contexte géoclimatique et géopolitique particulier : le Ghana a retrouvé un régime politique stable, dispose d'un écosystème forestier humide, une frontière maritime, d'une économie émergente et d'un contexte religieux diversifié (croyance à la fois chrétienne, musulmane et animiste), ce qui apporte d'autres perspectives de différenciation des causes de la malnutrition des enfants avec les autres pays au climat moins favorable.

Le mot « défi » utilisé dans le titre de la thèse se réfère aux définitions ci-dessous tirées du dictionnaire Larousse : « État d'un groupe qui, dans une situation de concurrence, oblige les autres à atteindre au moins le même niveau que lui : Le défi japonais »[4].

Challenges, sa traduction en anglais, signifie « une action ou une œuvre difficile » avec l'exemple qui suit : « Trouver un remède pour le cancer est l'un des plus grands défis des chercheurs en médecine ».

C'est dire que les quatre pays étudiés ici sont confrontés à d'immenses difficultés au plan climatique, économique, sociologique, démographique, politique et financier qui rendent difficile l'éradication de la malnutrition des enfants.

L'ouvrage est structuré en huit chapitres regroupés en deux parties. La première partie situe le cadre exploratoire et fait l'état des lieux des connaissances existantes pour mieux bâtir la problématique et la démarche analytique et méthodologique de la recherche. Son utilité est de disposer d'un protocole qui aide les parties prenantes à mieux cadrer l'opérationnalisation de la recherche. La description à titre de rappel des connaissances théoriques et empiriques antérieures, est suivie par une analyse situationnelle de la malnutrition des enfants au niveau global, africain et des cinq pays concernés.

Dans la seconde partie, nous avons procédé à l'analyse explicative de la malnutrition des enfants. Cette recherche de causes est basée d'une part, sur une analyse quantitative statistique approfondie des bases de données d'enquêtes nationales auprès des ménages et d'autre part sur

---

[4] En savoir plus sur http://www.larousse.fr/dictionnaires/francais/d%C3%A9fi/22657#FChHfMksokoeZkO2.99.

une analyse qualitative des informations de perceptions et pratiques d'ordre sociologique au niveau communautaire de la nutrition des enfants. Nous avons abordé les défis politiques en procédant à la collecte et à l'analyse des données institutionnelles portant sur les politiques, les stratégies, les capacités et les investissements financiers existants, liés à la lutte contre la malnutrition dans ces cinq pays.

I.
Situation de la malnutrition des enfants dans le monde et en Afrique

Ce chapitre intègre le rappel des définitions des concepts de la malnutrition ou sous-nutrition des enfants afin de faciliter la compréhension de l'étude. Nous avons ensuite entrepris de présenter de manière comparative l'état nutritionnel des enfants de moins de cinq ans au plan global, régional et entre les différents pays africains. Dans un dernier temps, nous allons rappeler les conséquences de la malnutrition des enfants aussi bien pour la survie des enfants que pour la société. Nous terminerons ensuite par la présentation de la situation contextuelle de chaque pays.

Concepts de la malnutrition des enfants

Définitions de la malnutrition des enfants

D'après les catalogues et index des sites médicaux francophones (CISMEF), **la malnutrition** est un « état de déséquilibre nutritionnel résultant d'un apport alimentaire insuffisant pour couvrir les besoins physiologiques ».

Selon l'Organisation mondiale de la santé (OMS), « la malnutrition est définie comme un état pathologique résultant de la carence ou de l'excès, relatif ou absolu, d'un ou plusieurs nutriments essentiels, que cet état se manifeste cliniquement ou ne soit décelable que par des analyses biochimiques, anthropométriques ou physiologiques. Il faut distinguer quatre formes : sous-alimentation, carences spécifiques, suralimentation et déséquilibre nutritionnel ». (Derrick, 1969, p. 8).

D'après l'Unicef (1998), « la malnutrition est en général le fruit de l'association d'un apport alimentaire inadéquat et d'une infection. Chez les enfants, la malnutrition est synonyme de troubles de la croissance, les enfants mal nourris étant plus petits et plus légers que ne le voudrait leur âge ». (Unicef, 1998, p. 14).

Le Programme alimentaire mondial (PAM) définit la malnutrition comme « un état dans lequel la fonction physique d'un individu est altérée au point où il ou elle ne peut plus maintenir un processus adéquat de performances corporelles comme la croissance, grossesse, allaitement, travail physique, résister et/ou guérir de la maladie ». (Cdc et Pam, 2005, p. 15).

D'après Dr Éric Fontaine[5], « **la dénutrition** résulte d'un déficit énergétique et protéique de l'organisme, causé soit par une insuffisance des apports alimentaires, soit par une augmentation des pertes, soit par une association de ces deux causes. Ce n'est pas à proprement parler une maladie, mais un syndrome, c'est-à-dire une combinaison de facteurs qui vont concourir à la dégradation de l'état général ». (Dr Fontaine, CLCD, 2016, p. 11).

Dans leur ouvrage très pratique pour les travailleurs nutritionnels, Felicity Savage King et Ann Burgess définissent la **nutrition** comme suit en anglais : « Nutrition is the study of foods and how our body use them. It is concerned with how food is produced, processed, handled, sold, prepared, shared, and eaten, and with what happens to food in the body — how it is digested, absorbed, and used[6]. » (King et Burgess, 1993, p. 1).

Dans le contexte des pays en développement, **la sous-nutrition** est généralement le principal sujet de préoccupation bien que, dans les pays industrialisés, les changements dans les habitudes alimentaires ont entraîné la **surnutrition**.

La malnutrition peut résulter d'un manque de macronutriments (glucides, protéines et matières grasses) ou de micronutriments (vitamines et minéraux), ou les deux à la fois. Les déficiences en macronutriments se produisent lorsque le corps s'adapte à une réduction des apports en macronutriments par une diminution correspondante de l'activité et l'utilisation de la réserve d'énergie (muscles et graisse), une

---

[5] Dr Éric Fontaine est président de la Société francophone nutrition clinique et métabolique (SFNEP), médecin responsable de l'Unité de nutrition artificielle du CHU de Grenoble (38), fondateur du Collectif de lutte contre la dénutrition (CLCD) en France.

[6] Traduction en français : « La nutrition est l'étude des aliments et la façon dont notre corps les utilise. Il s'intéresse au comment la nourriture est produite, traitée, manipulée, vendue, préparée, partagée et mangée, et avec ce qui se passe à la nourriture dans le corps – comment elle est digérée, absorbée et utilisée ».

augmentation ou diminution de la croissance. Par conséquent, les personnes souffrant de malnutrition peuvent être plus petites de taille (réduction de la croissance sur une période prolongée de temps) et/ou plus minces que leurs homologues bien nourris.

Le déficit de micronutriments (ou forme cachée de la faim) est très répandu dans les pays en développement. Il se produit lorsque les vitamines et/ou minéraux ne sont pas présents en quantités suffisantes dans l'alimentation. Les carences en micronutriments les plus courantes sont un manque de fer (anémie), de vitamine A (xérophtalmie, cécité) et d'iode (goitre et crétinisme). D'autres, tels que des carences en vitamine C (scorbut), niacine (pellagre), thiamine ou vitamine B1 (béribéri), peuvent également survenir durant les situations d'urgences aigües ou prolongées lorsque les populations dépendent de ressources alimentaires limitées, ou non variées.

En d'autres termes, la sous-nutrition est le manque d'apport en calories journalières tandis que la malnutrition est le manque d'un certain type d'aliments ou nutriments. Un sous-nutri est celui qui ne mange pas à sa faim tandis qu'un malnutri est celui qui a une alimentation déséquilibrée.

Les nutritionnistes identifient trois types de malnutrition (OMS, 2006).

- **Le retard de croissance qui est le reflet de la malnutrition chronique** est un déficit nutritionnel en calories et/ou en protéines utilisables par les tissus sur des périodes prolongées. Elle se manifeste par une stature (taille) plus réduite de l'enfant par rapport à son âge. Elle provient d'une sous-alimentation chronique pouvant avoir pour cause une alimentation inadéquate ou des maladies chroniques. C'est la forme la plus répandue en Afrique. Elle varie très peu en fonction de la période de collecte de l'information. Le retard de croissance est aussi communément appelé le **rachitisme**. C'est l'indicateur le plus conceptuellement valide d'après les spécialistes de nutrition et de santé, pour mesurer les privations nutritionnelles prolongées d'un enfant. Il est adopté pour le suivi des progrès des ODD 2030. Les enfants atteints d'un rachitisme modéré à sévère (et dont les ratios de taille par rapport à l'âge sont inférieurs de deux écarts-types à la norme internationale) subissent un retard de croissance physique, de développement et de performances scolaires et professionnelles.
- **La malnutrition aigüe (émaciation)** ou synonyme d'amaigrissement traduit une perte de poids. Il résulte d'un

déséquilibre entre les apports et les dépenses énergétiques. Ce déficit nutritionnel en calories et/ou en protéines est la conséquence d'une alimentation insuffisante durant la période ayant précédé l'enquête ou une perte de poids consécutive à une maladie. Elle permet de mesurer la situation nutritionnelle actuelle (conjoncturelle) des enfants. Chez les enfants, cet amaigrissement involontaire peut révéler certaines maladies organiques et évolutives, ou des troubles du comportement alimentaire.

- **L'insuffisance pondérale** est la faiblesse du poids de l'enfant en fonction de son âge. Elle renseigne sur l'état nutritionnel des enfants sans distinction entre les déficiences alimentaires qui durent depuis longtemps, se manifestant par un retard de croissance, et celles plus récentes entraînant une émaciation. C'est un indicateur qui traduit la sévérité de la malnutrition ; il est sensible aux variations saisonnières.

Nous emploierons ici le terme de malnutrition en tant que synonyme de déficience.

Les différents indicateurs de mesure de la malnutrition des enfants

La malnutrition peut être évaluée par des critères cliniques, des analyses biochimiques ou des mesures anthropométriques. Cependant, en ce qui concerne les mesures statistiques de la prévalence de la malnutrition des enfants, la plupart des enquêtes nutritionnelles utilisent des indicateurs anthropométriques (tableau 2). Chez les enfants âgés de moins de 5 ans (6-59 mois), les indicateurs les plus utilisés sont la taille en fonction de l'âge (taille-pour-âge), le poids en fonction de l'âge (poids-pour-âge) et le poids en fonction de la taille (poids-pour-taille).

Sur le plan statistique, ces indices sont exprimés en nombre d'unités d'écart-type (Z-score) par rapport à la médiane de la population de référence internationale NCHS/CDC/OMS [7]. La mesure conventionnelle de la malnutrition chez les enfants, proposée par l'OMS est la taille-pour-âge, le poids-pour-taille et le poids-pour-âge scindé en deux niveaux de sévérité :

[7] NCHS : National Center for Health Statistics (Centre national des statistiques sanitaires des États-Unis) ; CDC : Centers for Disease Control and Prevention (Centre de contrôle et de prévention des maladies des États-Unis) ; OMS : Organisation mondiale de la santé.

Première partie

Cadre contextuel et théorique

- Niveau modéré de la malnutrition si l'indice (Z-score) est à moins 2 écarts-types (il s'agit de la mesure conventionnelle retenue par l'OMS) ;
- Niveau sévère de la malnutrition (état grave), lorsque l'indice (Z-score) atteint moins 3 écarts-types.

Il convient de préciser :
- La taille-pour-âge est une mesure spécifique du retard de croissance et permet de cerner la malnutrition dite chronique ou le rachitisme. Il s'agit d'une situation structurelle dans une portée de long terme ;
- Le poids-pour-taille est une mesure spécifique de la maigreur ou de l'émaciation (situation conjoncturelle de court terme) ;
- Le poids-pour-âge constitue un bon reflet de l'état nutritionnel global de l'enfant et peut être utilisé pour suivre le gain pondéral d'un enfant. Cependant, il ne permet pas de distinguer l'émaciation du retard de croissance.

Tableau 1. Classification de l'appréciation des niveaux de prévalence de la malnutrition (– 2 écarts-types) utilisés par l'OMS pour catégoriser l'importance des niveaux de malnutrition en termes de santé publique.

Indicateurs	Niveau de malnutrition			
	Faible	Moyen	Élevé	Très élevé
Taille-pour-âge	< 20 %	≥ 20 % et < 30 %	≥ 30 % et < 40 %	≥ 40 %
Poids-pour-taille	< 5 %	≥ 5 % et < 10 %	≥ 10 % et < 15 %	≥ 15 %
Poids-pour-âge	< 10 %	≥ 10 % et < 20 %	≥ 20 % et < 30 %	≥ 30 %

Sources : OMS, 1995.

Les indicateurs nutritionnels, calculés pour les années antérieures à 2007, utilisent la population de référence établie par le *Center of Disease Control* (CDC) d'Atlanta en 1977 tandis que ceux estimés à partir de 2007 sont basés sur la nouvelle population de référence des enfants définie en 2005 par l'OMS.

Dans le cadre de cette étude, nous avons effectué des analyses statistiques multivariées sur l'ensemble des trois indicateurs afin d'apprécier s'il existe des effets importants de différenciation entre les pays en fonction du type de malnutrition des enfants (long terme ou conjoncturelle). La plupart des études antérieures se sont limitées à l'analyse d'un indicateur principalement le poids-pour-âge en rapport avec les standards anciens établis par l'OMS mais qui ont fortement changé au cours de la dernière décennie au vu des publications du journal médical britannique *The Lancet*.

Les engagements mondiaux pour la transformation universelle en 2030 ont fixé des cibles à atteindre de réduction de la malnutrition des enfants en utilisant les deux indicateurs clés que sont le retard de croissance et l'émaciation des enfants. Cela justifie fortement notre choix de traiter de la malnutrition des enfants selon les trois indicateurs à la fois. Nous avons maintenu l'analyse du troisième indicateur poids-pour-âge aux fins de comparaison avec les résultats d'études antérieures.

Situation de la malnutrition des enfants dans le monde et en Afrique

Situation dans le monde

Au plan mondial, la malnutrition est un problème de santé publique et de développement car elle touche une large proportion des enfants : plus d'un quart (27 %) des enfants âgés de moins de cinq ans sont affectés par le rachitisme en 2015, soit environ 159 millions d'enfants (Unicef, OMS et Banque mondiale, 2015).

L'émaciation touche environ 7,5 % des enfants de moins de cinq ans (soit environ 50 millions d'enfants sont émaciés dont 16 millions sont dans la catégorie d'émaciation sévère) en 2015. Des progrès très lents ont été enregistrés au cours des quinze dernières années avec une baisse de l'ordre de 10 points de la prévalence du rachitisme qui est passée de 32,7 % en l'an 2000 à 23 % en 2015. La région d'Asie du Sud est la plus affectée par la malnutrition des enfants (figure 1) suivie par l'Afrique de l'Est comme l'indiquent le tableau 2 et la figure 1 ci-dessous.

Tableau 2. Prévalence en % du rachitisme chez les enfants de moins de cinq ans par grande région géographique dans le monde par ordre décroissant en 2015.

Nom des zones	Prévalence du rachitisme chez les enfants par ordre
Asie du Sud	47
Afrique de l'Ouest et centrale	40
Afrique de l'Est et du Sud	39
Moyen-Orient et Nord Afrique	28
Monde	27
Asie de l'Est et Pacifique	19
Amérique latine et Caraïbes	15

Sources : données issues du rapport mondial Unicef sur la situation des enfants, 2015.

Figure 1. Situation globale de la malnutrition chronique des enfants de moins de cinq ans dans le monde.

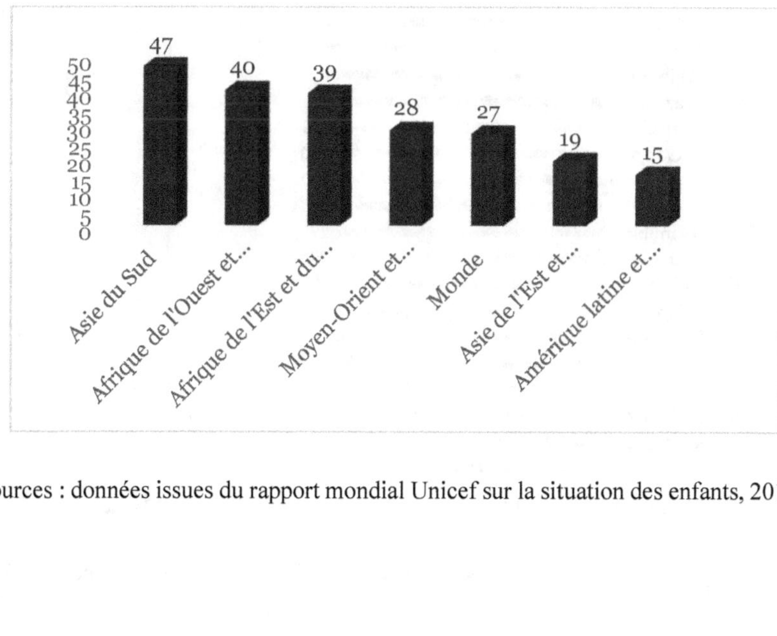

Sources : données issues du rapport mondial Unicef sur la situation des enfants, 2015.

Figure 2. Prévalence (%) de la malnutrition chronique des enfants de moins de cinq ans pour l'ensemble des pays africains au sud du Sahara en 2015.

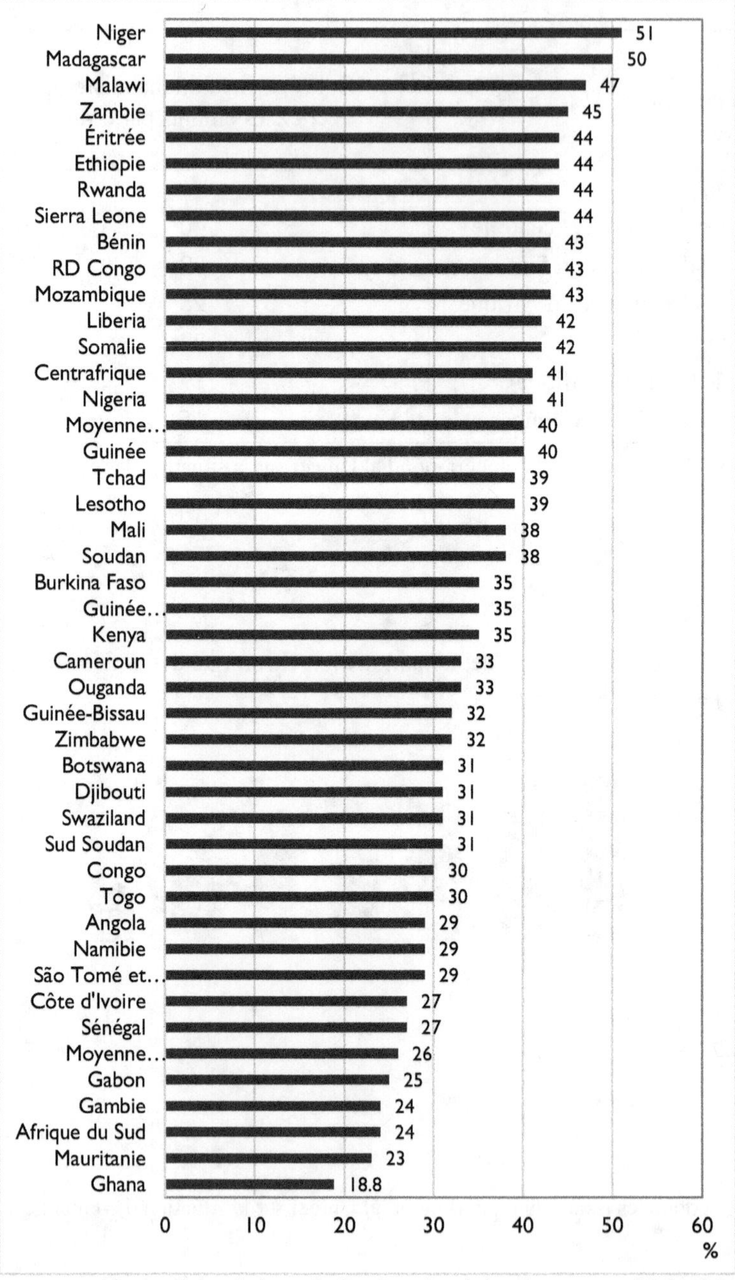

Sources : graphiques élaborés à partir des données tirées du rapport (Unicef, 2015).

Situation en Afrique

Bien que la prévalence de la malnutrition chronique ait connu une réduction au cours des deux dernières décennies dans le monde, la malnutrition chronique (rachitisme) des enfants (petite taille par rapport à l'âge) persiste à un niveau très élevé en Afrique, principalement dans les pays du Sahel et de la corne de l'Afrique comme l'indique la figure 3.

Figure 3. Prévalence (en %) de la malnutrition aigüe des enfants de moins de cinq ans en Afrique sur la période 2006-2010.

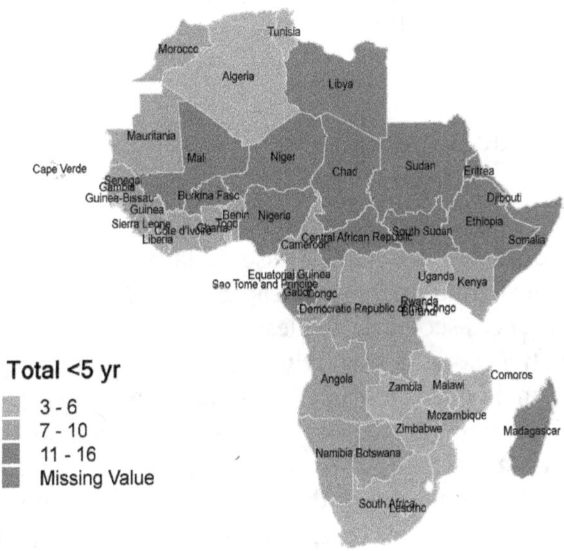

Sources : carte personnelle issue des données provenant de la base Unicef sur la situation des enfants dans le monde, 2015.

En dépit des efforts accomplis depuis des décennies de mobilisation au plan mondial et régional ainsi que des développements de politiques et d'investissements par les États et les partenaires, les enfants africains continuent d'être durement affectés par la sous-nutrition qui les fragilise davantage face aux maladies et aux décès.

Comme l'indiquent les figures 2 et 3, cinq pays faisant partie de la zone du Sahel et de la corne de l'Afrique ont des taux de malnutrition des enfants supérieurs ou égal à 40 % largement au-dessus de la moyenne mondiale de 23 % : Niger (51 %, soit la moitié des enfants), Érythrée (44 %, soit 4,5 enfants sur 10), Éthiopie (44 %), Somalie (42 %).

Parmi les cinq pays étudiés, deux pays (Niger et Éthiopie) ont des prévalences largement au-dessus de la moyenne des pays d'Afrique subsaharienne. Le Burkina Faso et le Sénégal ont des niveaux moyens de prévalence du rachitisme suivant les normes de l'OMS, soit respectivement 35 % au Burkina Faso (INSD et ICF, 2012) et 28,7 % en 2011 au Sénégal (ANSD et ICF, 2012) et 21 % atteint en 2014 (ANSD et ICF, 2016). Seul le Ghana a atteint en 2015 un niveau relativement faible de retard de croissance des enfants de moins de cinq ans de 18,8 % en dessous du seuil de 20 % fixé par l'OMS pour le rachitisme (GSS, GHS and ICF, 2016).

Conséquences de la malnutrition des enfants

Les conséquences de la malnutrition des enfants sont multiples tant au plan individuel que national : baisse de la protection immunitaire face aux maladies, diminution de la capacité intellectuelle de l'enfant entraînant des échecs scolaires, faiblesse du coût-bénéfice des soins de santé, et réduction de la productivité. Sur le plan démographique, la persistance d'un niveau élevé de mortalité infanto-juvénile due en grande partie à la malnutrition des enfants, contribue à maintenir une espérance de vie à la naissance basse dans les pays en développement et réduit les efforts en matière de politique de population visant la maîtrise de la fécondité par la résistance des parents à la planification familiale eu égard aux risques élevés de décès des enfants.

Aussi, les déficiences de capacités intellectuelles réduisent les performances scolaires en termes de taux de transition, de réussite ou d'achèvement de cycle d'études. D'après l'Unicef (1998, p. 15), « on estime que les carences en vitamines et en minéraux coûtent à certains pays l'équivalent de plus de 5 % de leur produit national brut en vies perdues, en incapacités et en diminution de productivité ».

Les conséquences cliniques de la malnutrition aigüe sévère

Sur le plan pathologique ou clinique, les enfants affectés par la malnutrition aigüe sévère sont ceux dont le poids est 70 % inférieur au poids escompté pour leur taille en comparaison avec la population mondiale de référence avec un Z-score inférieur de 3 à la médiane. Les enfants peuvent ainsi à ce stade, être œdémateux comme en état de kwashiorkor ou marasme-kwashiorkor ou non-œdémateux comme ayant le marasme.

Les symptômes et les signes courants du marasme et du kwashiorkor, manifestations visibles de la malnutrition aigüe sévère chez l'enfant affecté sont (Federal Ministry of Health of Sudan, 2014) :

- **Le marasme** est le type commun de pathologies qui affectent les enfants sous-nourris âgés de 1-4 ans ; toutefois, il peut apparaître chez les enfants un peu plus âgés ou chez les adultes. Marasme et kwashiorkor (forme mixte) sont les aspects mixtes de la malnutrition aigüe sévère chez les enfants.

  Les **symptômes** du marasme sont un enfant misérable, malade et maigre. Le principal signe est l'état sévère généralisé de l'atrophie des muscles de la cuisse, des fesses, des bras et des épaules. L'enfant concerné est très mince (la peau et les os) et présente un retard de croissance. L'apathie se reflète dans la perte d'intérêt dans le monde environnant du patient.

  Les signes associés sont :
  - Une mince, ou fine, face d'un vieil homme chez l'enfant ;
  - Un « Bacquet pantalon » (la peau des fesses qui pend en dessous) ;
  - Les enfants atteints de malnutrition aigüe sévère peuvent donner l'impression d'être alertes en dépit de leur état.
- **Le kwashiorkor**

  Les signes les plus fréquents sont :
  - Des changements de cheveux : en raison de la présence de différentes couleurs dans la tige du cheveu allant même de couleur jaune, jusqu'à la couleur blanche ;
  - Des lésions sur la peau et une hypo ou hyperpigmentation des zones ;
  - Une pâleur : l'anémie est souvent présente, principalement en fer, en acide folique ou les deux ;
  - Des signes détectés par voie orale de carences en vitamines multiples telles que la stomatite angulaire, célosies et langue lisse ;
  - Des signes des yeux : xérose conjonctivale (spot de Bitot).

Les signes courants sont :

- Les œdèmes commencent généralement à partir des jambes et des pieds et se diffusent dans les cas plus avancés, sur les mains et le visage. L'œdème peut être détecté par des pressions modérées pendant une minute avec le pouce sur l'extrémité inférieure du tibia et la face dorsale du pied. À cause des œdèmes, certains enfants ayant des kwashiorkors peuvent sembler « gras » et, de ce fait, être considérés comme bien nourris par leurs parents ;
- Un muscle tellement maigre qu'il apparaît bien en évidence sur les côtés intérieurs de la cuisse, les fesses, les épaules et les bras ;
- Une perte d'intérêt pour le monde environnant.

Dans le manifeste de lutte contre la malnutrition (CLCD, 2016, p. 12-13), Dr Éric Fontaine mentionne : « une maladie peut souvent entraîner une autre. Il est aussi fréquent que la dénutrition complique une maladie préexistante. Si celle-ci est guérissable, la dénutrition va ralentir la guérison. Si elle est handicapante, la dénutrition va alourdir le handicap. Si elle est incurable, la dénutrition va accélérer l'évolution fatale. Les conséquences (de la dénutrition) sont alors multiples : arrêt de croissance chez les enfants, augmentation du risque d'infections, de fractures, des troubles psychologiques, perte d'autonomie, perturbation de l'équilibre, dégradation du tube digestif, de système respiratoire, de la santé bucco-dentaire, de la qualité de vie, et à l'extrême, le décès. »

Les conséquences sur la survie des enfants

La principale conséquence de la malnutrition est l'augmentation du risque de décès des enfants comme l'ont mis en exergue (Mosley-WH, 1981 ; Chen-LC, 1981) d'après leurs études réalisées au Bangladesh : respectivement 38 % et 45 % des décès des enfants sont associés à la malnutrition. L'étude publiée par le centre médical de recherche britannique dénommé *The Lancet* en 2008 (Black *et al.*, 2008, p. 1) avait révélé que « la malnutrition maternelle et infantile est la cause sous-jacente de 3,5 millions de décès et de 35 % de morbidité chez les enfants de moins de cinq ans par an dans le monde ». Selon une étude menée par Schroeder et Brown en 1994, « Les enfants âgés de 6 à 59 mois affectés par l'insuffisance pondérale courent 2,2 fois plus de risques de mourir au cours de la période de suivi en comparaison avec les enfants bien nourris. Les enfants du groupe d'âge similaire souffrant de la malnutrition sévère aigüe courent 6,8 fois plus de risques de mourir comparativement aux enfants bien nourris ». Ils ajoutent, je cite : « Au moins 2,3 millions de décès annuels qui surviennent chez les enfants âgés de 6 à 59 mois dans les pays en développement… sont associés avec la malnutrition. » (Schroeder et Brown, 1994, p. 576)

L'aggravation du risque de décès des enfants liée à la malnutrition serait due à un affaiblissement du système immunitaire de l'enfant qui accroît sa vulnérabilité aux maladies infectieuses (Peletier *et al.*, 1993).

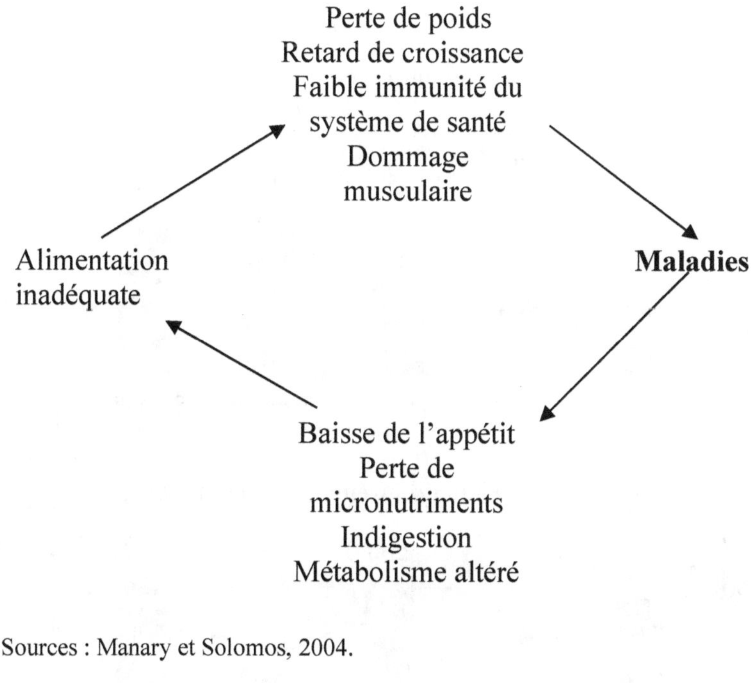

Sources : Manary et Solomos, 2004.

L'étude publiée par *The Lancet* en 2008 met en exergue le fait que la sous-nutrition des enfants augmente leur risque de décès à cause des maladies infectieuses telles que la diarrhée, la pneumonie (infections respiratoires aigües), la rougeole, le paludisme ou le VIH/Sida.

Les interrelations entre la malnutrition et les maladies infectieuses sont complexes (Dewey et Mayers, 2011). Plusieurs études ont démontré des relations bidirectionnelles entre la diarrhée et la malnutrition des enfants (Neil, 2010) — l'une étant la cause ou l'effet de l'autre et vice-versa avec un effet de l'ordre de 25-30 % de la diarrhée sur la malnutrition (Black *et al.*, 2008, *op. cit.*). Toutefois, des études ultérieures effectuées en Égypte, au Bangladesh et en Gambie ont relativisé cet effet. La diarrhée et la rougeole sont les infections dont le risque de morbidité et de décès est le plus grand chez les enfants en Inde (Ahmed *et al.*, 2001) et en Afrique (Ashworth *et al.*, 2003).

Figure 4. Prévalence de la malnutrition chronique et risques de décès des enfants de moins de cinq ans dans certains pays du Sahel et de la corne de l'Afrique : Mali, Niger, Éthiopie, Tchad, Somalie (en %) d'après les résultats des enquêtes démographiques et de santé.

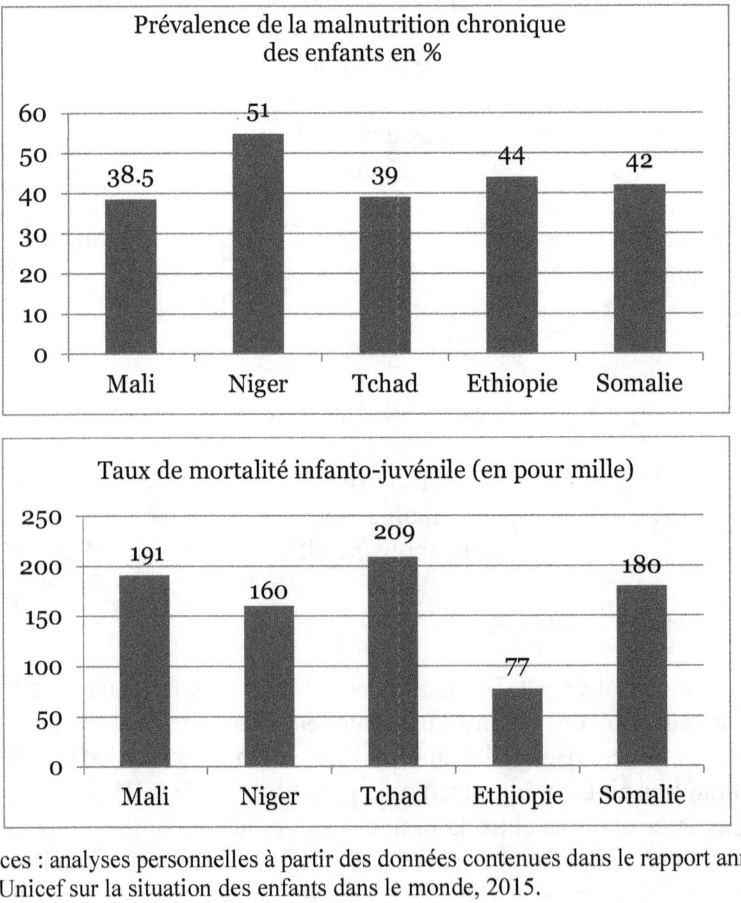

Sources : analyses personnelles à partir des données contenues dans le rapport annuel de l'Unicef sur la situation des enfants dans le monde, 2015.

Il convient de mentionner également les **risques d'anémie** due à la carence en iode qui fragilise davantage les enfants (voir schéma ci-dessous).

Les trois pays régulièrement affectés par les crises alimentaires et nutritionnelles comme le Mali, le Niger et l'Éthiopie et ayant donc des prévalences élevées de malnutrition chez les enfants, connaissent des risques élevés de mortalité chez les enfants de moins de cinq ans à l'exception de l'Éthiopie (figure 4) : des prévalences de rachitisme aux alentours de 40 % — voire au-delà — correspondent à des taux de mortalité infanto-juvénile de plus de 100 décès pour 1 000 naissances vivantes.

Les conséquences sur le développement de l'enfant

La malnutrition (incluant le déficit en vitamine A et la carence en iode) entraîne également le retard de développement mental (Grantham et Powel, 2013), des faiblesses de productivité physique et intellectuelle dans la phase adulte (Strauss et Thomas, 1998). Une étude réalisée en 2011 au Burkina Faso sur l'impact de la malnutrition en milieu scolaire (Modoné, 2011) a montré que les signes de carence nutritionnelle sont répandus et prédominent encore chez les écoliers du milieu urbain, mais aussi que la fréquence des marqueurs de risques cardio-métaboliques n'est pas négligeable.

Les conséquences économiques

Les pertes économiques liées aux faiblesses de productivité et les dépenses inhérentes aux soins de santé constituent également des conséquences non négligeables de la malnutrition au niveau micro et macro comme le souligne le rapport global nutrition 2016 (IIRPA, 2016).

L'étude réalisée par Horton et Steckel en 2013, a révélé qu'au plan mondial, les pertes annuelles économiques liées à la malnutrition étaient estimées à 6 % du produit national brut et que ces pertes étaient très élevées dans les pays d'Afrique et d'Asie de l'ordre de 11 % (Horton et Steckel, 2013).

Les pertes économiques occasionnées par la sous-nutrition des enfants sont les effets à long terme de faibles scores de développement cognitif au plan scolaire de l'enfant qui les rendent moins productifs à l'âge adulte comme l'ont mentionné des études empiriques contemporaines.

L'être humain est considéré comme un capital important de production et qu'à ce titre sa capacité physique et mentale/intellectuelle entretenue par une bonne nutrition représente une force motrice pour le développement économique du pays. À ce titre, en se basant sur une étude longitudinale réalisée au Guatemala sur le retard de croissance durant les 1 000 premiers jours (Hoddinot *et al.*, 2013, p. 10-11) ont constaté qu'« un individu, ayant connu un retard de croissance à l'âge de 36 mois s'est retrouvé à l'âge adulte avec un niveau de dépenses de consommation par habitant inférieure de 66 %. Il s'agit d'une mesure directe du coût économique du retard de croissance ». Aussi, ils ajoutent : « en utilisant des hypothèses sur l'augmentation du revenu (11 %) en raison de la prévention d'un tiers des retards de croissance et sur le taux d'actualisation des flux d'avantages sociaux futurs (5 %), nous trouvons les estimations moyennes des coûts-avantages entre 3,8 en République démocratique du Congo et 34,1 en Inde. Le rapport bénéfice-coût médian est de 18 au Bangladesh » (Hoddinot *et al.*, 2013)

Dans les pays pauvres d'Afrique au sud du Sahara, les enfants paient le double prix de la pauvreté de leurs parents et de la sous-nutrition des enfants qui entretiennent des faibles performances ou abandons scolaires créant les cercles vicieux de la pauvreté intergénérationnelle, du sous-développement communautaire et de pertes de richesses nationales.

Environnement contextuel des pays de l'étude

Le **Sahel** est un mot arabe qui signifie « bordure », « rivage ». Il désigne une zone aride située entre le désert du Sahara au nord et les régions tropicales où les pluies sont substantielles au sud. Il s'étend de l'Atlantique à la mer Rouge. Les huit pays du Sahel sont, d'ouest en est : le Sénégal, la Mauritanie, le Mali, le Burkina Faso, le Niger, le Nigeria du Nord, le Tchad et le Soudan (figure 4).

En revanche, « **le Sahara** est une écorégion désertique située dans la partie nord de l'Afrique. Considéré comme le plus vaste désert chaud du monde, il divise le continent d'est en ouest. Il couvre d'immenses étendues de territoires et s'étend sur dix pays : le Maroc, l'Algérie, la Tunisie, la Libye, l'Égypte, le Soudan, le Tchad, le Niger, le Mali, la Mauritanie, ainsi que sur le territoire contesté du Sahara occidental » (dictionnaire Wikipédia).

La corne de l'Afrique est une péninsule de l'Afrique de l'Est qui s'étend depuis le côté sud de la mer Rouge jusqu'à la côte ouest de la mer d'Arabie, en passant par le golfe d'Aden et dont la forme sur une carte évoque une corne de rhinocéros. Sa superficie est de 1 882 857 km^2. La corne de l'Afrique est l'une des plus complexes régions de conflit dans le monde. Les quatre pays de la corne de l'Afrique sont Djibouti, l'Éthiopie, l'Érythrée et la Somalie. Ces pays ont des cultures similaires liées par une longue histoire commune.

Contexte climatique et écologique des pays étudiés

Les pays d'Afrique du Sahel et de la corne de l'Afrique ont les climats particulièrement arides (tableau 3) du continent africain marqué par des températures très élevées (moyenne annuelle au-dessus de 40 degrés avec des pics atteignant 50 degrés au Niger et à Djibouti), des faibles pluviométries et des sols désertiques/arides (Seghieri, 2000). Le Sahel couvre la zone essentiellement désertique et aride rassemblant des pays enclavés comme le Burkina Faso, le Mali, le Niger, le Tchad et trois autres pays ayant accès à la côte maritime : le Sénégal, la Mauritanie et le Soudan. En ce qui concerne la corne de l'Afrique, les plaines de Somalie et de Djibouti sont généralement arides malgré la proximité de l'équateur tandis que l'ouest et le centre de l'Éthiopie, ainsi que l'extrémité sud de l'Érythrée, sont mieux exposés et reçoivent d'abondantes pluies en été.

La situation climatique des cinq pays retenus pour l'étude met en exergue des conditions écologiques très rudes pour les populations et les enfants appartenant à ces zones (climat désertique avec sol sablonneux) à l'exception du Ghana et de l'Éthiopie dont certaines parties du pays bénéficient d'un climat humide et d'une végétation tropicale (herbe ou forêt). Le couvert végétal du Sahel est composé de buissons, d'herbes et d'arbres rabougris ou de baobabs. Les seules plantes viables sont celles qui résistent à la sécheresse. L'élevage est une activité importante, mais la saison sèche — trop longue — oblige les pasteurs à pratiquer le nomadisme.

Cette situation écologique drastique représente un gros handicap naturel pour le développement (Ferreol, 2017) agricole et la sécurité alimentaire et nutritionnelle des communautés rurales, contraignant les jeunes à l'émigration internationale.

Tableau 3. Disparités géographiques et écologiques dans les cinq pays de l'étude.

Pays	Climat/Végétation/Sol	Population totale en 2014 (en millions)	Densité de population (Hab./km²)	Superficie de terre en millions d'hectares	% de superficie agricole	% de terres agricoles arables
Burkina Faso	Désertique/Arbuste/ Sable	17,4	60,2	27	43,7	49,3
Niger	Désertique/Arbuste/ Sable	18,5	12,2	127	34,6	34,1
Sénégal	Aride/Arbuste/Sable	14,5	64,6	19	49,4	40,5
Éthiopie	Tropical/Herbe/ Latérite	96,5	82,9	100	35,0	28,4
Ghana	Humide/Forêt/ Latérite	26,4	107,2	23	68,1	39,9
Afrique au sud du Sahara	Tropical/Diversifiée/ Diversifié	911,9	34,7	2 965	39,2	19,3
Monde entier	-/Diversifiée/ Diversifié	7 243,8	53	13 003	37,6	28,3

Sources : FAO, 2013 (informations relatives aux aspects climatiques et agricoles) ; PNUD, 2015 (informations concernant l'effectif de la population totale et la densité de population en 2014).

Figure 5. Évolution du volume des ressources en eau en m³ par an, par tête d'habitant de 1990 à 2010 dans les cinq pays de l'étude.

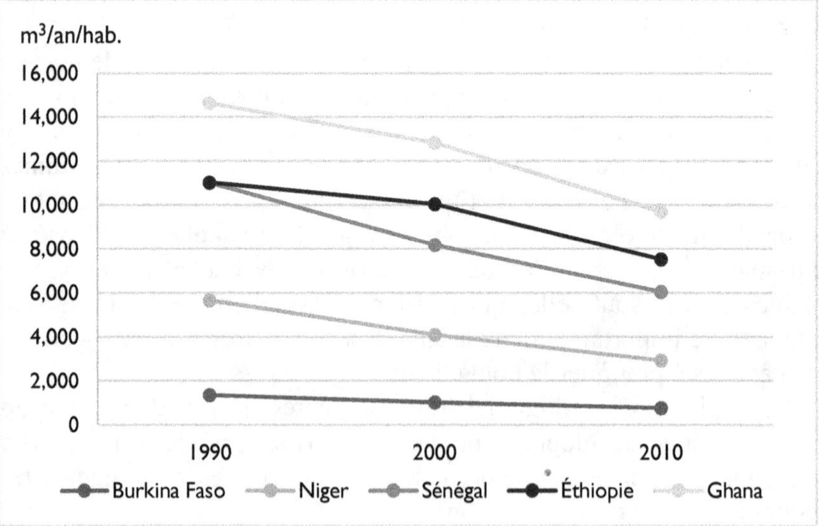

Sources : FAO, 2013, *op. cit.*

Dans cet environnement naturel hostile, la rareté de l'eau combien nécessaire à la production agricole et animale est l'un des défis majeurs pour la sécurité alimentaire eu égard à une faible pluviométrie et un faible réseau hydrographique en réduction constante. Les rares cours d'eau pérennes importants sont le fleuve Niger, le fleuve Sénégal et le Nil qui créent les opportunités pour l'irrigation agricole localisée. Le graphique ci-dessous illustre la réduction continue de la disponibilité en eau par habitant (rareté de l'eau) sans nul doute liée à la croissance démographique, au changement climatique témoignant de la fragilisation progressive des conditions de survie dans ces pays. Seul le Ghana, pays forestier, maintient un volume annuel constant de ressources en eau par habitant (figure 5).

Contexte démographique

Les douze pays d'Afrique du Sahel et de la corne de l'Afrique rassemblent au moins 259,7 millions d'habitants, soit environ 28 % de la population de l'Afrique au sud du Sahara (911,9 millions en 2015) et 3,6 % de la population mondiale (7 243 800 000 en 2015)[8], ce qui représente un poids démographique très important et un lourd fardeau pour l'amélioration de l'état nutritionnel et la survie des enfants de moins de cinq ans qui sont au nombre de 36,2 millions (soit 14 %).

S'agissant des cinq pays de l'étude, la population totale est de l'ordre de 173,3 millions d'habitants, ce qui représente 19 % de la population totale des pays au sud du Sahara. L'Éthiopie est l'un des pays les plus peuplés d'Afrique (96,5 millions d'habitants) comparativement au Niger (18,5 millions), au Burkina Faso (17,4 millions), au Sénégal (14,5 millions) et au Ghana (26,4 millions).

Les cinq pays connaissent des degrés inégaux d'urbanisation avec, d'une part, le Ghana et le Sénégal (figure 6) qui sont en avance en termes de concentration accrue des populations dans les zones citadines (un signe de modernisation progressive de la société), les autres pays, d'autre part. Ces deux pays ont des taux de malnutrition des enfants plus faibles que trois autres pays dont les taux d'urbanisation sont en dessous de 30 % : Burkina Faso (29 %), Niger (18,6 %) et Éthiopie (17,8 %).

---

[8] PNUD, 2015.

Figure 6. Taux d'urbanisation dans les cinq pays de l'étude en 2014 (%).

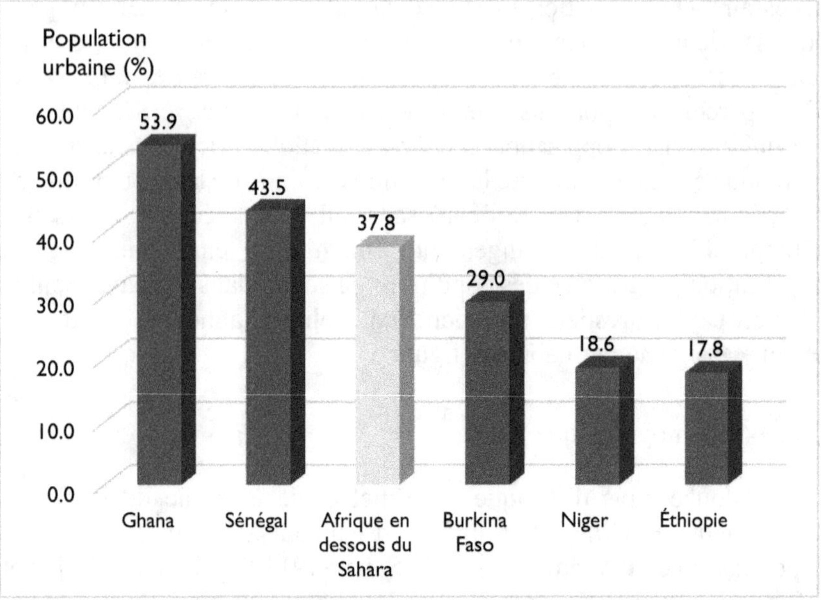

Sources : données issues du Rapport mondial sur le développement humain (PNUD, 2015).

La situation démographique des cinq pays de l'étude constitue un second défi majeur pour la sécurité alimentaire et nutritionnelle des enfants. Tous ces pays se trouvent dans une phase de transition démographique caractérisée par une fécondité très élevée (figure 7), quasi constante, un déclin rapide de la mortalité des enfants se traduisant par un rapport de dépendance très élevé et un taux d'accroissement démographique supérieur à l'accroissement économique. Le doublement rapide du volume de population sans investissement adéquat pour la formation et l'emploi des jeunes constitue un risque majeur (Zinkina et Korotayev, 2014).

S'agissant de la fécondité, le Niger enregistre le niveau de fécondité le plus élevé au monde (7,6 enfants par femme alors que la moyenne mondiale est de 2,5) et qui semble être en augmentation durant les quatre dernières décennies.

Figure 7. Nombre moyen d'enfants par femme dans les cinq pays de l'étude comparé à la moyenne mondiale en 2014.

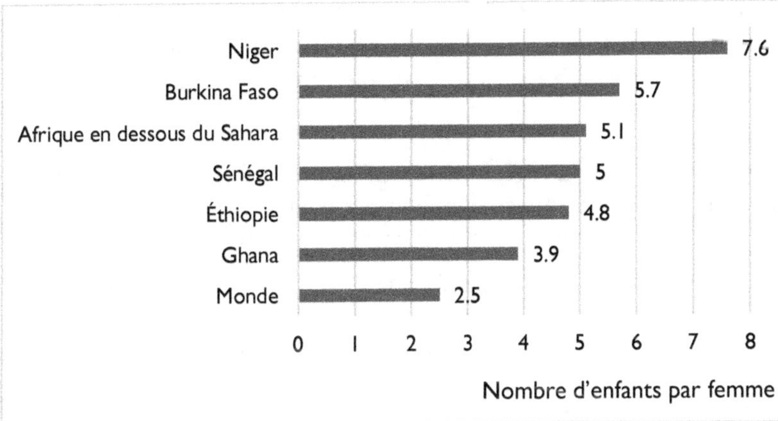

Sources : graphique élaboré à partir de données tirées du Rapport mondial sur le développement humain (PNUD, 2015).

Tableau 4. Évolution du taux de mortalité infanto-juvénile de 1970 à 2015 dans les cinq pays de l'étude (nombre de décès de 0 à 5 ans pour 1 000 naissances vivantes).

Pays	1970	1990	2000	2015	Taux de réduction annuelle 2000-2015 (%)
Niger	327	328	227	96	5,8
Burkina Faso	319	202	186	89	4,9
Afrique au sud du Sahara	244	180	154	83	4,1
Ghana	202	127	101	62	3,3
Éthiopie	241	205	145	59	5,0
Sénégal	291	140	135	47	7,0
Monde	145	91	76	43	3,9

Sources : tableau élaboré à partir des données tirées du Rapport sur la situation des enfants dans le monde, 2015 (Unicef).

Le niveau élevé de fécondité apparaît comme l'un des défis majeurs de la malnutrition des enfants dans les cinq pays étudiés (tableaux 4 et 5) : le Niger qui enregistre le taux de malnutrition des enfants le plus élevé au monde (51 %) connaît aussi le niveau le plus élevé de fécondité (7,6 enfants par femme) contrairement au Ghana dont le faible niveau de malnutrition des enfants de moins cinq ans (18,8 %) est associé à une faible parité chez les femmes (3,9 enfants en moyenne par femme). La situation contextuelle au Sénégal est unique : en dépit d'un niveau très élevé de fécondité (5 enfants en moyenne par femme), la prévalence de la malnutrition des enfants est relativement faible (27 %).

Tableau 5. Évolution du niveau de fécondité de 1970 à 2015 dans les cinq pays de l'étude (nombre moyen d'enfants par femme).

Pays	Nombre moyen d'enfants par femme			Taux de malnutrition des enfants en 2015 (%)
	1970	1990	2015	
Niger	7,4	7,7	7,6	51
Burkina Faso	6,6	7,0	5,4	35
Sénégal	7,3	6,6	5,0	27
Afrique au sud du Sahara	6,7	6,4	4,9	40
Éthiopie	7,0	7,2	4,8	44
Ghana	7,0	5,6	3,9	18,8
Monde	4,8	3,3	2,5	26

Sources : tableau élaboré à partir des données tirées du Rapport sur la situation des enfants dans le monde, 2015 (Unicef).

Les figures 8 et 9 ci-dessous illustrent des situations contextuelles de transitions démographiques[9] très contrastées dans chacun des cinq pays : le Niger est caractérisé par un déclin très rapide de la mortalité des enfants (baisse de l'ordre de 5,8 % par an durant les quinze dernières années) avec cependant, un niveau de fécondité des femmes qui reste constant et très élevé depuis presque un demi-siècle. En revanche, le Ghana, qui a enregistré un rythme moyen de baisse de la mortalité des enfants de moins cinq ans au cours des quinze dernières années (3,3 % par an), a bénéficié d'une baisse rapide du niveau de la fécondité des femmes qui est passé de 7 enfants par femme en 1970 à 3,9 en 2015. Ces deux pays, le Niger et le Ghana ont des contextes de modernité (urbanisation) nettement différents.

[9] La transition démographique est le moment historique pendant lequel un pays passe d'un régime démographique caractérisé par des niveaux de mortalité et de fécondité élevés, à un régime nouveau où les taux de mortalité et de fécondité sont faibles.

Figure 8. Évolution du taux de mortalité (‰) des enfants de moins de cinq ans de 1970 à 2015 dans les cinq pays étudiés.

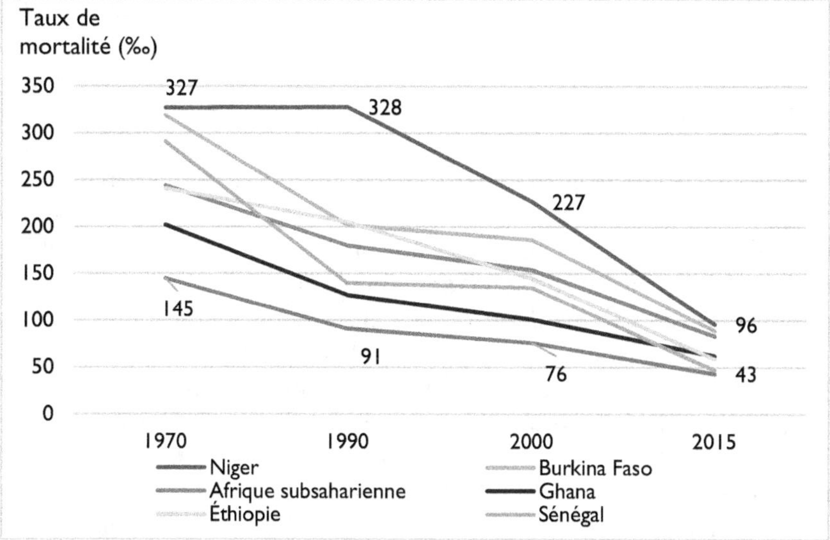

Sources : Rapport sur la situation des enfants dans le monde (Unicef, 2015).

Figure 9. Évolution du niveau de la fécondité des femmes (nombre moyen d'enfants par femme) de 1970 à 2015 dans les cinq pays étudiés.

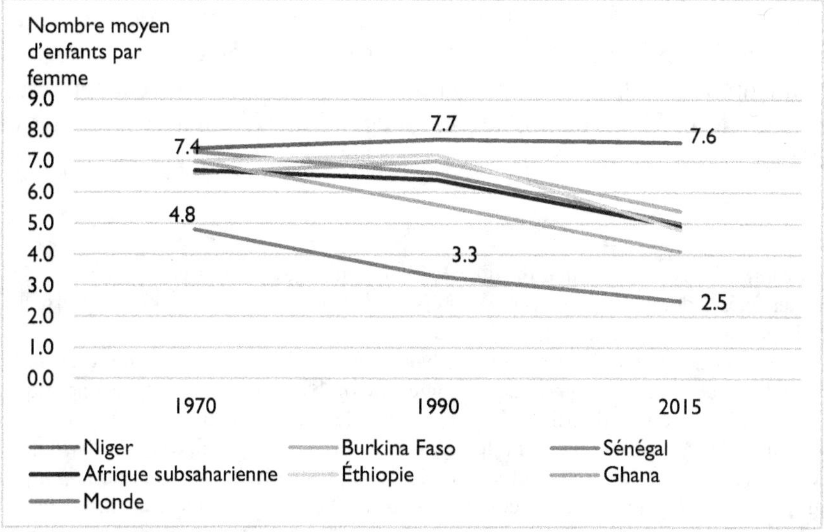

Sources : Rapport sur la situation des enfants dans le monde (Unicef, 2015).

La situation démographique des cinq pays est caractérisée par un poids très important des jeunes devant être pris en charge par les adultes (figure 10). Ainsi, le Niger est handicapé par un rapport de dépendance[10] trop élevé (rapport de dépendance de 106 %) tandis que le Ghana et l'Éthiopie ont un bonus démographique [11] important caractérisé par un rapport de dépendance des jeunes sur l'adulte plus faible. La problématique de sous-emploi des jeunes se pose avec acuité dans ces pays créant ainsi des risques de migration internationale et de violences.

Étant donné que les cinq pays ont quasiment, la même proportion d'enfants de moins de cinq ans, nous avons effectué l'analyse comparative du volume des enfants à charge pour les besoins de soins de santé et de nutrition. L'Éthiopie et le Niger ont des effectifs d'enfants de moins de cinq ans les plus importants comparativement aux autres pays (figure 11). Les niveaux élevés de fécondité des femmes et du taux brut de natalité prévalant dans ces pays entraînent des effectifs de nouvelles naissances annuelles (nouveau-nés) respectivement de 3,2 millions par an en Éthiopie, 983 000 au Niger, 864 000 au Ghana, 717 000 au Burkina Faso et 567 000 au Sénégal.

Ces effectifs importants d'enfants de moins de cinq ans y compris les nouvelles naissances annuelles représentent d'une part, au niveau macro, des charges importantes en termes d'investissement budgétaire de l'État pour satisfaire les besoins des services de santé et de nutrition maternelle et infantile et, d'autre part, au niveau micro, des fardeaux pour les dépenses sociales des ménages dans un contexte de pauvreté. Malheureusement, cette pesanteur démographique est souvent peu prise en compte dans les planifications budgétaires (Zinkina et Korotayev, 2014).

---

[10] Le rapport de dépendance désigne le ratio (en pourcentage) entre l'effectif des jeunes âgés de moins de 15 ans et des personnes âgées de 65 ans ou plus et l'effectif de la population des adultes.

[11] Le bonus démographique désigne la baisse concomitante de la mortalité et de la fécondité qui crée une pyramide des âges favorable à la croissance économique caractérisée par une proportion plus importante des actifs productifs par rapport aux personnes dépendantes que sont les jeunes et les personnes âgées. Le dividende démographique est le cercle vertueux de la transformation du bonus démographique au profit du développement économique au travers de l'investissement dans la planification familiale, le développement du capital humain (l'éducation des jeunes et la santé) et la productivité économique générée par une population active plus nombreuse et éduquée répondant à la demande du marché économique et financier.

Figure 10. Rapport de dépendance des jeunes de 0-14 ans et des personnes âgées de plus de 65 ans sur la population adulte potentiellement active de 15-64 ans (%) en 2015.

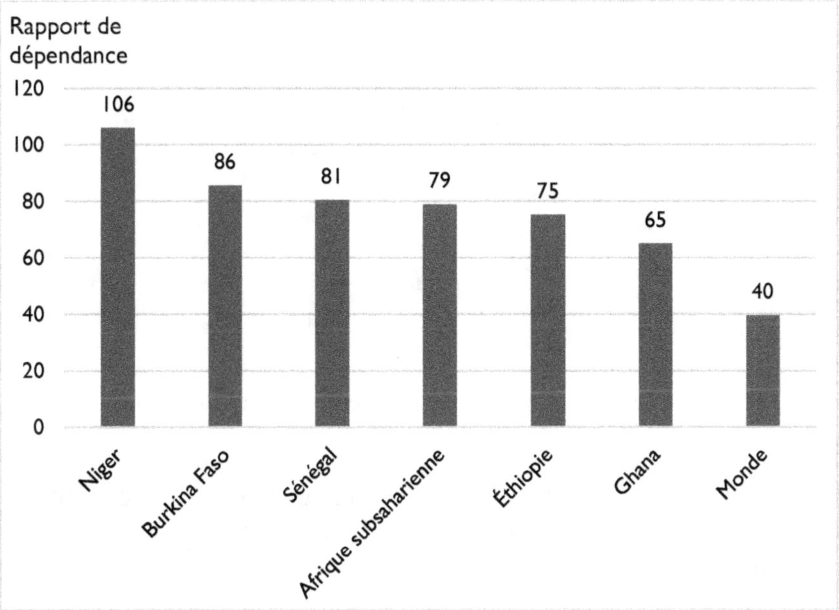

Sources : Rapport sur la situation des enfants dans le monde (Unicef, 2015).

Figure 11. Effectif comparé des enfants de moins de cinq ans en 2014 pour les cinq pays de l'étude.

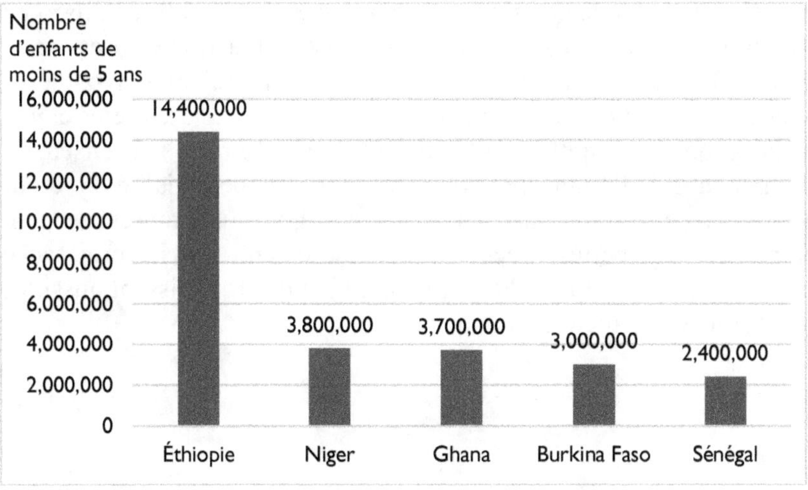

Sources : Rapport sur la situation des enfants dans le monde (Unicef, 2015).

Figure 12. Proportion d'enfants de moins de cinq ans au sein de la population totale dans les cinq pays de l'étude.

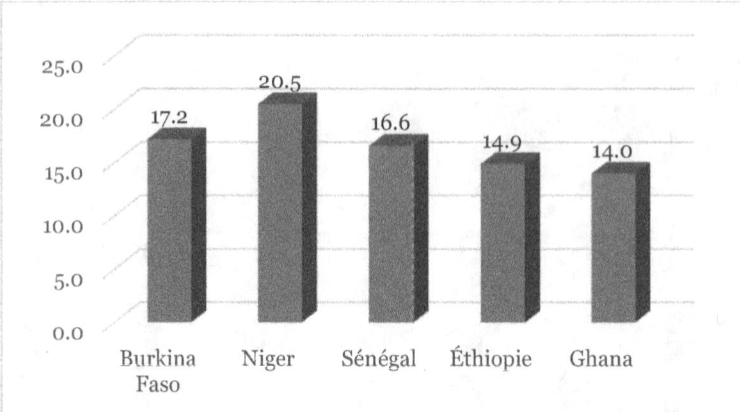

Sources : donnees tirées du rapport sur la situation des enfants dans le monde (Unicef, 2015).

En termes de poids relatif, le Niger a un fardeau plus élevé d'enfants de moins de cinq ans à charge (20,5 %) suivi par le Ghana comparativement aux autres pays (figure 12).

Contexte économique

Dans ses prévisions de croissance économique pour l'Afrique subsaharienne au titre de l'année 2017, la Banque mondiale projette « un relèvement de la croissance économique qui s'établira à 2,6 % en 2017 comparativement à une chute de croissance à 1,3 % observée en 2016 » (Banque mondiale, 2017, p. 105). Les principales hypothèses énoncées font état « d'un rebond des prix des matières premières et une amélioration des conditions nationales de financement ». L'ensemble des cinq pays de l'étude sont concernés par cette potentialité de retour de croissance économique en 2017 qui pourrait progressivement compenser les pertes liées au ralentissement de la croissance économique intervenu en 2016 d'autant plus qu'ils subissent aussi les méfaits du changement climatique.

Tableau 6. Paramètres économiques et financiers des cinq pays de l'étude en 2013.

Pays	Taux de croissance économique en 2013 (%)	Produit national brut (PNB) au prix constant (PPP) 2013 en milliards de dollars américains	Montant de la richesse nationale (PNB) par tête d'habitant en 2015 (en dollars américains)	Taxes sur le revenu, le profit et le gain capital (% du total des revenus de taxes)	Crédit domestique fourni par le secteur financier (en % du PNB)	Balance commerciale des biens et marchandises (en % du PNB) en 2013	Stock de dette extérieure en % du PNB en 2013
Niger	6,1	15,8	887	11,6	11,8	– 7,7	36,3
Burkina Faso	2,9	26,8	700	20,1	25,4	– 4	23,2
Ghana	2,9	100,1	3 720	24,7	34,8	– 9	33,8
Éthiopie	3,8	125,7	1 336	16,0	36,9	– 17,4	26,8
Sénégal	1,1	30,7	1 050	23,1	35,1	– 19,8	34,9

Les cinq pays de l'étude font partie des pays les moins avancés au regard du faible niveau de leur richesse nationale par tête d'habitant (Problèmes économiques, 2015). La situation économique reste précaire (tableau 6) : le revenu fiscal y est faible et la part de l'endettement intérieur et extérieur sur la richesse nationale est importante.

Figure 13. Balance commerciale des cinq pays de l'étude en 2013 (% du PNB).

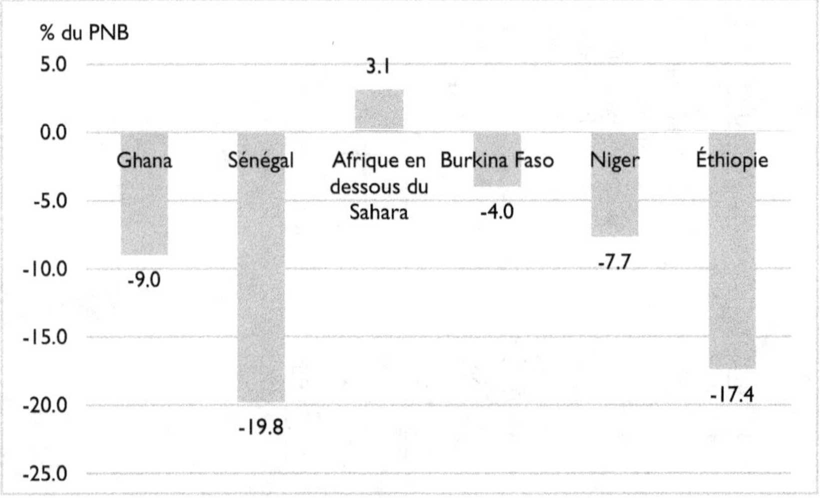

Sources : graphique élaboré à partir des données tirées du rapport du FMI (FMI, 2014).

Les balances des paiements de l'ensemble des cinq pays sont déficitaires (figure 13) ; la balance la plus déficitaire est observée en Éthiopie et au Sénégal témoignant du volume trop élevé des importations de produits alimentaires, de biens et de services pour subvenir aux énormes besoins sociaux des populations concernées. Les capacités financières des États pour l'investissement reposent en partie sur l'endettement et l'aide extérieure particulièrement au Sénégal, au Ghana et en Éthiopie.

L'agriculture à prédominance traditionnelle dépendant des aléas climatiques demeure la principale source de revenus de l'État et des ménages à travers des produits d'exportation tels que le coton, les produits céréaliers tels que l'arachide, le mil et le sorgho cultivés dans les pays arides ou le café cultivé dans les pays humides du Ghana et de l'Éthiopie.

Le contexte économique des pays du Sahel et de la corne de l'Afrique est marqué par une proportion importante d'activité pastorale. Dans son rapport de thèse, (Sawadogo, 2011, p. 2) écrit : « À l'échelle de la sous-région ouest-africaine, l'élevage contribue en moyenne pour 40 % du PIB agricole (PROCORDEL, 2005) et cette valeur peut atteindre 50 % si on prend en compte la force de travail et la fumure organique (Smith *et al.*, 1996). Numériquement, la région sahélienne compterait jusqu'à 25 % de bovins, 33 % d'ovins et 40 % de caprins de tout l'effectif de l'Afrique subsaharienne. Au Burkina Faso, l'élevage constitue la deuxième ressource du secteur primaire burkinabé, représentant 27,2 % de sa valeur ajoutée (MRA, 2006), il est d'ailleurs en passe de passer en première place ».

Au cours de la dernière décennie, l'exploitation du pétrole au Niger (en plus de l'uranium) et au Ghana a fortement contribué à accélérer le taux de croissance économique de ces deux pays. Cependant, la baisse drastique du prix de l'uranium et du pétrole a déstabilisé leurs capacités financières et les plans d'investissements des États. Le Sénégal et le Ghana bénéficient des revenus de la pêche maritime en plus du transfert de revenus des émigrants (Sénégal). Le tourisme contribue au développement économique du Sénégal, du Ghana et surtout de l'Éthiopie.

En plus de la fluctuation des prix des matières premières agricoles ou minières qui aggrave la fragilité financière de ces États, convient-il de noter l'impact très contraignant de l'enclavement pour les échanges commerciaux que subissent les pays que sont le Niger, le Burkina Faso et l'Éthiopie ? Aussi, l'apparition des sécheresses cycliques (1968-1975 au Niger) ou de désastres naturels (invasion de criquets ayant ravagé les récoltes céréalières en 2005) ont un impact réel sur les performances économiques et financières des États (figure 14).

À l'exception du Ghana dont le produit national brut par habitant est au-dessus de la moyenne des pays d'Afrique au sud du Sahara (figure 15), les quatre pays du Sahel et de la corne de l'Afrique font face à des défis importants de faible capacité financière de l'État au regard de la taille importante de leur population : le revenu par tête d'habitant du Niger (887 $ américains par an) est 4 fois inférieur à celui du Ghana (3 720 $) et 1,5 fois inférieur à celui de l'Éthiopie (1 336 $).

Toutefois, il convient de noter que l'existence d'un niveau élevé de revenu par tête d'habitant ne constitue pas un gage pour la réduction de la malnutrition des enfants comme en témoigne la situation de l'Éthiopie dont les enfants sont très affectés par la malnutrition en dépit d'un volume important de richesse nationale (la distribution équitable des ressources représente un défi).

Figure 14. Volume de richesse nationale – montant annuel du produit national brut en milliards de dollars américains (PPP en 2011) pour chacun des cinq pays.

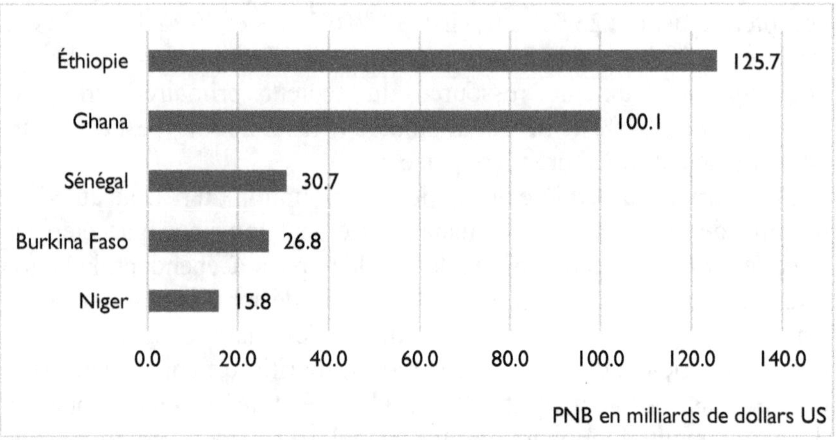

Sources : Rapport sur le développement humain (PNUD, 2015).

Figure 15. Montant du produit national brut par tête d'habitant en dollars américains en 2013 (PPP).

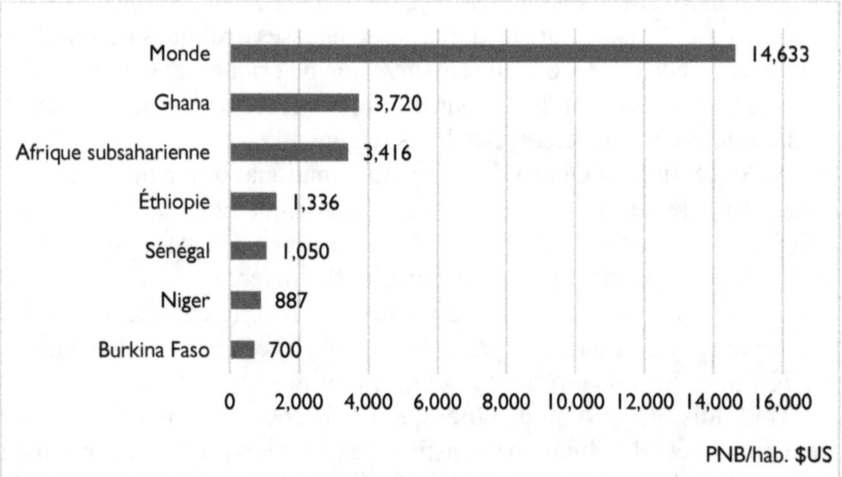

Sources : Rapport mondial sur le développement humain (PNUD, 2015).

En dépit des efforts de développement entrepris par les États au cours des deux dernières décennies ayant abouti à des taux de croissance économique positifs susceptibles de créer de l'emploi et produire de la paix sociale, le niveau très élevé de croissance démographique (figure 20) engendré, dû à une forte fécondité et une baisse rapide de la mortalité, constitue un handicap majeur qui annihile les chances de bien-être social des populations démunies et vulnérables face à la pauvreté et les désastres naturels comme au Niger, au Sénégal et au Burkina Faso. L'Éthiopie et le Ghana enregistrent des niveaux élevés de croissance économique, de manière constante et largement supérieure à la croissance démographique (figure 16), susceptible de générer un développement soutenu et durable.

Figure 16. Taux annuel moyen (%) de croissance économique comparé au taux annuel moyen de croissance démographique sur la période 1990-2014 dans les cinq pays.

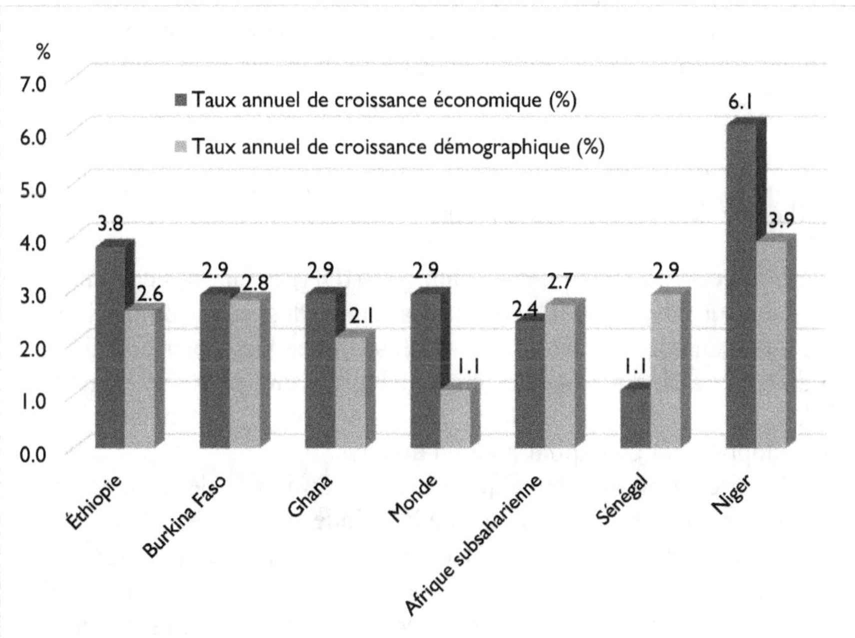

Sources : Rapport mondial sur le développement humain (PNUD, 2015).

La croissance économique évaluée à 6,1 % au Niger (rapport EDS, 2012) est un résultat récent intervenu au cours des années 2008-2012 suite à l'exploitation du pétrole mais dont les retombées ne sont pas encore tangibles pour les populations rurales (une crise alimentaire et nutritionnelle est survenue en 2012 au Niger occasionnant des décès de milliers d'enfants de moins de cinq ans).

Contexte social

Nous avons retenu 7-8 principaux indicateurs sociaux illustrés en graphiques présentés ci-dessous afin de mieux apprécier les différences de situation sociale prévalant dans les cinq pays de l'étude en comparaison avec le pays de référence qui est le Ghana, à savoir l'indice de développement humain, l'incidence de la pauvreté monétaire des ménages, l'indice de Gini qui mesure l'écart de distribution des richesses entre pauvres et riches, deux indicateurs d'inégalité de genre (rapport social femmes/hommes) dans le niveau d'instruction et les prises de décision du ménage ainsi que les indicateurs d'accessibilité aux services de santé maternelle et infantile, à l'eau potable et à l'assainissement. Nous n'avons pas pris en considération le paramètre social important lié à l'emploi eu égard à l'ampleur du système informel qui discrédite les statistiques sur l'emploi (taux de chômage non crédible) en Afrique au sud du Sahara.

Indice de développement humain

L'indice de développement humain (IDH) est un indice composite qui mesure le niveau moyen d'atteinte des trois dimensions de développement humain que sont l'espérance de vie à la naissance, l'alphabétisation des adultes et le niveau de vie (pauvreté monétaire). Plus l'indice est proche de 1, plus il témoigne du niveau élevé de développement du capital humain du pays.

À l'exception du Ghana qui enregistre un indice de développement humain supérieur à la moyenne de l'Afrique subsaharienne (figure 18), tous les quatre autres pays ont un IDH faible qui les positionne à un rang de progrès social très inférieur à la moyenne des pays d'Afrique au sud du Sahara et du monde : Niger (188ᵉ rang mondial sur 188 pays), Burkina Faso (183ᵉ), Éthiopie (174ᵉ), Sénégal (170ᵉ), Ghana (140ᵉ).

Figure 17. Indice de développement humain en 2014 pour les cinq pays de l'étude.

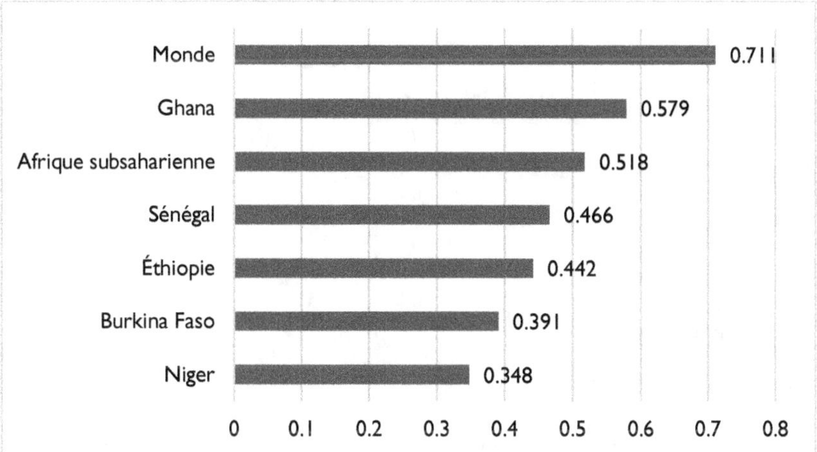

Sources : Rapport mondial sur le développement humain (PNUD, 2015).

Inégalités sociales

Le coefficient de Gini aussi appelé indice de Gini est un indicateur statistique synthétique qui permet de mesurer les inégalités de salaire, de revenus ou de niveau de vie dans un pays. Il varie entre 0 et 1. Une situation d'égalité parfaite est observée lorsque l'indice est égal à 0. Nous avons choisi de présenter le degré de distribution équitable ou non équitable des ressources financières nationales entre les 20 % de la population les plus pauvres et les 20 % de la population les plus riches.

La figure 18 indique qu'il existe de fortes inégalités dans la répartition des richesses nationales principalement au Sénégal et au Ghana, deux pays en phase de mutation vers la modernité : au Sénégal, 55 % des richesses nationales sont détenues par 20 % des personnes les plus riches du pays comparativement aux 20 % des plus pauvres. Cette situation de fortes disparités dans l'accès des familles aux ressources financières, pourrait constituer un des facteurs de risques de faible cohésion sociale, d'aggravation de la sous-nutrition des enfants issus des ménages pauvres, de même que l'exposition des jeunes désœuvrés à l'émigration.

Figure 18. Indice de distribution équitable de richesse entre riches et pauvres – Coefficient de Gini 2005-2011 (%).

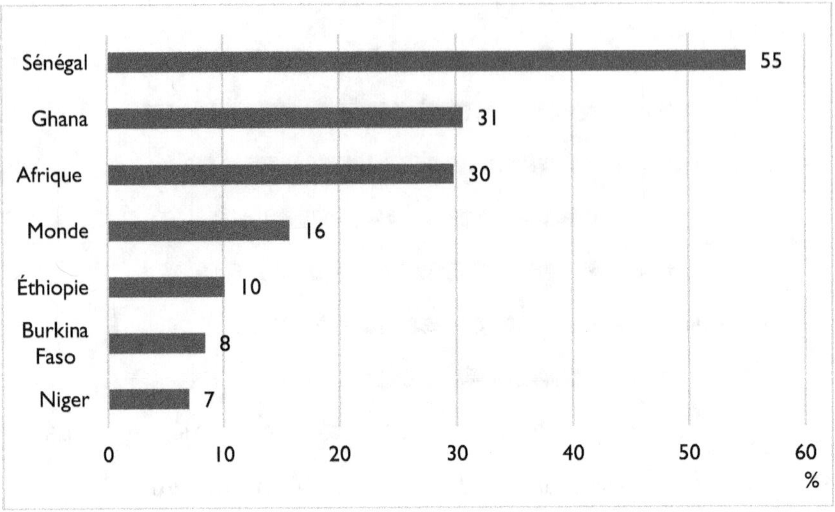

Sources : Rapport mondial sur le développement humain (PNUD, 2015).

Figure 19. Pauvreté monétaire des ménages – Pourcentage de la population vivant en dessous du seuil universel de 1,90 USD par personne par jour (%) en 2009-2013.

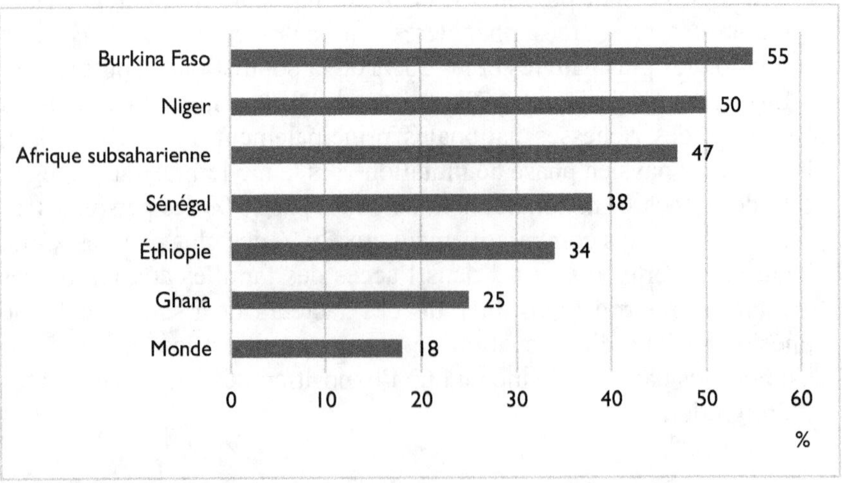

Sources : Rapport mondial sur le développement humain (PNUD, 2015).

Pauvreté des ménages

La faible capacité financière des ménages (figure 19) représente un des défis majeurs dans la situation contextuelle des cinq pays de l'étude face au problème de sous-nutrition des enfants. Plus de la moitié des membres des ménages du Niger (55 %) et du Burkina Faso (50 %) vivent avec un revenu journalier inférieur à 1,90 dollar américain par jour (soit moins de 1,25 euro par jour). La vulnérabilité financière des familles est relativement faible au Ghana : elle ne touche que 25 % de la population (plus proche de la moyenne mondiale de 18 %).

Sécurité alimentaire

La sécurité alimentaire pour les ménages et leurs membres est l'un des paramètres fondamentaux (mais pas toujours suffisants) devant contribuer à assurer un état nutritionnel adéquat aux enfants si toutes les autres conditions de pratiques nutritionnelles et de soins appropriés de l'enfant sont réunies. Les deux indicateurs présentés dans la figure 20 ci-dessous apportent des éléments statistiques sur le niveau de disponibilité de nourriture et la qualité calorifique des rations journalières requises par personne (protéines et céréales) pour chacun des cinq pays de l'étude avec référence à la moyenne de l'Afrique au sud du Sahara et à la moyenne mondiale.

Il apparaît évident que le Ghana offre à sa population (aux enfants y compris) une sécurité alimentaire suffisante qui contribue certainement au faible niveau relatif de prévalence de la malnutrition des enfants que connaît ce pays : seulement 6,7 % de la population est affectée par une disponibilité inadéquate de nourriture et son indice pour l'énergie calorifique requise (129) est largement au-dessus de la moyenne africaine (109) et du monde (120).

L'Éthiopie souffre d'un grand déficit de disponibilité alimentaire avec 47 % de la population ayant accès à une quantité de nourriture inadéquate et une ration calorifique requise en protéines et céréales quotidienne par personne faible (94 comparé à 129 au Ghana) (figure 21). Ces données corroborent les situations de crise, de famine et de malnutrition des enfants à large échelle vécues par l'Éthiopie à plusieurs reprises au cours des trois dernières décennies. La production agricole de céréales est largement insuffisante pour couvrir les besoins d'une démographie galopante (l'Éthiopie est le deuxième pays le plus peuplé d'Afrique après le Nigeria).

Figure 20. Proportion de la population ayant accès à une nourriture inadéquate en 2010-2012.

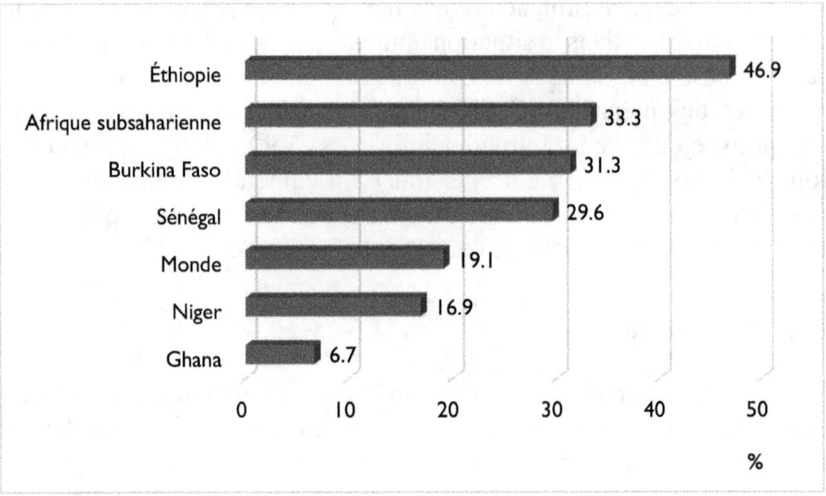

Sources : FAO, 2013.

Figure 21. Indice de ration moyenne calorifique requise par personne et par jour.

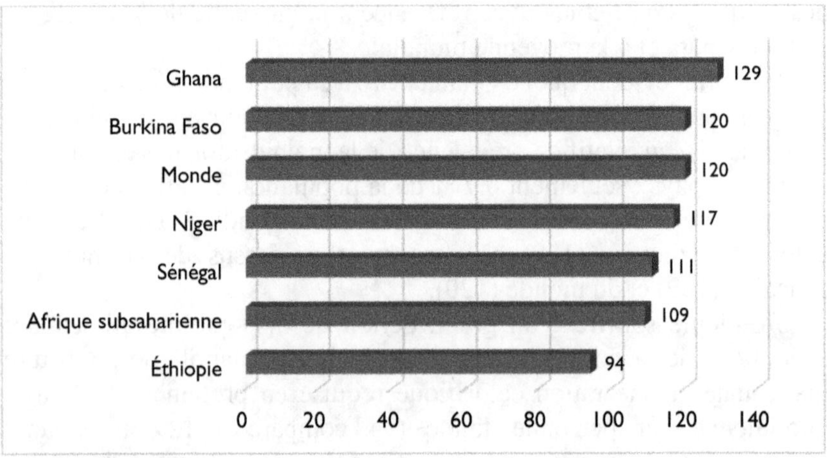

Sources : FAO, 2013.

Toutefois, convient-il de noter la situation ambiguë du Niger qui présente *a priori* une situation de sécurité alimentaire adéquate mais dont l'insécurité nutritionnelle des enfants de moins de cinq ans est la plus inquiétante au monde. L'analyse des facteurs sociologiques comportementaux et de pratiques de soins de santé au niveau communautaire et des ménages nous a permis d'élucider cette discordance entre sécurité alimentaire au niveau macro et du ménage et l'insécurité nutritionnelle au niveau individuel pour les enfants dans les chapitres 3 et 4.

Des enquêtes qualitatives sur le terrain ont fait état de pratiques trop mercantiles de certains chefs de ménage (peuple Haoussa du sud du Niger — grenier céréalier) qui priorisent la commercialisation de leurs récoltes de céréales afin d'honorer les dépenses de prestige (mariage, par exemple) au détriment des besoins nutritionnels de survie des enfants et des membres du ménage. Il en est de même de la forte influence sociale des belles-mères et des grands-mères sur les choix alimentaires pour les nourrissons (Keith et Koné, 2007, p. 168).

Statut de la femme et inégalités de genre

L'émancipation intellectuelle des femmes constitue une étape importante vers l'amélioration du bien-être des enfants en Afrique comme l'ont démontré plusieurs études (Mosley, 1984 ; Akoto, 1985 ; Tabutin, 1998). Les différences sont remarquables entre les cinq pays en termes de niveau d'éducation des femmes (figure 22) : les Éthiopiennes et les Sénégalaises sont en avance dans l'acquisition des connaissances de vies modernes véhiculées par l'enseignement scolaire par rapport aux femmes du Niger (seulement 8,5 % des femmes ont terminé au moins les études secondaires), du Ghana (11,2 %) et du Burkina Faso (12,4 %).

S'agissant du rapport entre homme et femme dans les prises de décision en matière de gestion des ressources financières du ménage, le graphique 23 ci-dessous met en exergue les nettes différences de statut de la femme prévalant, d'une part, dans les trois pays du Sahel (Niger, Burkina Faso et Sénégal) fortement régis par des normes sociales marquées par la domination de l'homme sur la femme et, d'autre part, les pays de la corne de l'Afrique (Éthiopie) et du Ghana dont les normes sociétales semblent accorder une place importante aux femmes dans les prises de décision au sein du ménage. Les femmes éthiopiennes et ghanéennes ont trois fois plus de chances (62-66 %) de participer aux décisions visant les dépenses importantes du ménage que les femmes du Niger ou du Burkina Faso (seulement 20 %).

Figure 22. Pourcentage des femmes âgées de 15-49 ans ayant terminé le niveau d'éducation du secondaire ou supérieur.

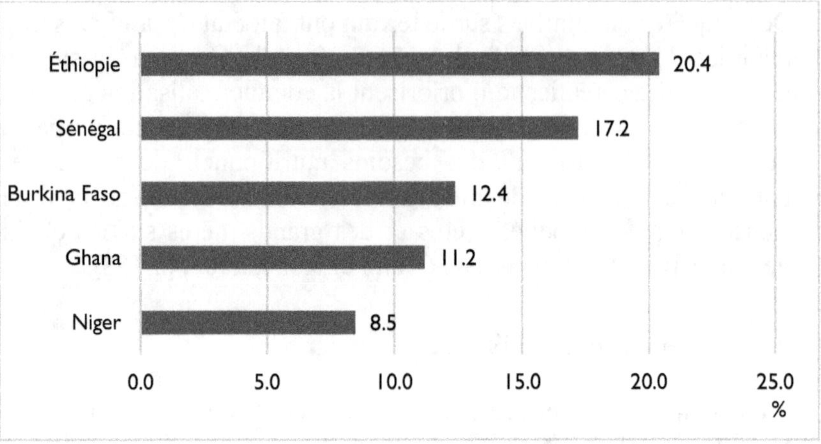

Sources : graphique élaboré à l'aide des données tirées des rapports des enquêtes EDS publiés par les cinq pays de l'étude.

Figure 23. Degré de participation de la femme aux prises de décision dans les dépenses importantes du ménage (%).

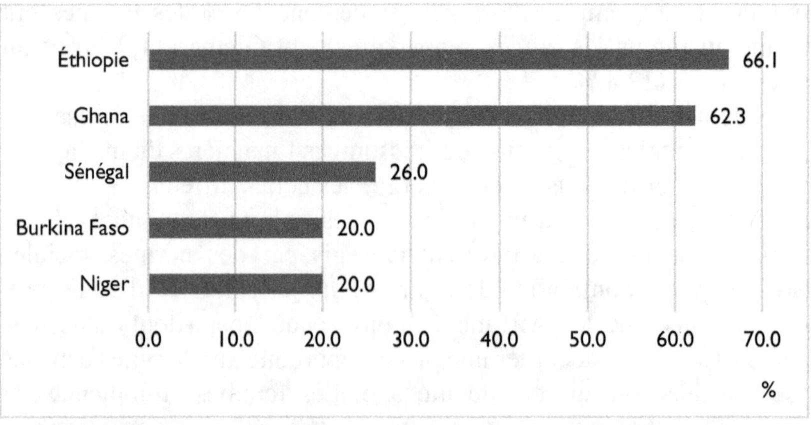

Sources : graphique élaboré à l'aide des données tirées des rapports des enquêtes EDS publiés par les cinq pays de l'étude.

Figure 24. Indice de parité de genre féminin/masculin dans la fréquentation scolaire actuelle au secondaire et au primaire dans les cinq pays en 2015.

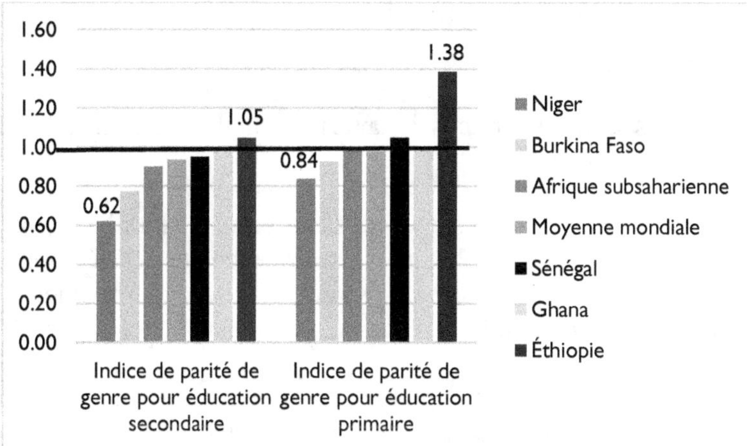

Sources: données issues du Rapport de l'Unicef sur la situation des enfants dans le monde, 2015.

Tableau 7. Statut de la femme – Inégalités du genre dans l'éducation et les prises de décision du ménage.

Pays	Femmes qui participent aux décisions conjointement ou seule pour les dépenses importantes du ménage (%)	Femmes de 15-49 ans ayant terminé le niveau d'éducation secondaire ou supérieur (%)	Fréquentation scolaire actuelle au secondaire			Fréquentation scolaire actuelle au primaire		
			Taux de scolarisation au secondaire (%)		Indice de parité femme/homme dans la scolarisation au secondaire	Taux de scolarisation au primaire des enfants d'âge scolaire (%)		Indice de parité filles/garçons dans la fréquentation scolaire au primaire
			Masculin	Féminin		Garçons	Filles	
Niger	20 %	8,5 %	21	13	0,62	55	46	0,84
Burkina Faso	20 %	12,4 %	22	17	0,77	54	50	0,93
Ghana	62,3 %	17,2 %	38	37	0,97	70	70	1,00
Éthiopie	66,1 %	11,2 %	64	67	1,05	13	18	1,38
Sénégal	26 %	20,4 %	39	37	0,95	63	66	1,05
Afrique sub-saharienne	-	-	40	36	0,90	75	74	0,99
Moyenne mondiale	-	-	62	58	0,94	85	83	0,98

Sources : données extraites des rapports des enquêtes EDS de chaque pays et du Rapport de l'Unicef sur la situation des enfants dans le monde, 2015.

Les valeurs et normes sociétales accordées aux femmes au sein des communautés sont nettement évidentes au Ghana et en Éthiopie où les filles sont majoritairement inscrites pour l'éducation primaire et secondaire en comparaison du Niger et du Burkina Faso ayant des indices de parité de genre trop faibles, en défaveur des filles (voir figure 24 et tableau 7).

Accès et utilisation des services de santé maternelle et infantile, de l'eau et de l'assainissement

L'accès aux services de santé, de l'eau et de l'assainissement est meilleur au Ghana où 75 % des femmes enceintes bénéficient de l'assistance d'un personnel de santé qualifié au moment de l'accouchement contre 16 % en Éthiopie et 40 % au Niger (figure 25 et tableau 8).

Des progrès ont été accomplis en Afrique concernant l'accès des populations aux sources d'eau de boisson potable et aux types de toilettes améliorées comme le témoigne le rapport conjoint (OMS ; Unicef, 2014). Toutefois, la couverture de ces services d'eau et assainissement demeurent faibles face aux immenses besoins des populations. L'accès des populations aux sources d'eau de boisson potable et aux toilettes améliorées est meilleur au Ghana (figure 26).

Figure 25. Accès des femmes enceintes aux services d'accouchement assistés par un personnel qualifié de santé (%) en 2015.

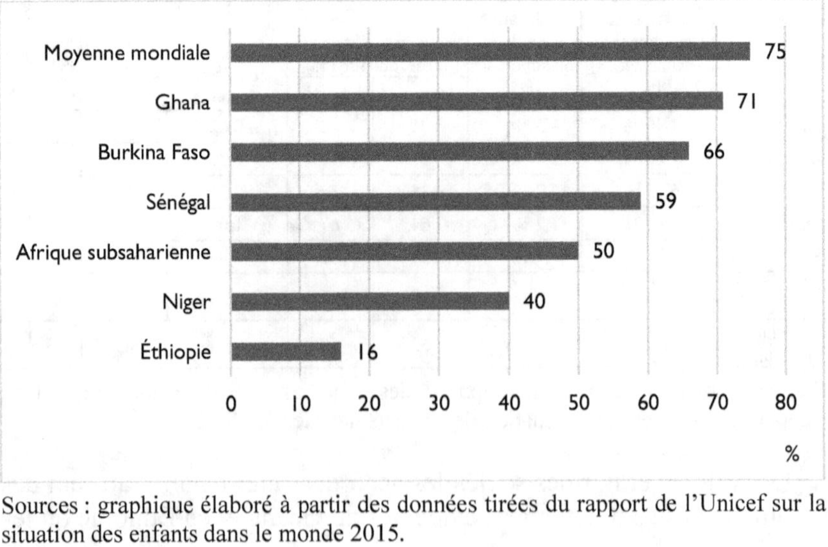

Sources : graphique élaboré à partir des données tirées du rapport de l'Unicef sur la situation des enfants dans le monde 2015.

Tableau 8. Accessibilité aux services de santé maternelle et infantile dans les cinq pays en 2015.

Pays	Ratio du personnel médical pour 1 000 habitants	Taux de prévalence contraceptive des femmes en union et en âge de procréer 15-49 ans (%)	% de mères			% de population	
			Pourcentage des mères enceintes ayant effectué au moins 4 visites prénatales	Pourcentage des mères d'enfants de moins de cinq ans ayant accouché dans un centre de santé	Pourcentage des mères d'enfants de moins de cinq ans ayant bénéficié d'assistance du personnel qualifié de santé au moment de l'accouchement	Qui utilise une source d'eau de boisson potable	Qui utilise une toilette améliorée
Niger	0,2	13 %	38 %	59 %	40 %	67 %	27 %
Burkina Faso	0,5	16 %	34 %	66 %	66 %	82 %	20 %
Ghana	1,0	27 %	87 %	73 %	71 %	89 %	15 %
Éthiopie	0,3	42 %	32 %	16 %	16 %	57 %	28 %
Sénégal	0,6	22 %	48 %	77 %	59 %	79 %	48 %
Afrique sub-saharienne	1,9	27 %	49 %	51 %	50 %	68 %	30 %
Moyenne mondiale	13,8	53 %	58 %	73 %	75 %	91 %	68 %

Sources : données extraites des rapports des EDS réalisées dans les cinq pays et du Rapport de l'Unicef sur la situation des enfants dans le monde, 2015.

Figure 26. Accès de la population aux sources d'eau de boisson potable (%) dans les cinq pays de l'étude en 2015.

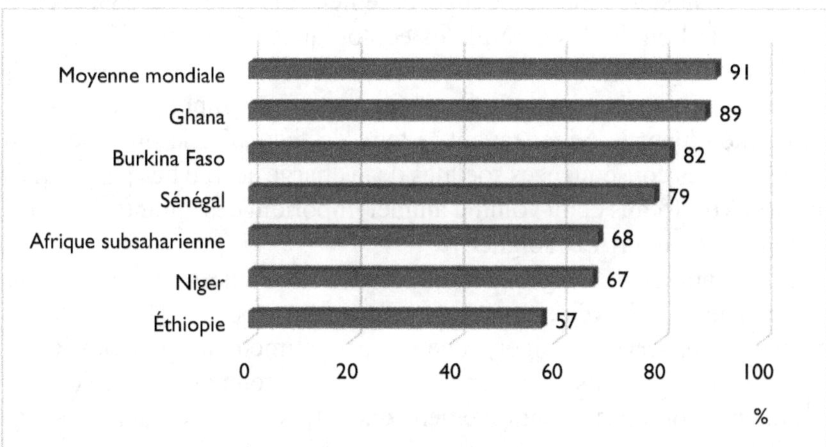

Sources : données extraites du Rapport de l'Unicef sur la situation des enfants dans le monde 2015.

Conclusion

Ce premier chapitre nous a permis de clarifier les définitions de la malnutrition ou sous-nutrition des enfants de moins de cinq ans. Nous avons également précisé comment l'état nutritionnel des enfants est mesuré à l'aide de paramètres statistiques en utilisant trois indicateurs anthropométriques que sont le retard de croissance, l'insuffisance pondérale et l'émaciation qui considèrent comme population de référence universelle, les enfants des États-Unis d'Amérique.

La situation nutritionnelle des enfants est préoccupante au plan mondial : au moins 159 millions d'enfants de moins de cinq ans sont malnutris. Les régions d'Asie et de l'Afrique au sud du Sahara, particulièrement les pays d'Afrique du Sahel et de la corne de l'Afrique sont les plus affectés. Les conséquences de la malnutrition des enfants sont très grandes pour la santé publique en termes de morbidité et de décès des enfants, de faible développement psychomoteur, d'échecs scolaires, de pauvreté familiale, de pertes économiques et de sous-développements de la nation.

Les considérations biomédicales de la sévérité des cas de malnutrition aigüe des enfants exposent davantage les enfants affectés, aux risques de décès (renforcée par l'ignorance des mères) comme l'une des conséquences immédiates de la malnutrition sur la morbidité et la survie des enfants.

Les enseignements tirés ont mis en exergue, l'environnement climatique austère et le faible investissement financier que connaissent les pays de l'étude, les contraintes écologiques et technologiques à la production agricole, le sous-développement économique et social. Les faits marquants concernent le lourd fardeau démographique dont subit particulièrement le Niger (ayant le taux de fécondité le plus élevé au monde) et les conséquences sociales de la charge accrue des jeunes âgés de moins de 15 ans et du volume annuel important des enfants de moins de cinq ans à nourrir et soigner.

Le Ghana se distingue par un niveau de richesse nationale par habitant le plus élevé comparativement aux autres pays (le plus faible niveau est observé au Niger), une sécurité alimentaire très élevée, un capital humain plus développé et un environnement écologique combien favorable comparativement aux autres pays. Ces éléments font la différence pour le Ghana qui enregistre le faible niveau de malnutrition des enfants comparativement aux autres pays.

Le chapitre 7 permettra de situer l'environnement politique, institutionnel et de financement du secteur nutritionnel de chacun des cinq pays qui renseigne probablement sur les facteurs de levier ou de goulots d'étranglement éventuels à la réduction de la malnutrition des enfants.

II.
Méthodologie et cadre d'analyse

Au vu de la revue de la littérature que nous avions effectuée portant à la fois sur les courants de pensées théoriques et les travaux empiriques antérieurs, il s'est dégagé que peu d'études approfondies portent sur les facteurs explicatifs holistiques de la persistance de la malnutrition des enfants dans les cinq pays de l'étude.

Les pays du Sahel disposent d'un centre régional dénommé CILS (Centre Inter-États de Lutte contre la Sécheresse) qui a mené beaucoup de travaux de recherche mais fortement axés sur l'agriculture. Certaines études réalisées sur la nutrition des enfants n'ont qu'une portée nationale ou se sont limitées à une vision parcellaire des facteurs statistiques au niveau du ménage. Certaines études couvrant plusieurs pays ont intégré très peu de pays d'Afrique du Sahel (Fotso, 2005 ; Black *et al.*, 2008).

Cette étude centrée sur les pays du Sahel et de la corne de l'Afrique qui représentent l'épicentre de la malnutrition des enfants en Afrique et dans le monde, a pour objectif d'apporter des connaissances au service du développement de ces pays, marginalisés en matière de recherche multi sectorielle sur les questions de malnutrition des enfants. Les études passées se sont focalisées sur des aspects thématiques parcellaires sans avoir une approche holistique des interrelations intégrant les quatre niveaux de facteurs et de responsabilités (macro, méso, ménage et individuel). Elles sont trop souvent basées sur une analyse quantitative statistique avec peu d'explication socio-anthropologique des aspects comportementaux de la malnutrition des enfants et sont, de plus, peu nombreuses.

La recherche que nous présentons ici vise à combler cette lacune afin d'apporter les connaissances nécessaires à la lutte contre la malnutrition des enfants dans ces pays. L'approche comparative simultanée des données de cinq pays permet de mettre en exergue les faits récurrents à tous les pays ainsi que les différences spécifiques.

Dans ce chapitre, nous dégagerons dans un premier temps, de manière plus précise, le cadre conceptuel de la recherche qui permet de satisfaire l'objectif et les hypothèses énoncées dans l'introduction générale. Une deuxième section sera consacrée à la présentation des données utilisées, issues des enquêtes démographiques et de santé (EDS) auprès des ménages. Le cadre et les méthodes d'analyse seront abordés dans un troisième temps.

Cadre conceptuel et d'analyse pour cette étude

Schéma conceptuel explicatif de la malnutrition des enfants

À la lumière des enseignements tirés des études antérieures et des limites des connaissances, nous avons élaboré le schéma conceptuel ci-dessous (figure 27) qui a été appliqué à cette thèse afin d'apporter les éléments de réponses aux questions de recherches et aux hypothèses ci-dessus.

Figure 27. Cadre conceptuel de la malnutrition chronique des enfants.

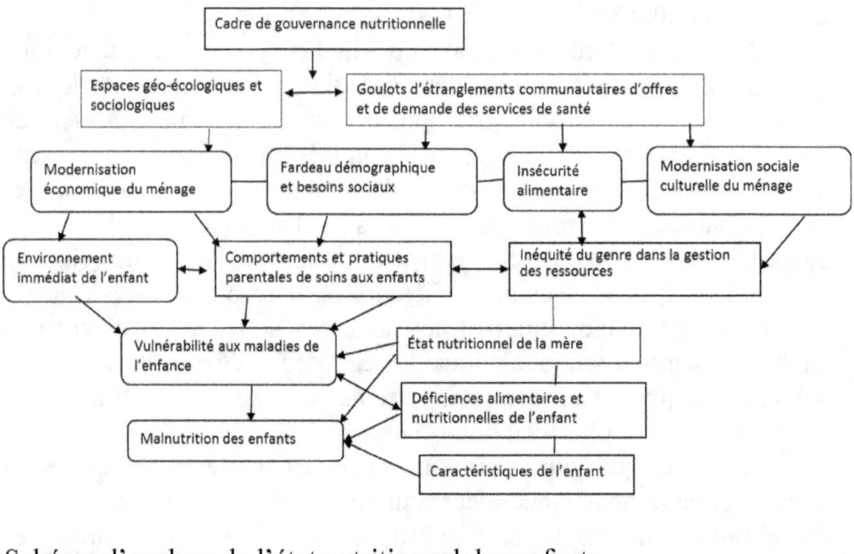

Schéma d'analyse de l'état nutritionnel des enfants

Partant des différents concepts identifiés ci-dessus et des hypothèses énoncées, le schéma d'analyse ci-dessous illustre le cadre d'analyse que nous avons appliqué à notre étude sur l'état nutritionnel des enfants et ses facteurs déterminants.

Figure 28. Cadre d'analyse de l'état nutritionnel des enfants appliqué à cette étude.

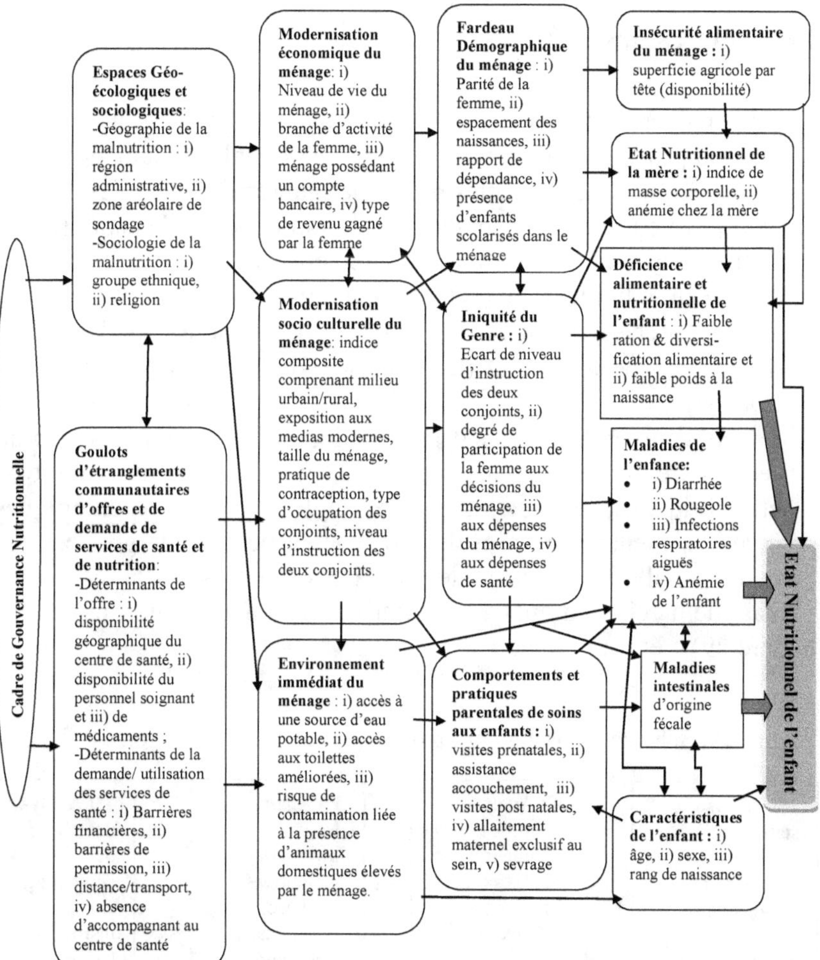

Le cadre d'analyse par niveau, s'inspire fondamentalement du modèle sociologique d'analyse par échelle de l'alimentation établi par Desjeux et repris par Poulain, du modèle conceptuel d'analyse de la mortalité des enfants de Mosley et Chen et du modèle de goulots d'étranglement des couvertures des services de santé établis par Tanahashi. Il prend en compte les concepts nouveaux que nous avons mis au point et définis dans les sections précédentes.

Les sources des données

Cette recherche repose sur trois approches méthodologiques :

- Une approche quantitative basée sur l'analyse statistique des données issues des enquêtes nationales auprès des ménages dans les cinq pays concernés : enquêtes démographiques et de santé (EDS). Cette analyse porte plus particulièrement sur l'impact des facteurs au niveau individuel, du ménage et au niveau communautaire.
- Une approche qualitative des facteurs sociologiques fondée sur les discussions de groupe et des entretiens individuels effectués dans trois pays.
- La collecte et l'analyse d'informations institutionnelles d'ordre secondaire, de séries de données et de mesures macroéconomiques et politiques (de santé, agricoles, nutritionnelles, économiques, investissements, etc.) afin de cerner les aspects de la gouvernance nutritionnelle pour chacun des cinq pays du champ de la recherche.

La démarche d'analyse itérative (triangulation) ci-dessous (figure 29) a été appliquée :

Figure 29. Schéma de triangulation de l'analyse des informations.

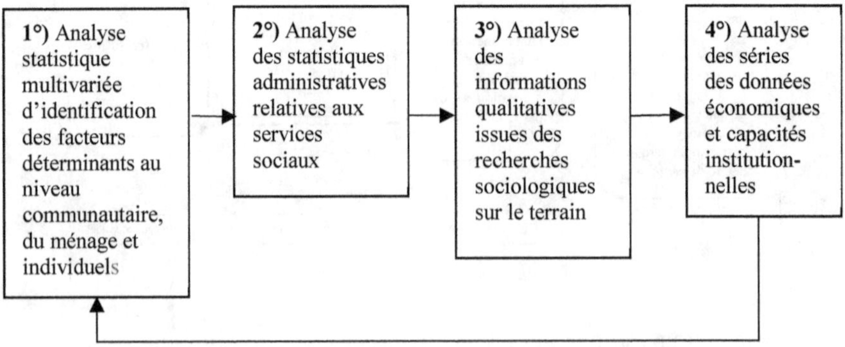

Tableau 9. Synthèse des différents types d'analyse et les sources de données requises.

Niveau d'analyse	Type d'analyse	Source des données	Méthode de collecte des informations
1. Macro (facteurs structurels)	• Analyse descriptive comparée des facteurs politiques de gouvernance et de capacités institutionnelles (construction d'un indice composite de gouvernance institutionnelle pour la nutrition) • Analyse comparée descriptive des tendances des indicateurs macroéconomiques et de financement des secteurs de santé et de nutrition	• Informations issues des entrevues ou interactions avec les acteurs au niveau des pays • Données administratives issues des rapports nationaux ou des publications de la Banque mondiale, du Fonds monétaire international, de la FAO et du PNUD, de l'Unicef, etc.	• Collecte des informations sur les sites web via Internet ou contacts avec les Directions des Statistiques des pays concernés
2. Niveau méso	• Analyse quantitative descriptive des tendances des couvertures de services de santé, éducation et eau-assainissement • Analyse qualitative des facteurs déterminants sociologiques ou anthro-pologiques au niveau communautaire • Analyse des messages clefs issus des discussions de groupes communautaires liées aux « influenceurs » et pratiques communautaires	• Données administratives issues des rapports nationaux de système d'information sectoriel ou publications issues des enquêtes nationales • Données issues des discussions de groupes ou des entrevues lors des enquêtes sur le terrain, effectuées par d'autres chercheurs au Niger et au Mali lors d'études antérieures • Informations qualitatives issues des enquêtes socio-anthropologiques que nous avons effectuées dans trois pays cibles (Niger, Burkina Faso et Sénégal)	• Collecte sur les sites web via Internet ou contacts avec les personnes ressources dans les pays (à identifier) • Revue documentaire • Interviews des informateurs clefs et discussions de groupe communautaires que nous avons accomplies sur le terrain
3. Niveau ménage et individu	Analyse statistique bivariée et multivariée des déterminants sociodémographiques de la malnutrition des enfants : régression sur les trois variables dépendantes et les variables indépendantes	Données issues des enquêtes nationales auprès des ménages (enquêtes démographiques et de santé)	Bases des données existantes pour les 5 pays, téléchargées auprès du site web de Macro International aux États-Unis
4. Triangulation	Mise en relation des différents types de paramètres macro, méso et ménages	Les constatations issues des analyses statistiques des facteurs explicatifs au niveau individuel/ménage et communautaire ont été intégrées dans les outils de collecte et ont fait l'objet de discussions de groupe ayant permis de dégager de solides preuves	Synthèse de toutes les évidences relationnelles aussi bien quantitatives et qualitatives ayant permis de finaliser le modèle conceptuel de causes et effets hiérarchisés de l'état nutritionnel des enfants

Étant donné que cette étude est une recherche comparative portant sur plusieurs pays, nous avons eu recours à différents canaux d'informations. Le tableau 9 résume les différents niveaux d'analyse ainsi que les catégories d'informations requises et les moyens utilisés pour l'accès aux informations.

Présentation des enquêtes auprès des ménages

Les pays d'Afrique subsaharienne souffrent des faiblesses des systèmes nationaux de statistiques et de registres d'état civil du fait des contraintes budgétaires et des faibles ressources humaines et institutionnelles. Le faible taux de complétude, la faible qualité et l'irrégularité des rapports statistiques rendent difficiles l'analyse des indicateurs et des faits liés à la santé et la nutrition des enfants à partir des données courantes issues des services administratifs de santé.

Les États ont recours aux enquêtes nationales périodiques par sondage auprès des ménages afin de mesurer les indicateurs démographiques, sociaux et économiques fondamentaux. Les premières enquêtes nationales ont été initiées dans les années 1970 à travers l'enquête mondiale de fécondité qui avait couvert plusieurs pays africains. Ensuite dans les années 1990, les enquêtes démographiques et de santé (EDS) ont pris le relai avec l'appui technique et financier de l'organisme américain d'assistance au développement (USAID) et la contribution des agences des Nations Unies et des partenaires financiers bilatéraux et multilatéraux.

En plus des EDS, des séries d'enquêtes à indicateurs multiples (MICS) sont réalisées depuis les années 1995 avec l'appui technique et financier de l'Unicef ainsi que des partenaires du développement afin de mesurer les progrès accomplis sur les engagements mondiaux en faveur des enfants en matière de santé, de nutrition, d'accès à l'eau et à l'assainissement, d'éducation et de protection de l'enfance.

Dans le domaine économique, les États réalisent des enquêtes nationales d'agriculture ainsi que des enquêtes nationales de budget et de consommation des ménages (avec l'assistance de la Banque mondiale et de la Banque africaine de développement et d'autres partenaires). Celles-ci permettent d'élaborer les principaux indicateurs de pauvreté des ménages, d'emploi et des capacités de production utiles pour les projections des comptes nationaux et des indicateurs macroéconomiques pour le développement des programmes de réduction de la pauvreté.

Enfin, des recensements généraux de la population et des habitations sont réalisés selon une périodicité irrégulière, permettent de disposer des données factuelles sur l'effectif de la population, sa structure, la composition des ménages, les conditions de logement ainsi que sur quelques paramètres sociaux.

Les coûts onéreux de ces opérations lourdes de collecte des données démographiques, économiques et sociales rendent hypothétique la régularité de leur réalisation et limitent la qualité des données dans des pays fragiles.

Méthodologie des enquêtes démographiques et de santé

Les EDS ont pour objectif de fournir des estimations précises pour plusieurs indicateurs démographiques et sociaux dont : les taux de mortalité des enfants de moins de cinq ans, le taux de mortalité maternelle (dans certains cas), les taux de malnutrition des enfants, les niveaux de fécondité et des pratiques de planification familiale mais aussi des indicateurs de morbidité, de santé maternelle et infantile, de fréquentation scolaire, de niveau d'instruction et d'alphabétisation de la population. Ces enquêtes fournissent également des indicateurs d'accès à l'eau de boisson potable, d'hygiène et d'assainissement du ménage ainsi que des informations sur l'ampleur du travail des enfants, de l'orphelinat et des violences faites aux enfants, des pratiques néfastes envers les femmes telles que l'excision et le mariage précoce. Enfin, des indicateurs de mesure de la prévalence du VIH/Sida, des connaissances, attitudes et pratiques en matière de sexualité.

L'existence simultanée des données anthropométriques sur les enfants et de données démographiques de base ainsi que les informations sur les biens matériels du ménage et les pratiques de soins de santé, et d'éducation, etc. rendent possible l'analyse quantitative approfondie des facteurs explicatifs de la malnutrition des enfants (Fotso et Kuate-Defo, 2005, *op. cit.*).

La méthodologie des EDS est fondée sur la méthode de sondage stratifié par grappes à deux degrés dont le premier niveau porte sur le tirage probabiliste des unités aréolaires communément appelées zone ou aire de dénombrement (ZD)[12] dans la strate urbaine ou rurale d'une

[12] Une zone ou aire de dénombrement désigne un groupe d'environ 800 à 1 000 personnes vivant dans un ensemble écologique homogène regroupant un village ou plusieurs villages/quartiers, ou portion de quartiers.

région administrative ; et le second degré sur le tirage par méthode aléatoire des ménages-échantillons à enquêter après l'énumération de l'ensemble des ménages de la ZD. Tous les enfants âgés de moins de cinq ans appartenant aux ménages sélectionnés font l'objet de mesures anthropométriques. On collecte des informations sur leur mère, leur père et tous les membres du ménage ainsi que les caractéristiques du ménage.

La taille des échantillons de ménages et d'enfants enquêtés (tableau 10) varie en fonction du degré de précision souhaité, du domaine d'étude pour la mesure des indicateurs, du nombre de régions, de la taille de la population, du budget disponible et du temps. Le principe de représentativité statistique des échantillons afin de garantir la fiabilité des indicateurs au niveau national et sous-national est indispensable pour toute EDS qui doit respecter les normes standard de méthodologie d'enquête par sondage.

Les outils de collecte des informations comportent essentiellement des questionnaires sur les ménages, des questionnaires adressés aux femmes âgées de 15-49 ans et dans certains cas des questionnaires destinés aux hommes de 15-59 ans. Les principaux modules des thématiques comprennent les informations ci-dessous avec cependant des exceptions selon les pays :

- Les caractéristiques des conditions de vie du ménage ainsi que les caractéristiques démographiques de chaque membre du ménage (questionnaire ménage) ;
- Les indicateurs de fécondité, de contraception, nuptialité, sexualité, violence domestique, santé de la mère et de l'enfant, et les maladies chez les enfants de moins de cinq ans (questionnaire femmes de 15-49 ans) ;
- Les mesures anthropométriques servant à l'estimation des indicateurs de l'état nutritionnel des enfants âgés de 6-59 mois et des femmes ;
- Les informations sur l'historique des naissances pour l'estimation de la mortalité des enfants ainsi que les données collectées pour l'estimation de la mortalité maternelle (méthode des sœurs) ;
- Le prélèvement sanguin pour effectuer le test du paludisme chez les enfants âgés de 6-59 mois ;
- Le prélèvement sanguin servant au test de VIH/Sida chez les adultes femmes et hommes consentants ;
- La teneur en iode (test de sel) ; et le taux d'anémie chez les femmes et les hommes (test d'hémoglobine) ;

- Des caractéristiques sociodémographiques et des informations sur l'état des connaissances, les attitudes et les pratiques en matière de sexualité et de VIH/Sida (questionnaire hommes de 15-59 ans).

Tableau 10. Aperçu général des échantillons des EDS réalisées dans les cinq pays.

Pays	Population totale en 2014 (en millions)	Année et période de l'enquête	Domaine des résultats/strate pour échantillon	Nombre de ménages, femmes et hommes échantillon enquêtés	Effectif des enfants de moins de cinq ans enquêtés	Effectif des enfants de 6-59 mois ayant fait l'objet de mesures anthropométriques avec succès
Burkina Faso	17,4	Mai-déc. 2010	– National et urbain/rural – 12 régions 574 grappes (ZD)	– 14 424 ménages – 17 087 femmes 15-49 ans – 7 307 hommes 15-59 ans	14 001	6 994
Niger	18,5	Févr.-juin 2012	– National et urbain/rural – 8 régions 840 grappes	– 10 750 ménages – 11 160 femmes – 3 928 hommes	12 268	5 481
Sénégal	14,5	Oct.-avril 2011	– National et urbain/rural – 14 régions 391 grappes	– 7 902 ménages – 15 688 femmes – 4 929 hommes	10 893	3 761
Éthiopie	96,5	Déc. 2010-juin 2011	– National et urbain/rural – 11 régions 624 grappes	– 16 702 ménages – 16 515 femmes – 14 110 hommes	10 808	10 282
Ghana	26,4	Sept.-nov. 2008	– National et urbain/rural – 10 régions 412 grappes	– 11 778 ménages – 4 916 femmes – 4 568 hommes	2 731	2 525
Total	**173,3**					

Sources : informations tirées des rapports des enquêtes EDS des cinq pays.

Les limites des EDS

Les sources des données issues des EDS comportent un certain nombre d'insuffisances au niveau des variables étudiées, de la qualité des données ou de l'espace temporel.

Qualité des données

La méthode de collecte des données repose essentiellement sur les déclarations faites lors des interviews individuelles directes entre l'enquêteur et le chef de ménage ou la mère de l'enfant. Ces informations font appel à la mémoire des enquêtés. En Afrique, la qualité des données collectées telles que l'âge en mois des enfants, l'âge des mères ou les dates des événements, se trouve généralement affectée par l'absence des actes d'enregistrement des faits d'état civil (naissances, décès, mariages, etc.) eu égard aux déficiences du système d'état civil en Afrique et aux contraintes financières des parents. Nous avons évalué la qualité des données sur les âges en mois des enfants de moins de cinq ans, ou en années ou sur les âges se terminant par zéro ou par cinq afin de mesurer les risques d'erreurs potentiels de déclaration d'âge ou de transfert d'âge. Il en est de même de l'appréciation du rapport de masculinité à la naissance.

Nous avons également procédé à l'évaluation de la qualité des mesures anthropométriques en calculant le taux des non-réponses et en appréciant les valeurs hors normes de poids ou de taille en fonction de l'âge en mois de l'enfant (CDC et PAM, 2005, *op. cit.*, p. 99). Les données manquantes sont inférieures à 15 %, ce qui est acceptable pour la fiabilité des indicateurs nutritionnels.

Dans l'ensemble, la qualité des données issues des EDS pour les cinq pays est acceptable pour des analyses statistiques au niveau national et au niveau des régions.

Informations non disponibles

Les sources des données issues des différents types d'enquêtes nationales auprès des ménages présentent des limites de par leurs objectifs qui empêchent de couvrir tous les aspects des facteurs explicatifs de la malnutrition. Ainsi, les EDS ne disposent pas d'informations sur les revenus et les dépenses de consommation des ménages ni sur la quantité d'aliments disponibles consommés par le ménage, ni d'informations cliniques sur les contaminations biologiques des maladies d'origine fécale. En même temps, les enquêtes budget-consommation ne contiennent pas d'informations sur la santé des mères et des enfants ni sur les mesures anthropométriques qui auraient permis de faire une analyse des capacités financières des ménages et de leurs dépenses de santé en lien avec l'état nutritionnel des enfants.

La non-standardisation ou la non-homogénéité des bases de données liées aux besoins spécifiques des pays et aux sensibilités politiques vis-à-vis de certaines informations limitent les analyses. Ainsi, certaines données d'informations importantes sont manquantes dans certains pays, à savoir : les informations relatives au groupe ethnique et à la religion au Niger. Il en est de même des données relatives au manque de médicaments ou au manque de personnel soignant dans les centres de santé de certains pays. Une variable importante telle que l'existence de filets sociaux de protection ou de solidarité en faveur des familles démunies qui figure dans la base des données EDS du Sénégal est absente des EDS des autres pays.

Principes d'antériorité des événements

Le principe d'antériorité des événements dans l'analyse des relations de cause à effet est difficile à bien cerner dans le cas d'analyse statistique. Les facteurs de pauvreté intergénérationnelle ou le cycle des mutations intervenues dans un ménage, les antécédents médicaux de l'enfant ou de sa mère pouvant avoir un impact sur l'état nutritionnel actuel de l'enfant, ne sont pas appréhendés par une photographie ponctuelle de la situation socio-économique et sanitaire.

L'une des limites de ces sources de données réside ainsi dans l'aspect factuel des EDS qui captent la situation de la communauté, du ménage et des enfants à un instant donné. L'absence de données historiques pouvant permettre une analyse longitudinale de la situation sociale du ménage et du degré de connaissances et des pratiques des parents en rapport avec les changements de l'état nutritionnel des enfants, constitue un handicap pour une analyse de cause à effet.

En dépit des limitations mentionnées ci-dessus, les bases des données des EDS ont permis d'opérationnaliser le schéma conceptuel et le schéma d'analyse pour la vérification des hypothèses d'explication de l'état nutritionnel des enfants. La recherche qualitative sur le terrain que nous avons pu réaliser dans trois pays au sein des communautés rurales et urbaines a permis de pallier les lacunes des enquêtes quantitatives et d'apporter des éléments de réponse complémentaires.

Cadre et méthodes statistiques d'analyse quantitative

Nous avons effectué deux types d'analyse statistique afin d'opérationnaliser le schéma conceptuel et le schéma d'analyse décrits précédemment dans la démarche de recherche des facteurs de la malnutrition des enfants à savoir : i) l'analyse descriptive bivariée et ii) l'analyse multivariée qui comprend à la fois l'analyse des facteurs d'association et l'analyse par la méthode de régression.

Ces analyses ont été effectuées à l'aide des variables disponibles dans la base des données des enquêtes EDS.

Les variables d'opérationnalisation du schéma d'analyse quantitative

Elles comprennent les variables dépendantes qui sont les variables de l'état nutritionnel à expliquer et les variables explicatives communément appelées variables indépendantes.

Les variables dépendantes

Nous avons considéré à la fois les trois indicateurs de mesure de la malnutrition des enfants comme variables dépendantes. Cela permet de cerner les différences d'effet de facteurs amenant des réponses à long terme ou à court terme.

Ce choix de trois indicateurs se justifie par le fait que les engagements mondiaux de développement durable (visant l'élimination de la faim et la réduction de 45 % de la malnutrition des enfants) ont retenu deux indicateurs de mesure des progrès qui sont le retard de croissance et l'insuffisance pondérale. Nous avons ajouté un troisième indicateur afin de cerner les aspects liés à la malnutrition conjoncturelle de crise dont l'effet est très négatif pour la survie des enfants.

La variable dépendante — qui est l'état nutritionnel des enfants — est ainsi appréciée à travers : i) la malnutrition chronique mesurée par le retard de croissance (le rapport entre la taille et l'âge) et par l'insuffisance pondérale (rapport poids/âge de l'enfant) et ii) la malnutrition conjoncturelle aigüe mesurée par l'émaciation (rapport du poids de l'enfant par rapport à sa taille).

Afin de transformer chacune des trois variables en variable dichotomique, l'indice nutritionnel a été défini en dessous d'un seuil égal à moins de deux écarts-types (– 2ET) de la moyenne de référence.

Nous avons considéré les enfants qui présentent un indicateur de statut nutritionnel inférieur à moins de 2 écarts-types (– 2ET) comme souffrant de malnutrition et ceux dont le rapport est supérieur à moins 2 écarts-types (– 2ET) comme ayant un état nutritionnel satisfaisant.

Les trois variables ont été dichotomisées comme suit : une variable dépendante prend la valeur 1 si l'enfant est malnutri entre 0 et 4 ans, et 0 dans le cas contraire.

Les variables indépendantes

Les variables explicatives sont définies selon les trois niveaux des facteurs de cause à effet : d'une part, les facteurs géoéconomiques, sociologiques et les freins à l'accès des services sociaux communautaires, et d'autre part, les éléments de statut social du ménage et du niveau de connaissance qui, à leur tour, agissent sur les aspects comportementaux intermédiaires au niveau individuel au regard des soins de santé et de nutrition de l'enfant. Ces paramètres individuels augmentent les risques de morbidité ou d'insécurité alimentaire de la mère et de l'enfant, causes immédiates de l'état nutritionnel de l'enfant (figure relative au schéma d'analyse).

Méthode d'analyse statistique multivariée par régression

Justification du choix du modèle de régression

Contrairement au modèle linéaire, la justification du choix du modèle logistique repose sur le fait que la variable dépendante (les indicateurs de malnutrition) est une variable qualitative. La variable qualitative de malnutrition prend la valeur 1 si l'enfant est malnutri et 0 si l'enfant **n**'est **pas** malnutri. La régression logistique binaire estime la probabilité de risque pour un enfant d'être malnutri en fonction des variables indépendantes.

La régression logistique utilise la méthode de maximum de vraisemblance pour estimer les paramètres du modèle. Du fait de la non-linéarité du modèle, ces paramètres sont estimés par itération. Cette méthode est essentiellement probabiliste. La régression logistique dégage les coefficients de régression bivariée à partir desquels les rapports de chances exp(ß) appelés « Odds ratios ou rapport de cote de risque » sont calculés. Un rapport de chance supérieur à 1 signifie que l'enfant a plus de risque (une probabilité plus grande) d'être malnutri dans la catégorie des facteurs retenus en comparaison au groupe de référence. La hiérarchisation des facteurs explicatifs est établie en calculant la contribution des différentes variables indépendantes à l'explication de la malnutrition des enfants.

Méthode d'analyse statistique multivariée

Si P est la probabilité que l'évènement étudié (état nutritionnel anormal) se réalise, 1-P est la probabilité que cet évènement ne se réalise pas (état nutritionnel normal) et le modèle de régression logistique permet de mettre L = Log (P/(1-P) sous la forme linéaire suivante :

$L = b_0 + b_i X_i + b_2 X_2 + \ldots + b_p X_p$

Où $X_i, X_2, \ldots, X_p$ sont les variables indépendantes et $b_0, b_1, b_2, \ldots, b_p$, les coefficients de régression du modèle.

Est associée, une forme non linéaire de la probabilité P qui se présente comme suit :
$P = 1/(1 + \exp(-L))$.

Nous avons utilisé les logiciels d'analyse statistique dénommés SPSS et STATA pour parfaire ces analyses statistiques très approfondies. L'ouvrage statistique très élaboré publié par Andy Field en 2005 fournit d'amples détails sur les procédures utilisées (Field, 2005).

Présentation et évaluation du modèle d'analyse par régression

Description des modèles d'analyse de régression logistique

Dans la section précédente, nous avons présenté en détail, le choix et les fondements théoriques du modèle de régression logistique binaire que nous avons appliqué à l'analyse explicative comparée des facteurs de la malnutrition des enfants dans les 5 pays. Étant donné qu'il s'agit d'une analyse comparative portant sur plusieurs pays et intégrant plusieurs variables indépendantes, nous avons opté pour la présentation du modèle final de synthèse.

À la lumière des connaissances générées au précédent chapitre sur les groupes d'associations de facteurs, nous avons structuré la régression en 7 modèles d'analyse regroupant 21 variables pour une comparaison au niveau national de chacun des 5 pays.

La revue de la littérature, le cadre conceptuel et l'analyse bivariée apportent suffisamment d'éléments de connaissance sur chacune de ces variables ainsi que les hypothèses de la recherche. L'ordre d'introduction des variables dans le modèle de régression logistique a été effectué comme présenté ci-dessous :

Modèle 1 – Estimation des effets des facteurs de risques géographiques et sociologiques

- 1 – Région de résidence
- 2 – Groupe ethnique
- 3 – Facteurs de l'offre de services de santé : barrière d'accessibilité géographique (distance du centre de santé)
- 4 – Facteurs de demande de services de santé : barrières financières et de permission

Modèle 2 – Estimation des effets des facteurs de risques liés au statut et conditions de vie du ménage

- 1 – Niveau de vie du ménage

- 2 – Modernisation socioculturelle du ménage (indice)
- 3 – Environnement immédiat du ménage : qualité de l'eau de boisson et des toilettes, risques de contamination fécale par les animaux domestiques
- 4 – Inégalités de genre (rapport social mari/épouse)

Modèle 3 – Estimation des effets des facteurs de risques liés au fardeau ou au bonus démographique

- 1 – Intervalle entre les naissances
- 2 – Nombre d'enfants scolarisés

Modèle 4 – Estimation des facteurs de santé maternelle et infantile

- 1 – Visites prénatales
- 2 – Lieu d'accouchement
- 3 – Assistance à l'accouchement par un personnel qualifié de santé

Modèle 5 – Estimation des effets des facteurs de sécurité alimentaire et nutritionnelle des mères et enfants

- 1 – État nutritionnel de la mère
- 2 – Âge de l'enfant
- 3 – Délai d'introduction du lait maternel
- 4 – Durée de l'allaitement de l'enfant au sein

Modèle 6 – Estimation des effets des facteurs de risques liés aux maladies chez l'enfant

- 1 – Maladies diarrhéiques
- 2 – Infections respiratoires aigües

Modèle 7 – Final : Combinaison de tous les facteurs.

Le modèle final permet d'identifier les facteurs déterminants de la malnutrition des enfants et de mesurer la portée de l'influence de chacune des variables. Il permet aussi de vérifier l'effectivité des hypothèses de la recherche émises au départ pour l'amélioration du savoir scientifique utile à la réduction de la malnutrition des enfants.

Évaluation de l'adéquation des modèles aux données

Nous avons procédé au test de l'adéquation des modèles d'analyse de régression logistique aux données et variables portant sur les 5 pays, en appliquant le test d'ajustement élaboré par Taffé en 2004. Celui-ci considère qu'un ajustement du modèle est satisfaisant si :

- La distance entre le résultat obtenu y et le résultat prédit $\bar{y}$ est petite ;
- Le modèle est bien calibré, signifiant que les fréquences prédites sont proches de celles observées ;

- On obtient de bonnes sensibilités et spécificités, en ce sens que le modèle permet de bien discriminer entre les valeurs de $y = 0$ et $y = 1$, en fonction des variables explicatives $x_1, x_2, x_{3,\ldots}, x_p$.

En appliquant le test LROC (*Logistic Received Operating Characteristics*) du logiciel STATA, la visualisation graphique des tests d'adéquation du modèle de régression logistique effectués sur chacune des trois catégories de variables dépendantes (soit en tout 15 graphiques), nous a permis de tirer la conclusion selon laquelle le modèle utilisé est suffisamment satisfaisant pour identifier les facteurs explicatifs de la malnutrition des enfants dans les 5 pays du Sahel et de la corne de l'Afrique étudiés car les valeurs de ROC (*Received Operating Characteristic*) sont comprises entre 0,7 et 0,8.

Enquête qualitative

En plus des sources des données issues des EDS et des analyses quantitatives, nous avons pu réaliser des enquêtes qualitatives sur le terrain. D'inspiration socio-anthropologique, la recherche qualitative accorde une valeur absolue aux messages et aux opinions recueillies sur le terrain par le biais d'entretiens individuels et de discussions de groupe (Sardan, 1995). La parole a été donnée aux acteurs sociaux qui seuls, ont la capacité de livrer les contenus de leurs perceptions et représentations sur le phénomène étudié, à savoir la malnutrition. Les travaux d'enquête sur le terrain se sont tous déroulés de façon concomitante dans les trois pays de mi-février à mi-mars 2016.

Objectifs de la recherche

Nous avons associé trois objectifs fondamentaux à cette recherche comparative. Il s'agissait prioritairement de :

- Apporter des éléments provenant des observations et des discussions avec les individus, les familles et les communautés sur le terrain afin de renforcer les résultats de l'analyse statistique des facteurs explicatifs ;
- Identifier les pesanteurs sociologiques, les normes culturelles communautaires et les pratiques de soins et d'hygiène aux enfants qui aggravent les risques de malnutrition des enfants ;
- Apporter des éléments d'explication supplémentaires des différences de prévalences de la malnutrition des enfants entre les régions, les groupes ethniques, les classes sociales, le genre à l'intérieur d'un même pays ou entre pays.

Ces objectifs ont pu être atteints grâce au respect d'une méthodologie qualitative qui a consisté à donner la parole aux acteurs sur le terrain, afin de mieux connaître, leurs attitudes et leurs pratiques en termes d'alimentation des enfants de moins de cinq ans.

Les enquêtes qualitatives

La recherche qualitative a porté sur trois pays cibles : le Burkina Faso, le Niger et le Sénégal. Ces pays ont été choisis pour raison de possibilités linguistiques et nos limites financières.

En nous basant sur les méthodes de recherche en sciences sociales décrites par (Durkheim, 1937) et Alain Bryman (Bryman, 2004), nous avons axé la collecte des informations sur le terrain vers les discussions de groupe avec les femmes en âge de procréer et avec les hommes ainsi que des entretiens avec les personnes leaders d'opinion et prestataires de services au niveau communautaire.

C'est donc un travail qui vise à détecter les différents « *sens* » que les hommes, les femmes, les personnels de santé, les leaders communautaires donnent aux pratiques liées à l'alimentation des enfants de moins de cinq ans au Burkina Faso, au Niger et au Sénégal.

Au total, vingt discussions de groupe et vingt entretiens individuels ont été réalisés dans les communautés rurales et urbaines les plus affectées et les moins affectées par la malnutrition des enfants dans ces trois pays, soit huit entretiens collectifs et huit entretiens individuels par pays.

Pour ce qui est des entretiens individuels, les répondants sont :

- Deux leaders d'opinion : chef traditionnel et leader religieux ;
- Trois personnels de santé : le responsable de centre de santé, une sage-femme, un responsable des programmes ayant trait à la malnutrition ;
- Un enseignant communautaire ;
- Deux animateurs/agents de relais communautaires œuvrant dans le secteur de la santé et de la nutrition.

Pour ce qui est des discussions de groupe, elles se sont déroulées pour chacun des trois pays avec : six groupes de femmes en âge de procréer et deux groupes d'hommes.

L'échantillonnage a pris en considération les différents groupes religieux des musulmans, des chrétiens, des adeptes de la religion traditionnelle. Toutefois, l'échantillon a été constitué en majorité de musulmans, surtout au Niger et au Sénégal.

Pour analyser ces données, la première phase d'exploitation a consisté en la transcription des données qui ont été enregistrées lors des opérations de terrain menées avec l'aide de sept assistants de recherche dont deux par pays pour le terrain et un chargé de coordonner la transcription et les synthèses de terrain. Les données ainsi enregistrées ont été transcrites sous Word et traitées à partir de la méthode d'analyse de contenu thématique. À partir du corpus constitué de l'ensemble des transcriptions, des thématiques clés ont été définies et les sous thèses s'y rapportant identifiées par type de sous données (entretiens *vs* FGD) et par catégorie de répondant. Les données recueillies ont porté sur différentes thématiques comme Hygiène environnementale — pratiques au sein de la communauté, Normes et pratiques de Genre et de socialisation, disparités dans l'alimentation des enfants, Normes et valeurs nutritionnelles/Allaitement existantes au sein de la communauté, Habitudes alimentaires et Pratiques en matière d'allaitement prévalant au sein de la communauté, représentations et perceptions des individus et communautés de la malnutrition, Perceptions de causes de la malnutrition des enfants, etc.

Lors de l'analyse, la triangulation a été faite à deux niveaux : i) d'abord au niveau des informations entre type de sources et type d'informateurs ; et ii) ensuite entre les données quantitatives pour les rendre plus intelligibles. Il a été possible de scruter les réalités qui prévalent dans les zones à forts risques de malnutrition entre les différents pays ou à l'intérieur des pays. Les grilles de discussions de groupe sont présentées en annexe 4.

Conclusion

Ce chapitre a permis de définir les concepts qui ont été opérationnalisés dans le cadre de cette thèse, les variables d'analyse ainsi que les méthodes d'analyse statistique. Nous avons apprécié les limites des sources de données et aussi procédé à la présentation de la méthodologie de la recherche qualitative effectuée sur le terrain dans trois pays.

L'analyse descriptive a été réalisée au niveau bivarié en appliquant le test de khi-deux et le V de Cramer qui nous ont permis d'identifier les variables significativement associées aux variables dépendantes.

Deuxième partie

Facteurs explicatifs de la malnutrition des enfants

L'objectif de cette deuxième partie de l'étude est de mettre en exergue les facteurs déterminants de risques de la vulnérabilité des enfants à la malnutrition chronique ou conjoncturelle ainsi que les facteurs de différenciation entre les pays.

Nous avons bâti l'analyse autour de quatre niveaux de déterminants : les facteurs déterminants au niveau communautaire, les déterminants au niveau du ménage, les déterminants au niveau individuel ainsi que les pesanteurs politiques et économiques.

Les poids des différents facteurs dans l'explication du problème de la malnutrition des enfants ont été déterminés en combinant à la fois :

- L'analyse statistique bivariée qui permettra d'établir le degré d'association des facteurs avec le phénomène étudié en appliquant le test de khi-2 entre les variables indépendantes et chacune des variables dépendantes, et de définir le profil des enfants malnutris en appliquant l'analyse factorielle des correspondances multiples (AFCM) ou la projection de plans factoriels ;
- L'analyse statistique multivariée qui sera effectuée en appliquant la régression logistique compte tenu du fait que la variable dépendante est une variable dichotomique de même que les facteurs explicatifs. Dans ce cas, nous allons d'abord présenter le modèle global en introduisant toutes les variables et ensuite appliquer le modèle pas à pas en contrôlant le poids des variables indépendantes par l'introduction progressive d'autres caractéristiques du ménage ou individuelles ;
- L'analyse qualitative basée sur les informations issues des discussions de groupe et des observations sur le terrain qui nous permettra d'approfondir l'explication des relations de cause à effet établies par les analyses quantitatives statistiques précédentes ;
- L'analyse des défis politiques qui sera effectuée en établissant des scores d'engagements politiques et financiers et les capacités organisationnelles au niveau « macro ». Cela permettra une classification des pays selon « le degré de volonté politique » pour la réduction de la malnutrition des enfants.

III. Profil des enfants malnutris

Ce chapitre nous permettra d'identifier à l'aide de l'analyse statistique descriptive, les associations potentielles des variables indépendantes avec les trois variables dépendantes de mesure de la malnutrition des enfants.

Dans un premier temps, nous allons procéder à la priorisation et à la sélection des variables importantes pouvant être considérées comme les facteurs aggravant ou favorisant la malnutrition des enfants qui seront utilisés dans l'analyse multivariée des facteurs explicatifs aux chapitres 5 à 7.

En appliquant les tests statistiques de significativité (Field, 2005) des relations entre ces variables indépendantes avec chacune des trois variables dépendantes de la malnutrition des enfants, nous allons procéder au tri d'une dizaine de variables clés (une sorte de tri d'entonnoir) que nous allons utiliser pour construire les plans factoriels d'associations et pour ensuite opérationnaliser l'analyse par régression pour identifier le poids des facteurs.

Les résultats d'analyse statistique contenus dans ce chapitre consisteront donc d'une part à l'interprétation analytique des tableaux statistiques croisés pour chacune des dix thématiques conceptuelles qui montreront les différences du taux de malnutrition par catégorie de variables et leurs modalités clés assorties des tests statistiques de signification ; et d'autre part à la présentation des plans factoriels schématiques des associations de facteurs.

Étant donné que l'étude porte sur cinq pays, nous effectuerons ces analyses descriptives pays par pays et pour chacun des trois indicateurs de mesure de malnutrition des enfants à savoir le retard de croissance, l'insuffisance pondérale et l'émaciation. Un regroupement final va permettre d'apprécier les facteurs communs aux cinq pays et les différences de facteurs spécifiques à certains pays que nous avons considérées dans l'analyse approfondie multivariée au chapitre 5.

Cette analyse consiste à calculer la proportion des enfants malnutris pour chacune des modalités de la variable indépendante et à dégager les indices de tests statistiques de signification des relations entre les deux variables dépendantes et indépendantes que sont les tests de khi-deux et de V de Cramer (Cramer *et al.*, 2005).

La statistique du khi-deux permet de tester la liaison entre deux variables catégorielles X et Y au seuil d'erreur de 5 %. Si la probabilité est inférieure au seuil, on peut conclure que les deux variables catégorielles sont liées. Dans le cas où la probabilité est supérieure au seuil, on rejette l'hypothèse de liaison, c'est-à-dire que les données disponibles ne permettent pas de dire que X et Y sont corrélés. Nous avons convenu de mettre l'accent sur les variables les plus significatives et d'éviter de présenter tous les détails des tableaux statistiques afin d'alléger l'ouvrage.

Les résultats de l'analyse bivariée ont permis de montrer les disparités de prévalence de la malnutrition par variable et par pays en considérant l'indicateur de retard de croissance. Nous avons procédé au regroupement des variables selon les trois niveaux correspondant au schéma d'analyse.

Priorisation des facteurs d'association pour analyse bivariée

À la lumière de l'analyse bivariée (test du khi-deux et de V Cramer), nous avons pu identifier les variables qui présentent un degré significatif d'association avec la malnutrition des enfants, variables qui ont été utilisées dans l'analyse factorielle à correspondances multiples (AFCM) concernant la construction des plans factoriels graphiques.

Sur un total de 41 variables définies à travers le cadre conceptuel et le cadre d'analyse, nous avons pu trier et prioriser une dizaine de variables les plus significatives (khi-deux significatif au seuil de 0 %) pour chaque catégorie d'indicateurs par pays.

Cette classification des facteurs d'association met en exergue deux points importants : i) les différences de relations causales potentielles entre variables indépendantes sociodémographiques et variables dépendantes de la malnutrition et ii) les spécificités de chaque pays par rapport aux variables qui influencent potentiellement la malnutrition des enfants.

Les cinq tableaux 16 à 20 ci-dessous présentent une vision synoptique de ces dix facteurs potentiels principaux par pays priorisés à l'aide de V de Cramer et qui agissent positivement ou négativement sur la malnutrition des enfants pour chacun des cinq pays.

Nous avons donc utilisé ces variables pour faire une analyse visuelle des interrelations présentées dans la section suivante relative au plan factoriel afin de renforcer la mise en lumière des associations entre la malnutrition des enfants et les variables sélectionnées.

Variables prioritaires pour le Burkina Faso

Au Burkina Faso, les variables indépendantes les plus importantes sont les suivantes : la durée d'allaitement, l'âge de l'enfant, la région de résidence, l'éducation du couple, le niveau de vie du ménage, l'indice de masse corporelle de la mère, la vaccination de l'enfant contre la rougeole, le type de toilette, la présence dans le ménage d'enfants scolarisés, la modernisation socioculturelle du ménage.

S'agissant de l'insuffisance pondérale, l'eau de boisson apparaît comme un facteur additionnel important par rapport au retard de croissance.

En ce qui concerne la malnutrition conjoncturelle, il existe des facteurs supplémentaires qui sont : la barrière financière, la richesse des aliments consommés et le groupe ethnique.

Variables prioritaires pour le Niger

Dans le cas du Niger, les variables indépendantes priorisées pour le retard de croissance sont : i) l'âge de l'enfant, ii) la durée d'allaitement, iii) la région de résidence, iv) l'accompagnement de la mère, v) la barrière financière, vi) la distance géographique, vii) l'absence de permission pour l'accès et l'utilisation des services de santé, viii) l'éducation du couple, ix) la modernisation socioculturelle et x) la richesse des aliments consommés par l'enfant. Il apparaît des différences importantes comparativement au Burkina Faso.

S'agissant de l'insuffisance pondérale, trois variables ont été ajoutées : l'état nutritionnel de la mère (indice de masse corporelle — IMC), le délai d'introduction de la première tétée et l'éducation du couple.

En ce qui concerne la malnutrition conjoncturelle, les éléments nouveaux sont : la participation de la femme aux décisions du ménage et la présence d'enfants scolarisés.

Variables prioritaires pour le Sénégal

Au Sénégal, les dix variables prioritaires du retard de croissance sont les suivantes : i) la durée d'allaitement, ii) la région de résidence, iii) l'âge de l'enfant, iv) le niveau de vie du ménage, v) le type de toilettes, vi) l'instruction du couple, vii) le lieu d'accouchement, viii) l'absence de permission pour l'accès et l'utilisation des services de santé, ix) la présence d'enfants scolarisés et x) la distance géographique pour accéder au centre de santé.

Le groupe ethnique et l'indice de masse corporelle sont des éléments additionnels pour l'analyse de l'insuffisance pondérale, comparativement au retard de croissance.

S'agissant de l'analyse de l'émaciation, des variables telles que le groupe ethnique et la religion de la mère, la superficie agricole par membre du ménage, la présence d'animaux domestiques dans l'environnement immédiat émergent comme des facteurs d'associations au Sénégal.

Variables prioritaires pour le Ghana

Au Ghana (tableau 19), les variables prioritaires relatives au retard de croissance sont : i) l'âge de l'enfant, ii) la durée d'allaitement, iii) le niveau de vie, iv) la région de résidence, v) la prévention de l'enfant contre la rougeole, vi) l'indice de masse corporelle de la mère, vii) la modernisation socioculturelle, viii) le lieu d'accouchement, ix) la richesse des aliments consommés par l'enfant, x) l'intervalle de naissance.

Pour l'insuffisance pondérale, la distance géographique, la permission pour la fréquentation du centre de santé, le groupe ethnique et la religion ont été pris en compte.

En ce qui concerne l'émaciation, la vaccination de l'enfant contre la rougeole, la source d'eau de boisson, les maladies diarrhéiques et les infections respiratoires aigües de même que le groupe ethnique prennent de l'importance dans l'AFCM, comparativement à la malnutrition structurelle.

Variables prioritaires pour l'Éthiopie

En Éthiopie, les dix variables classées prioritaires au vu des tests statistiques pour le retard de croissance des enfants sont : i) la durée d'allaitement, ii) l'âge de l'enfant, iii) la région, iv) la richesse des aliments consommés par l'enfant, v) la protection de l'enfant contre la rougeole, vi) les visites prénatales, vii) la modernisation socioculturelle du ménage, viii) le groupe ethnique de la mère, ix) le lieu d'accouchement, x) le niveau de vie du ménage.

En ce qui concerne l'insuffisance pondérale, il apparaît des éléments déterminants nouveaux tels que l'indice de masse corporelle de la mère et l'assainissement immédiat du ménage (type de toilettes).

Pour la malnutrition conjoncturelle, l'éducation du couple et les maladies diarrhéiques constituent des éléments nouveaux comparativement aux facteurs identifiés pour l'AFCM relative à la malnutrition structurelle.

Profil des enfants affectés par la malnutrition chronique

Rappelons que la malnutrition chronique se manifeste par une taille réduite par rapport à l'âge.

Dans cette section, nous allons appliquer l'analyse factorielle par correspondance multiple (AFCM) afin d'établir les interrelations visuelles de proximité ou d'affinité statistique entre plusieurs variables ou groupement de variables. L'AFCM donne la possibilité de résumer un maximum d'informations issues de plusieurs modalités de variables à un nombre réduit de facteurs qui permettent ainsi d'établir le profil des enfants malnutris.

Dans l'interprétation des résultats, nous avons considéré les deux premiers axes qui rendent suffisamment compte des interdépendances entre les variables en appliquant la méthode des éboulis des valeurs propres. Cette méthode permet de sélectionner un sous-espace stable tout en ne surestimant pas le nombre de composantes pertinentes à l'instar de la règle de Kaiser (Baccini et Besse, 2005).

Les plans graphiques sont présentés en pages suivantes pour les deux catégories d'indicateurs nutritionnels des enfants les plus considérés au plan mondial pour les ODD 2030 (le retard de croissance) et pour chacun des cinq pays de l'étude (soit 5 plans factoriels au total présentés dans cet ouvrage). À l'aide de ces schémas, l'analyse factorielle à correspondance multiple nous a permis d'établir le profil socio-démographique de chacune des deux catégories d'enfants, à savoir enfants malnutris et enfants non malnutris[13] du point de vue retard de croissance par pays.

Notre démarche a consisté à dégager les spécificités des enfants propres à chaque pays face à la malnutrition (structurelle ou conjoncturelle) avant de synthétiser les similarités entre pays, conformément à notre démarche d'analyse comparative.

Profil de la malnutrition chronique (rachitisme) au Burkina Faso

- **Le groupe des enfants malnutris** (figure 30 – cercle de couleur rouge) est composé essentiellement des enfants issus des ménages pauvres (Pauv_NM et Moy_NM), appartenant aux régions arides ou pauvres du nord, du Sahel, de l'est, du sud-ouest et du centre-sud, vivant dans des ménages de type socioculturel traditionnel (trad). Leurs ménages ont des toilettes non améliorées, les conjoints sont tous deux non instruits ou le mari est plus instruit que sa conjointe et il y a peu d'enfants scolarisés au sein du ménage. Les mères sont mal nourries (maigres) si on considère leur indice de masse corporelle. Les enfants sont allaités au sein pour une durée inférieure à 7 mois et ne sont pas vaccinés contre la rougeole.
- **Le groupe des enfants bien nourris** (figure 30 – cercle de couleur bleue), est composé d'enfants issus des ménages riches (Rich_NM), vivant dans les régions du plateau central, de la Boucle de Mouhoun, de Cascades, de Haut bassin et du Centre. Leurs ménages sont du type socioculturel moderne, disposent de toilettes améliorées ou modernes, et rassemblent un nombre important d'enfants scolarisés. Les femmes sont plus instruites que leur mari ou les membres du couple sont tous les deux instruits. Les mères ont un surpoids nutritionnel. Les enfants sont vaccinés contre la rougeole.

[13] Dans tous les schémas, le cercle de couleur bleue englobe le groupe d'enfants bien nourris tandis que la couleur rouge concerne la catégorie des enfants malnutris.

Figure 30. Plan factoriel de la malnutrition chronique au **Burkina Faso** (ACM) – association des 10 variables prioritaires avec les enfants malnutris ou bien nourris.

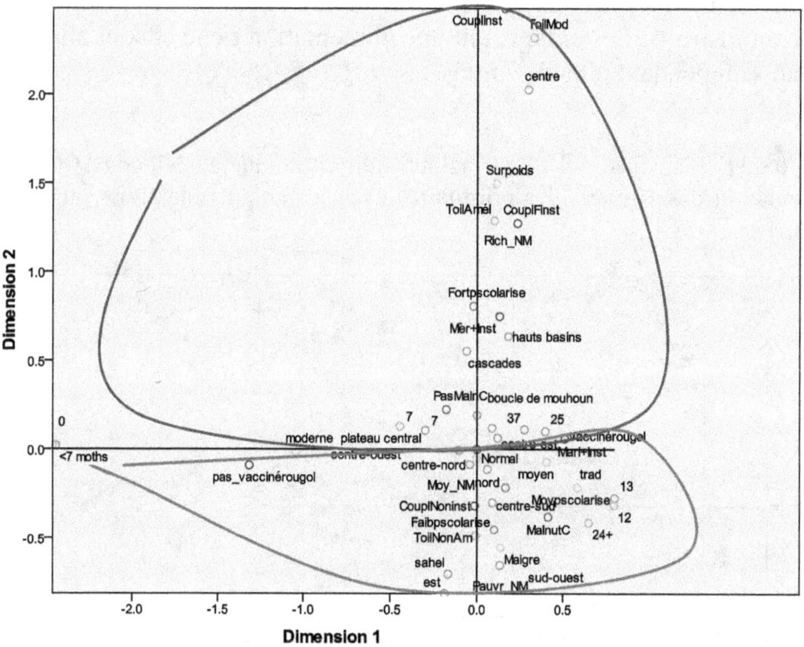

Sources: analyse statistique de la base des données EDS et schéma généré par l'auteur.

Profil de la malnutrition chronique au Niger

- **Les enfants malnutris** (figure 53 – cercle de couleur rouge) appartiennent aux régions du sud à savoir Maradi et Zinder et de l'ouest à Diffa. Leurs ménages font face à des barrières sévères ou modérées d'accessibilité géographique aux services de santé (BarDisSev), à des barrières sévères financières, des contraintes de permission (PermSev) et d'accompagnement (BarAcSev) familial de la mère pour l'accès aux soins. Les enfants vivent dans des ménages de type socioculturel traditionnel (trad). Du point de vue du genre, le mari est plus instruit que son épouse, ou bien les deux conjoints sont non instruits. Les enfants ont une alimentation très pauvre et sont allaités au sein pour une durée inférieure à 7 mois.
- **Les enfants bien nourris** (figure 31 – cercle de couleur bleue) résident dans la capitale Niamey et dans les régions de l'est à

Tillabéry et Dosso. Les ménages, de type socioculturel moderne, ont des faibles niveaux de contraintes d'accessibilité géographique, financière et de permission pour l'utilisation des services de santé. La femme est plus instruite que son mari, ou bien les deux conjoints sont instruits. Les enfants ont une alimentation riche et sont allaités au sein pendant plus de 7 mois.

Figure 31. Plan factoriel de la malnutrition chronique au **Niger** (ACM) – association des 10 variables prioritaires avec les enfants malnutris ou bien nourris.

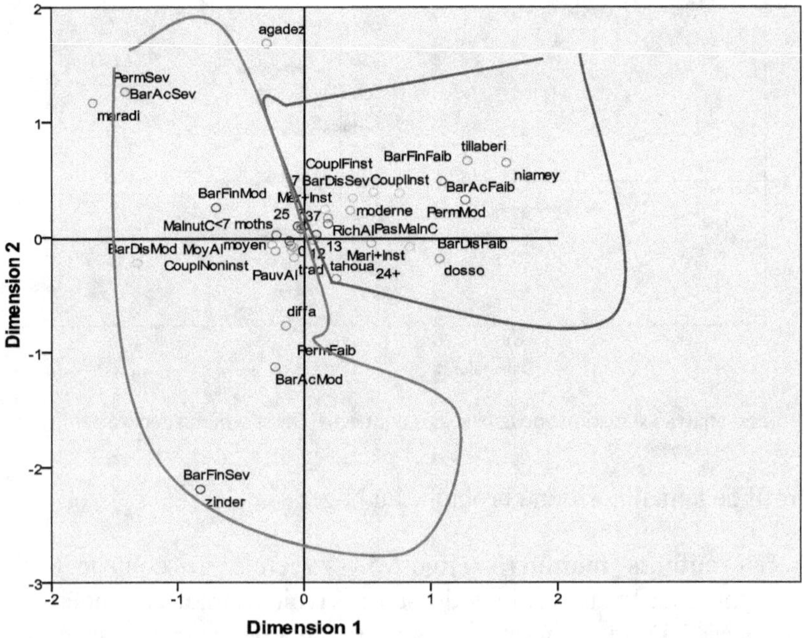

Sources: analyse statistique de la base des données EDS et schéma généré par l'auteur.

Au Sénégal

- **Les enfants malnutris** (figure 32 – cercle de couleur rouge) appartiennent principalement aux ménages pauvres (Pauv_NM), vivant dans les régions de Sédhiou, Kolda, Kédougou et Tambacounda. Leurs ménages font face à des contraintes sévères de distance géographique et de permission pour l'utilisation des services de santé (souvent, la mère n'est pas autorisée à utiliser les services de santé). Les ménages ont une faible proportion d'enfants scolarisés à charge ; ils utilisent des toilettes non améliorées. Les accouchements des enfants sont effectués à domicile. Au niveau du genre, les conjoints sont plus instruits que leurs épouses, ou bien les deux conjoints sont non instruits. Les enfants sont allaités au sein pour une durée inférieure à 7 mois.

- **Les enfants bien nourris** (figure 32 – cercle de couleur bleue) font partie des ménages riches (Rich_NM) et résident dans la capitale Dakar, et dans les régions de Thiès, Saint-Louis, Diourbel et Ziguinchor. Les ménages ont des faibles niveaux de contraintes d'accessibilité géographique et de permission pour l'utilisation des services de santé. Il y a une importante présence d'enfants scolarisés au sein du ménage. La femme est plus instruite que son mari, ou bien les deux conjoints sont instruits. Les enfants sont allaités au sein pendant plus de 7 mois.

Figure 32. Plan factoriel de la malnutrition chronique au **Sénégal** (ACM) – association des 10 variables prioritaires avec les enfants malnutris ou bien nourris.

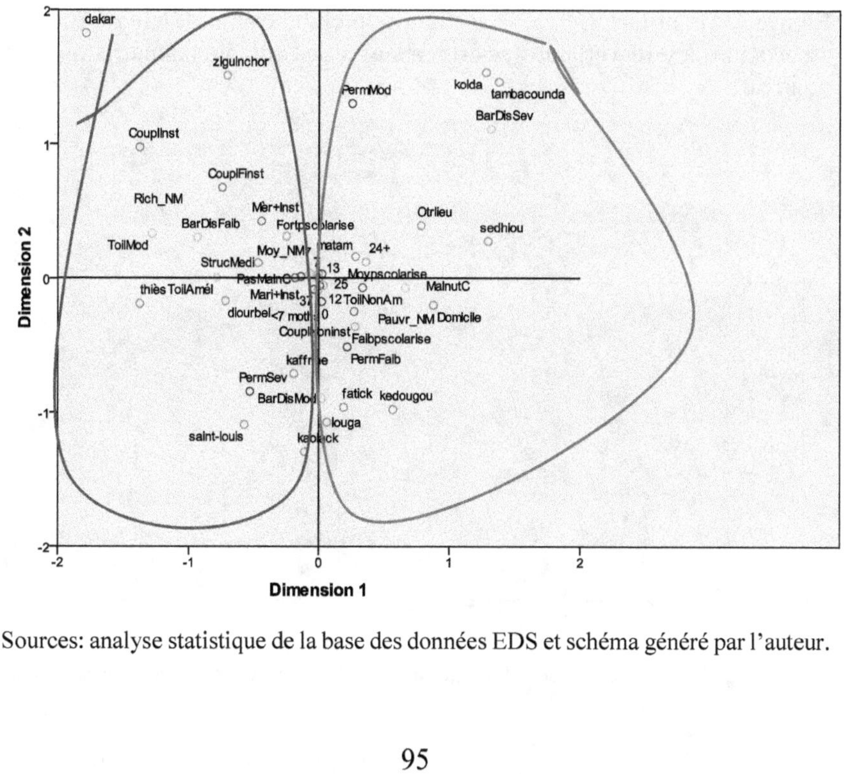

Sources: analyse statistique de la base des données EDS et schéma généré par l'auteur.

Au Ghana

- **Le groupe d'enfants malnutris** (figure 33) est issu de ménages pauvres ; ils résident dans les régions du Ghana du Nord, Haut Ghana oriental, Ghana du centre et de l'ouest et dans le Volta. Ces enfants vivent dans des ménages de type socioculturel traditionnel (trad). Les ménages pratiquent un faible intervalle entre les naissances. Les mères ont un faible statut nutritionnel (maigre) et elles accouchent à domicile. Les enfants sont fragilisés par un faible apport alimentaire, ils ne sont pas vaccinés contre la rougeole et sont allaités pour une durée inférieure à 7 mois.
- **Les enfants bien nourris** (figure 33) appartiennent aux ménages riches (Rich_NM) et résident dans la région de la capitale (grand Accra), et dans les régions de l'ouest, de l'est, et d'Ashanti. Ils sont issus de ménages modernes. Les intervalles entre naissances y sont très élevés. Leurs mères enregistrent un surpoids nutritionnel. Les enfants naissent dans des centres de santé ; ils bénéficient d'un apport alimentaire suffisant de qualité. Ils sont vaccinés contre la rougeole et sont allaités au sein au-delà de 7 mois.

Figure 33. Plan factoriel de la malnutrition chronique au **Ghana** (ACM) – association des 10 variables prioritaires avec les enfants malnutris ou bien nourris.

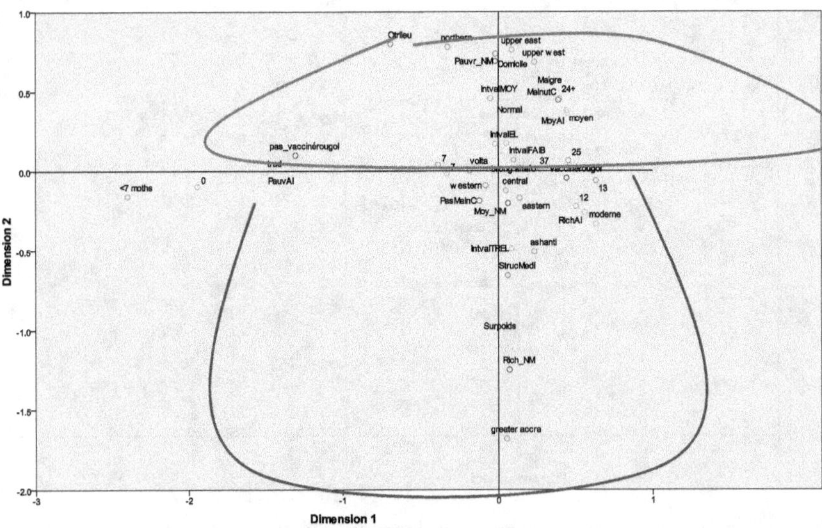

Sources: analyse statistique de la base des données EDS et schéma généré par l'auteur.

En Éthiopie

- **Les enfants qui sont affectés par le retard de croissance** (figure 34) résident principalement dans les régions d'Amhara, Tigray, Benishangui-Gumuz et SNNP (*Southern Nations Nationalities People*). Ils font partie des ménages pauvres (PauvPat) de type socioculturel traditionnel. Ces enfants naissent à domicile et n'ont pas bénéficié de visite prénatale. Leur alimentation est carencée et ils ont fait l'objet d'un allaitement au sein très prolongé, d'au moins 12 mois. Paradoxalement, les enfants sont vaccinés contre la rougeole.

Figure 34. Plan factoriel de la malnutrition chronique en **Éthiopie** (ACM) – association des 10 variables prioritaires avec les enfants malnutris ou bien nourris.

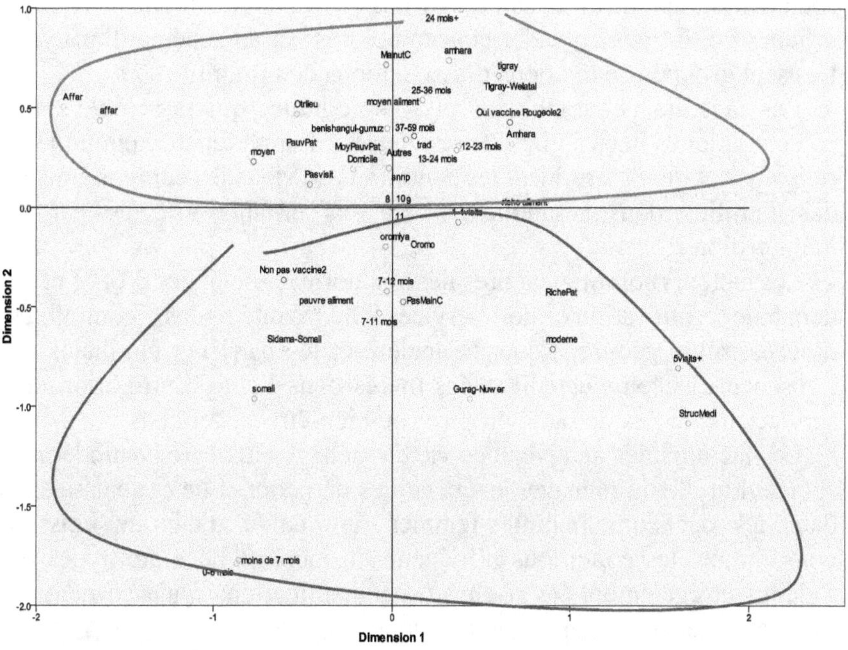

Sources : analyse statistique de la base des données EDS et schéma généré par l'auteur.

- **Les enfants bien nourris** (figure 34) vivent dans les régions de Soromia, Sidama-Somali, Oramiya y compris la capitale Addis-

Ababa. Ils font partie des ménages riches (RichePat), de type socioculturel moderne. Les enfants naissent dans les structures de santé et les mères ont bénéficié d'une à quatre consultations prénatales. Les enfants reçoivent une alimentation de complément riche et sont allaités au sein pour une durée inférieure à 12 mois. Paradoxalement, les enfants n'ont pas subi de vaccination contre la rougeole.

Conclusion

Les principaux enseignements qui se dégagent de cette analyse sont les suivants :

1) Il existe des relations d'association entre chacun des trois indicateurs de la malnutrition des enfants et les facteurs sociodémographiques et sanitaires qui peuvent être répartis en sept groupes conformes au cadre conceptuel posé et au schéma d'analyse. Les sept groupes de relations d'associations de proximité sont :

- Les facteurs géographiques et sociologiques qui rassemblent les caractéristiques liées au lieu de résidence, à l'appartenance ethnique et religieuse et qui déterminent les conditions de vie et les comportements des familles dans lesquelles vivent les enfants affectés par la malnutrition ;
- Les facteurs communautaires liés aux normes sociétales d'offre et de demande (utilisation) de services de santé : les contraintes d'accessibilité géographique, financière et les barrières familiales ou l'absence d'accompagnement des mères dans l'acte d'utilisation des services modernes de santé propices au bien-être des enfants ;
- Les facteurs liés au niveau de vie du ménage, au degré de modernité socioculturelle du ménage, les inégalités de genre et de connaissances dans les décisions hommes-femmes, la qualité d'eau de boisson consommée, les conditions d'hygiène du ménage liées aux types de toilettes et également les risques de contamination fécale en relation avec la présence d'animaux domestiques ;
- Le fardeau démographique supporté par le ménage à travers l'intervalle des naissances, le poids des enfants scolarisés à charge, la superficie agricole disponible par membre du ménage, le nombre de coépouses, etc. ;

- Les facteurs sanitaires liés à l'accessibilité aux services de soins de santé maternelle et infantile (visites prénatales, lieu d'accouchement et assistance du personnel de santé pendant l'accouchement) qui offrent des opportunités d'éducation nutritionnelle aux mères ;
- Les facteurs de sécurité alimentaire et de comportements de soins nutritionnels des mères en faveur des enfants tels que l'état nutritionnel de la mère, l'âge de l'enfant, le délai d'introduction de l'allaitement maternel après l'accouchement, la durée de l'allaitement au sein et la richesse des aliments consommés par les enfants ;
- Les facteurs de morbidité des enfants liés à la vaccination contre la rougeole et surtout l'effet des maladies diarrhéiques et des infections respiratoires aigües qui fragilisent les enfants et les rendent davantage vulnérables à la malnutrition jusqu'à sa forme morbide ou fatale (aigüe sévère).

2) Selon le type d'indicateurs, il existe des disparités dans les associations de facteurs. Les indicateurs de malnutrition de nature structurelle (à long terme) tels que le retard de croissance et l'insuffisance pondérale sont fortement associés aux facteurs communautaires et aux conditions de vie et d'hygiène des ménages, tandis que l'indicateur nutritionnel de nature conjoncturelle, très morbide pour l'enfant, est davantage associé aux maladies dont souffre l'enfant, aux facteurs de sécurité alimentaire et aux facteurs comportementaux nutritionnels de la mère et de l'enfant.

3) On observe aussi des spécificités par pays :
- Un pays très fortement influencé par un mode de vie traditionnel tel que le Niger : les pesanteurs culturelles y sont prédominantes en termes d'accès aux services de santé par les mères ; les inégalités du genre dominent dans le contrôle des ressources et les soins des enfants ainsi que les mauvaises pratiques de soins alimentaires et nutritionnels aux enfants, etc. ;
- Les pays avancés dans la modernité économique et la diffusion culturelle occidentale (éducation et emploi des femmes) tels que le Ghana et le Sénégal : le niveau de vie du ménage, les relations de genre hommes-femmes, l'influence du groupe ethnique (Mole-Dagbani au Ghana ou Poular et Mand-Diola-Son au Sénégal) ainsi que l'état nutritionnel des mères influencent l'état nutritionnel des enfants ;
- Les pays ayant un grand brassage de pratiques religieuses chrétiennes et musulmanes et en transition vers la modernité tels que le Burkina Faso et l'Éthiopie : les facteurs prédominants sont liés à la

pauvreté des ménages et au mode de vie traditionnel, à la faiblesse de l'hygiène sanitaire, à la faible durée d'allaitement des enfants et au risque de maladies diarrhéiques.

4) Les résultats de l'analyse factorielle confirment ceux trouvés au Cameroun en 2007, en Côte d'Ivoire en 2012, en Asie en 2014 : les facteurs intermédiaires liés au lieu de résidence, à l'appartenance ethnique et à la croyance religieuse, le niveau de vie des ménages, l'environnement du ménage, le niveau de connaissances des parents, les caractéristiques individuelles de la mère et celles des enfants sont réputés être associés à la malnutrition des enfants.

5) Nous avons pu identifier les freins à l'utilisation des services de santé au niveau communautaire (l'éloignement des centres de santé, les contraintes culturelles de refus des parents et les barrières financières), mis en exergue le nouveau concept de modernité socioculturelle, les inégalités de genre, les risques liés aux élevages domestiques, le fardeau ou bonus démographique sur l'état nutritionnel des enfants, la qualité des aliments, etc.

Figure 35. Schéma conceptuel des associations d'influences sur le statut nutritionnel des enfants

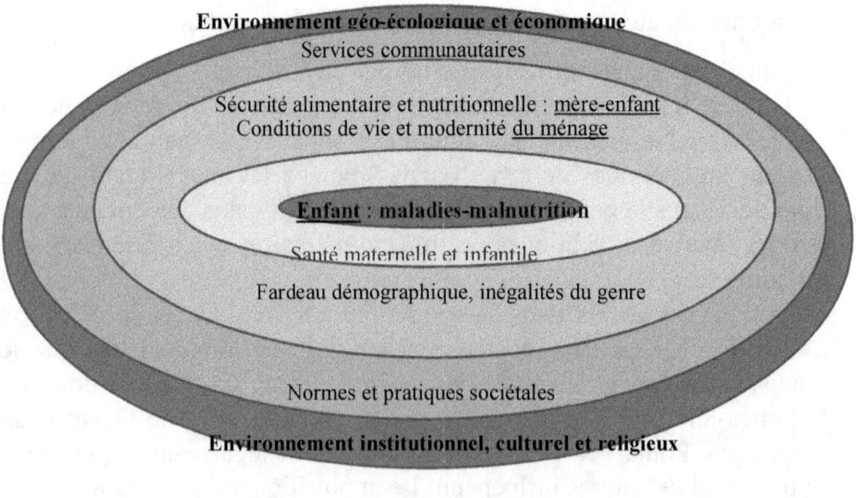

Sources : schéma élaboré par l'auteur sur la base des ACM-Plans factoriels.

Pour conclure sur l'analyse explicative bivariée, en appliquant **le modèle analytique de système écologique et culturel**, ces associations peuvent être schématisées en cinq cercles d'influence des facteurs sur l'état nutritionnel de l'enfant (figure 35). Ils seront approfondis dans les chapitres suivants relatifs à l'analyse multivariée des déterminants de la malnutrition.

IV.
Déterminants de la malnutrition au niveau communautaire

Dans ce chapitre nous évaluons le poids réel des facteurs qui favorisent la persistance de la malnutrition des enfants dans les pays sahéliens et de la corne de l'Afrique. La mise en évidence de ces facteurs déterminants sera faite à travers l'analyse statistique multivariée en appliquant le modèle de régression logistique à trois niveaux : niveau communautaire (chapitre 5), niveau ménage (chapitre 6) et niveau individuel (chapitre 7). L'explication de ces facteurs est complétée par les données qualitatives issues du terrain.

S'agissant de la régression logistique, nous avons élargi le nombre des 10 variables priorisées pour l'AFCM à 21 variables indépendantes (parmi 41 variables initiales) que nous avons appliqué aux trois indicateurs nutritionnels que sont le retard de croissance, l'insuffisance pondérale et l'émaciation. Contrairement à l'AFCM, la régression logistique offre plus de flexibilité au niveau du nombre maximum de variables dans la mise en relation de l'influence de plusieurs facteurs.

Cette analyse a permis de comparer entre les différents pays, les causes probables de la malnutrition des enfants.

Nous allons procéder à : i) l'appréciation de l'adéquation des modèles aux données d'analyse, ii) la présentation et l'interprétation de l'analyse par régression logistique, iii) l'analyse explicative en intégrant les enseignements issus des recherches qualitatives effectuées sur le terrain, iv) la synthèse et la discussion des résultats.

La démarche d'analyse consiste à apprécier le degré d'influence des variables indépendantes sur chacun des trois indicateurs nutritionnels (à l'aide des rapports de cote) tout en mettant en exergue, les facteurs de différenciation pour chacun des cinq pays afin d'apporter des éléments de réponse à l'une des questions de recherche : « pourquoi certains pays appartenant à la même zone géoclimatique et culturelle ont-ils une faible prévalence de la malnutrition et d'autres une prévalence plus élevée ? ».

Dans le but de faciliter la lisibilité et la compréhension des résultats, la présentation est organisée autour des huit hypothèses spécifiques qui découlent des hypothèses formulées en rapport avec le cadre conceptuel.

Défis liés à l'espace géo-écologique et sociologique

Nous appliquons **les concepts de géographie de la malnutrition et de sociologie de la malnutrition** des enfants pour mettre en relief respectivement et de manière interdépendante l'influence des conditions climatiques, écologiques, économiques ainsi que celles des normes socioculturelles sociétales régissant le cadre de vie communautaire élargi dans lequel résident les ménages, les mères et les enfants affectés par la sous-nutrition. Des études antérieures ont montré les disparités de santé dans le contexte de maladies tropicales en employant le concept de géographie de la maladie (Loizzo et Tabarlay, 2012 ; Dackam Ngatchou, 1993).

Bien que les découpages administratifs relatifs à la région aient souvent des implications politiques, il est observable que les peuples ressortissants de cet espace commun bénéficient de niveaux quasi homogènes de développement économique, institutionnel, des capacités de production agricole, de disponibilité des services sociaux de base qui représentent des leviers ou des handicaps à leur plein épanouissement. Les conditions naturelles favorables ou défavorables, l'histoire commune, les croyances communes ainsi que les atouts de gouvernance institutionnelle locale façonnent au fil des années les valeurs et les pratiques sociales et culturelles spécifiques régissant l'espace commun de vie. Dans différents pays, on observe que les populations appartenant aux régions arides du nord ont des pratiques et des comportements différents de celles du sud, ou des zones riveraines très humides.

Le coût financier des enquêtes par sondage auprès des ménages telles que les EDS ne permet que de disposer d'indicateurs et de variables représentatives au niveau de la région administrative, espace communautaire géographique et sociologique large qui pourrait s'avérer intéressant pour cette analyse multivariée.

Dans notre modèle géographique et sociologique de la malnutrition, nous abordons les facteurs liés au lieu de résidence, au groupe ethnique, aux conditions de l'offre et de la demande de services communautaires de santé.

Influence des facteurs géo-écologiques

L'analyse des facteurs géo-écologiques et économiques est basée sur le lieu de résidence habituelle des mères et des enfants au moment de l'enquête. Dans les cinq pays, à dominante rurale, nous formulons l'hypothèse que les ménages sont des résidents natifs ou de longue durée de ces espaces. La région administrative est la seule variable retenue, étant entendu que la variable urbain/rural a été prise en compte dans la définition de la variable de modernité socioculturelle.

Les résultats de la régression logistique, indiquent que :

- **Au Burkina Faso**, en ce qui concerne la malnutrition structurelle (retard de croissance et insuffisance pondérale), les risques de malnutrition des enfants sont deux à trois fois plus élevés chez les enfants résidant dans les régions arides pastorales du Sahel, de l'est, de l'ouest, du nord et des Cascades que chez les enfants vivant dans les zones humides de la Boucle de Mouhoun et du Sud. En revanche, en ce qui concerne la malnutrition conjoncturelle (émaciation), les risques de malnutrition aigüe sont nuls dans les régions des Cascades, du Sud-Ouest et Centre-Ouest mais élevés, de l'ordre de 1,9 et de 1,8 respectivement dans le Centre-Nord et le Centre-Est comparativement à la région de référence, qui est le Centre avec la capitale Ouagadougou.
- **Au Niger**, les effets nets de malnutrition des enfants sont trois fois plus élevés dans les régions agricoles de Diffa (risque 3,8 fois plus élevé pour la malnutrition aigüe, 3,4 pour l'insuffisance pondérale et 2,1 pour le retard de croissance), de Dosso et de Tillabéry (risques de l'ordre de 1,7) comparativement à la capitale Niamey. De même, les enfants vivant dans la région de forte production agricole de Maradi ont un risque plus élevé de 72 % de malnutrition aigüe et de 11 % pour le retard de croissance par rapport aux enfants de Niamey. En revanche, les risques de malnutrition sont très faibles dans les régions pastorales d'Agadez, de Tahoua et sont nuls dans la région de Zinder comparativement à la capitale Niamey.

- **Le Sénégal** présente des effets différenciés du facteur géographique sur la malnutrition structurelle ou conjoncturelle : dans les régions du sud ayant une forte pluviométrie et une importante production agricole, les risques de retard de croissance sont 3 fois plus élevés à Sédhiou (risque de 3,09), 2 fois plus élevés à Kédougou (risque de 2,4), à Kolda (risque de 2,5) et à Ziguinchor (risque de l'ordre de 1,30). Les risques de malnutrition aigüe sont relativement faibles ou quasi inexistants dans ces mêmes régions : risque de 0,75 à Ziguinchor, risque de 0,72 à Kédougou et de 0,79 à Kolda ou de 1,17 à Sédhiou comparativement à la valeur de référence de 1 dans la capitale Dakar. Par contre, le risque de malnutrition conjoncturelle (émaciation) est deux fois plus élevé dans les régions du nord à vocation pastorale : Saint-Louis (risque de 2,7), Matam (risque de 2,26) et Louga (risque de 2,3) contrairement à un risque faible de retard de croissance à Matam (1,2) au nord-est et de 1,5 à Louga (risque de 0,97).
- **Au Ghana**, la situation semble controversée avec des effets de risques de la malnutrition aigüe trois fois plus élevés dans la région nord aride du Haut Ghana oriental (risque de 3,02) et du Haut Ghana (risque de 2,8) aussi bien que dans les régions du sud, humides et agricoles, du Ghana occidental (risque de 3,4) et du Ghana central (risque de 2,6) comparativement à la référence du Grand Ghana (la capitale). Presque toutes les régions sont affectées par un risque élevé de malnutrition structurelle (retard de croissance et insuffisance pondérale) de deux à trois fois supérieur à la référence du Grand Ghana.
- **En Éthiopie**, quatre régions présentent des risques nets de malnutrition des enfants de deux à trois fois plus élevés aussi bien pour la malnutrition structurelle que pour la malnutrition conjoncturelle à savoir les régions de Tigray, Affar, Amhara et Benishangui-Gumuz comparativement à la référence de la capitale Addis-Ababa. Les taux de malnutrition aigüe sont nuls dans la région de SNNP (0,73) et Oromiya (0,93). Ces résultats confirment ceux obtenus à partir des données de l'EDS de l'année 2000 (Woldemariam *et al.*, 2002). Cette étude avait montré des effets nets de risques de retard de croissance des enfants très élevés dans les régions de Tigray (risque de 2,19), d'Affar (risque de 1,58), d'Amhara (risque de 2,32), d'Oromiya (risque de 1,57), de Ben-Gumuz (risque de 1,31), de SNNP (risque de 2,25). Le poids des facteurs géographiques sur la malnutrition des enfants en Éthiopie

demeure inchangé depuis une décennie, ce qui traduirait probablement une faible amélioration de la situation économique ou socioculturelle dans ces régions.

Les entretiens réalisés sur le terrain laissent apparaître le poids des facteurs géographiques.

Au Niger, au Burkina Faso et au Sénégal, les contraintes climatiques sont fortes : la rareté des pluies (9-10 mois de sécheresse dans l'année) engendre une rareté de l'eau et donc une faible production agricole.

Au Burkina Faso, par exemple, les personnes interrogées sur les raisons d'une malnutrition plus élevée des enfants dans les régions du Sahel, de l'Est, de l'Ouest, du Nord et des Cascades, ont répondu :

« Parce qu'il ne pleut pas beaucoup pour que les terres soient cultivables. La malnutrition est très élevée dans le Sahel à cause du climat qui n'est pas favorable premièrement, le niveau de scolarisation aussi peut expliquer ce problème car comme j'ai dit plus haut l'ignorance est l'une des causes de la malnutrition dans notre société ». (Leader d'opinion homme, Burkina Faso)

Au Sénégal, les contraintes de l'environnement physique sont mentionnées pour expliquer les risques élevés de malnutrition aigüe des enfants dans la région du Nord, de Saint-Louis, de Matam et de Louga comme le témoigne le message suivant : *« Dans certaines zones, les sols ne sont pas fertiles pour être adaptés à certaines cultures de céréales. »* (Animateur communautaire, Sénégal)

Des éléments comme le climat, le nomadisme, le poids des coutumes, ont été cités. C'est ce qu'on peut retenir des deux déclarations suivantes :

« Le risque de la malnutrition aigüe est plus élevé dans les régions du Nord à vocation pastorale. Il s'explique pour des raisons environnementales et comportementales (climat, déplacements). » (Professionnel de Santé et Nutrition, Sénégal)

De plus, ces zones ne reçoivent pas régulièrement les campagnes d'éducation sur la malnutrition, initiées par le gouvernement central, car étant assez enclavées.

« Ce sont des zones d'accès difficiles, pour cela la population n'a pas les informations nécessaires sur la malnutrition, c'est dû aussi au manque d'hygiène du milieu et alimentaire et au fait de ne pas respecter le calendrier vaccinal comme le PEV. » (Professionnel de Santé et Nutrition au Sénégal)

En revanche, dans les régions du Sud, la dureté des travaux agricoles impliquant des enfants constitue l'explication principale de la malnutrition structurelle (retard de croissance et insuffisance pondérale). Ainsi, en réponse à la question, pourquoi observe-t-on un risque très élevé de retard de croissance des enfants dans les régions du sud du Sénégal humides — à savoir Kolda, Sédhiou et Kédougou et Ziguinchor —, les messages ci-dessous issus des discussions de groupes avec les communautés sont bien illustratifs :

« Les sudistes aiment trop les travaux pénibles » ; ou bien *« ce retard de croissance des enfants peut être lié à des maladies ou à l'intensité des travaux pratiqués par les enfants ».* (Professionnel de Santé et Nutrition, au Sénégal).

Contrairement à ce qui se passe dans les régions agricoles du sud (Diffa, Maradi et Tahoua), les arguments fournis sur le terrain pour expliquer le faible risque de malnutrition des enfants dans les régions pastorales arides d'Agadez et Zinder sont, d'après l'expert nutritionniste, les suivants :

« Dans les zones pastorales du Nord (y compris chez les nomades), les habitudes et comportements de ces communautés favorisent le bon état nutritionnel de l'enfant : 1- Les enfants sont toujours avec leurs mères et reçoivent tous les soins possibles (l'allaitement maternel exclusif a été testé dans ces zones et l'enfant ne commence à boire de l'eau que lorsqu'il commence à ramper) ; 2- Les femmes des zones pastorales ont leurs méthodes traditionnelles de planifications familiales ; 3- Étant des éleveurs, le lait des animaux apporte assez d'éléments nutritifs aux enfants surtout les protéines, vitamines et minéraux qui sont indispensables à la croissance ; 4- Les conditions d'hygiène sont également meilleures vu qu'il n'y a pas de promiscuité ». (Expert Nutritionniste, Niger).

Dans les régions agricoles de Diffa, Maradi et Tahoua (au Niger), à forte prévalence de la malnutrition des enfants, les enseignements d'ordre qualitatif indiquent des causes comportementales multi-facettes :

« À Maradi et Tahoua, et Diffa à mon avis, plusieurs facteurs sont liés à cette situation : 1- Les soins apportés aux enfants (les enfants confiés à des gardiennes : grand-mère, vieilles ou sœur) en bas âge en l'absence des mères qui vaquent à leurs occupations champêtres ou commerciales ont un impact négatif sur l'état nutritionnel des enfants ; 2- Les habitudes alimentaires

des communautés où les enfants ne reçoivent pas les éléments nutritifs indispensables à leur croissance (les besoins des enfants qui sont énormes en protéines, micronutriments ne sont pas satisfaits) : l'enfant reçoit une bouillie de mil légère qui ne lui apporte rien ; 3- Les intrants de la prise en charge sont devenus un fléau et même quand l'enfant est malnutri, il ne reçoit pas les intrants de prise en charge pour sa récupération. Soit la mère revend les aliments thérapeutiques, soit elle les partage avec les autres membres de la famille ; 4- Le non-respect de la planification familiale fait en sorte que la mère n'arrive pas à s'occuper correctement de sa progéniture ; 5- La non-implication des hommes dans les soins et l'alimentation des enfants. » (Expert nutritionniste, Niger)

Influence des facteurs sociologiques : l'appartenance ethnique

Plusieurs études ont démontré les effets des us et coutumes et des croyances fortement liées aux normes culturelles et sociales prévalant au sein des communautés (Sardan O. , 1984), comme étant des leviers ou des barrières à l'adoption des pratiques de soins modernes appropriés pour la survie des enfants et des mères en Afrique (Dackam, 1993 ; Noumbissi, 1996). Ces facteurs culturels ont également un effet sur la malnutrition des enfants eu égard aux multiples interdits ou tabous issus des normes sociétales qui régissent les pratiques nutritionnelles des mères envers leur nourrisson (Fotso et Kuate, 2005 ; Adamou, 2016).

Les résultats de la régression logistique (tableau 22) mettent en évidence l'influence du facteur culturel, par l'intermédiaire du groupe ethnique, sur la malnutrition des enfants pour les trois pays dont les données sont disponibles (Burkina Faso, Sénégal et Éthiopie).

Au Burkina Faso, les Peulhs-Bobo-Dioula et les Mossi-Senoufo ont des risques de malnutrition des enfants de 50 % supérieurs aux autres groupes ethniques, et cela de manière systématique pour les trois catégories d'indicateurs de malnutrition.

Au Sénégal, les enfants appartenant au groupe ethnique Poular courent plus de risques d'être affectés par l'insuffisance pondérale (risque de 2,04), par l'émaciation (risque de 1,92) et par le retard de croissance (risque de 1,26) que le groupe de référence. Il en est de même pour le groupe ethnique wolof pour lequel le risque de malnutrition des enfants pour la malnutrition conjoncturelle (émaciation) est plus élevé (risque de 1,9) alors que le risque est équivalent pour la malnutrition structurelle (un risque de 0,98 pour le retard de croissance).

En Éthiopie, les effets nets des risques de malnutrition aussi bien structurelle que conjoncturelle des enfants sont très élevés parmi le groupe ethnique Affar : risque de 1,45 pour le retard de croissance, 1,7 pour l'insuffisance pondérale, 1,21 pour l'émaciation. Un risque élevé de malnutrition aigüe est observé parmi les enfants appartenant au groupe ethnique Gurag-Nuwer (risque de 1,45) comparativement au groupe de référence (autres ethnies).

Les discussions de groupe sur le terrain au sujet de l'appartenance ethnique fournissent d'autres éléments explicatifs ci-dessous.

Au Sénégal, le nomadisme pastoral semble déterminant. Pourquoi les enfants appartenant aux groupes ethniques Poular ont-ils deux à trois fois plus de risques de retard de croissance et d'insuffisance pondérale ? Pourquoi les enfants appartenant au groupe ethnique wolof sont-ils plus affectés par l'émaciation (maigreur) ?

> *« Les enfants appartenant aux groupes ethniques Poular ont deux à trois fois plus de risque de retard de croissance parce que ces ethnies ne demeurent pas souvent en ville ou au village. Ils migrent d'un lieu à un autre, ce qui ne leur donne pas la possibilité d'utiliser les aliments riches mais de se contenter de ceux qu'ils détiennent. Ces derniers n'ont même pas accès à la santé. »* (Enseignant, Sénégal)

> *« Les enfants appartenant au groupe ethnique Poular ont deux à trois fois plus de risque de retard de croissance et d'insuffisance pondérale parce que leurs parents ne leur donnent pas des aliments suffisants, variés et adaptés pour leur croissance. Comme c'est des nomades, c'est souvent le lait et le couscous. Les enfants appartenant au groupe ethnique wolof sont les plus affectés par l'émaciation car les aliments qui devaient les aider à grandir sont souvent mis de côté ou inaccessibles à leurs parents. »* (Enseignant, Sénégal)

> *« Les enfants appartenant au groupe ethnique Poular ont deux à trois fois plus de risque de retard de croissance et d'insuffisance*

pondérale car c'est lié à des gènes et dons héréditaires. Ils sont par excellence des nomades. » (Enseignant, Sénégal).

Les perceptions de la malnutrition par les communautés

Les représentations de la malnutrition ont été analysées à partir des discussions de groupe et des entretiens individuels. Dans les trois pays (Sénégal, Niger, Burkina Faso), il ressort que bien souvent les communautés ont des perceptions erronées de la malnutrition des enfants, fortement dictées par les croyances et l'imagination et l'ignorance de cette pathologie morbide.

Ces perceptions et ces représentations sociétales retrouvent d'une part, des aspects consensuels tels que la fatalité divine (le mauvais sort surnaturel), l'insuffisance de la production agricole, les faibles capacités financières ou, d'autre part, des considérations spécifiques à chacun des trois pays en fonction du milieu urbain ou rural, ou du niveau de connaissances collectives ou individuelles.

Les perceptions et causes de la malnutrition des enfants au Niger

Au Niger, les causes de la malnutrition évoquées par les populations sont, par ordre d'importance, la famine, le sort divin, le manque de nourriture, la baisse de la production agricole.

« *Parmi les causes, on peut citer la famine, le manque de nourriture bien garnie et ce que Dieu a voulu aussi.* » (Femme en âge de procréer, Niger)

« *L'insuffisance de production agricole, l'absence de la viande dans les préparations, le manque de lait maternel chez les femmes allaitantes.* » (Femme en âge de procréer, Niger).

Il est aisé de percevoir la place occupée par Dieu dans ce système de perception ou de représentation de la malnutrition. Les populations considèrent la malnutrition comme **un sort fixé par Dieu**. Cette posture relève de la résignation chez ces hommes et femmes qui connaissent un important déficit de nourriture. Au Niger, le déficit alimentaire « expliqué » par la loi surnaturelle divine est durement ressenti chez les femmes allaitantes.

« *Le fait pour les femmes allaitantes d'être incapables de produire assez de lait pour leurs enfants prouve qu'elles-mêmes ont de la peine à s'alimenter convenablement à cause du mauvais sort surnaturel ».* (Femme allaitante, Niger).

Les perceptions et causes de la malnutrition des enfants au Sénégal

Au Sénégal, les perceptions et représentations populaires liées à la malnutrition sont diverses et variées. Les acteurs sociaux assimilent la malnutrition à un ensemble de manquements. Ainsi, des expressions telles que « *c'est une maladie liée à une carence alimentaire* » ; « *c'est une mauvaise alimentation, un manque de vitamine dans le corps* » ; « *manque d'aliments de bonne qualité* » ; « *aliments pauvres (de mauvaise qualité) contenant des microbes* », etc. ont été répertoriées dans les échanges avec les migrants ruraux habitant la zone périphérique de Dakar. Les acteurs ont conscience de l'existence de la malnutrition dans leurs communautés, et ne manquent pas de qualificatifs pour la désigner.

De même, les entretiens de groupe sur le terrain mentionnent souvent le mot *Xibon*, qui désigne la malnutrition en langue wolof.

Selon les acteurs communautaires, les manifestations de la malnutrition s'observent davantage sur le physique de l'enfant. Généralement, ils estiment que l'enfant souffrant de malnutrition « *est toujours malade* », en d'autres termes, **c'est un enfant qui constamment présente des signes de fébrilité**. En plus, quelques irrégularités physiques renseignent sur la malnutrition de l'enfant. « *La malnutrition* se *manifeste par un ventre ballonné, des cheveux roux et cassants, enfant souvent diarrhéique* » ; « *maladie qui se manifeste par une tête très grosse par rapport au corps de l'enfant, une anémie, des maladies fréquentes et des cheveux roux* » ; « *un gros ventre, une maigreur de l'enfant, des os fragiles, des diarrhées* » ; « *l'enfant a une grosse tête par rapport aux membres inférieurs du corps et tombe souvent malade* » ; « *elle se manifeste par des maladies répétitives chez l'enfant, le kwashiorkor, des membres inférieurs minces* ». (Professionnel de Santé et Nutrition, Sénégal).

L'ampleur du phénomène conduit les membres des communautés de Dakar et du milieu rural à s'interroger sur la possibilité de combattre réellement la malnutrition.

Beaucoup pensent que « *la malnutrition ne peut être normale* ». C'est donc selon eux **un fait anormal** qui doit être combattu. Plusieurs raisons expliquent et légitiment ce combat : les uns pensent que la malnutrition des enfants peut avoir un impact négatif sur l'avenir du pays (Sénégal) tout entier. Comme le soutient cet informateur rencontré à Dakar, les enfants malnutris aujourd'hui ne pourront pas assurer la relève demain. Il déclare : « *Moi, je crois que c'est une chose à combattre car c'est l'avenir des enfants qui est en jeu et même l'avenir du pays car ce sont les enfants d'aujourd'hui qui doivent assurer la marche du pays dans le futur.* » (Leader communautaire au Sénégal).

Depuis un autre quartier périphérique populaire de Dakar (Scat Urbam), un autre informateur renchérit : « *En tout cas, ici la malnutrition doit être combattue car ça a un effet sur l'économie du pays.* » (Responsable de Centre de Santé, Sénégal).

Une tierce personne interrogée pense, dans la même logique, que la malnutrition peut grever le budget de l'État. Il précise : « *Ça a des effets sur le budget du pays car l'État sera obligé de subventionner le ministère de la Santé pour vaincre la malnutrition, ce qui empêchera d'investir dans d'autres secteurs* ». Selon lui, « *si la malnutrition n'existait pas, le budget utilisé pour la lutte contre la malnutrition pourrait être affecté à d'autres secteurs plus porteurs, comme l'agriculture ou l'éducation* ». (Responsable de Centre de Santé, Sénégal).

Pour beaucoup d'autres informateurs, le combat contre la malnutrition est une nécessité imposée par **la religion**. En effet, il apparaît que l'un des préceptes de l'Islam, religion dominante au Sénégal, est l'obligation pour les parents de veiller à l'équilibre de leur progéniture. C'est ce qui ressort de la déclaration de cet informateur pour qui la malnutrition est « *à combattre selon les chartes de la religion et de la société. Le parent a l'obligation de protéger son enfant et de veiller sur son bien-être* ». (Leader religieux, Sénégal).

Tout ceci fait que dans la société, les enfants maigres et de faible croissance reçoivent des étiquettes qui dégradent leur image. Selon un autre informateur, la malnutrition est un mal « *à combattre car les enfants sont mal nourris et leur apparence fait pitié* »[14]. De par leur aspect, ces enfants sont en quelque sorte en marge de la société. Ils ne sont pas parfaitement intégrés.

---

[14] Entretien de terrain avec un Animateur communautaire au Sénégal.

Les perceptions et causes de la malnutrition des enfants au Burkina Faso

Au Burkina Faso, les opinions affirmées lors des discussions de groupe et des entretiens individuels dans les communautés burkinabés mettent l'accent sur la pauvreté suivie par **l'ignorance de la majorité des mères**. Les messages récurrents issus de l'enquête sociologique portent sur : *« la pauvreté, la nourriture, la famine, la guerre » ; « le manque de vitamines dans les aliments, le manque de moyens financiers, l'ignorance, la soumission des femmes ».* L'élément « guerre » mentionné ici est aussi à prendre en compte. Il est vrai que le Burkina Faso n'a pas été victime des conflits ouverts ces dernières décennies, mais le pays a une grande tradition de *coups d'État* dont les conséquences à long terme sont des situations de manque et de pénuries diverses.

L'accès et l'utilisation des services de santé communautaires

Freins relatifs à l'offre de services de santé et de nutrition

L'importance de l'amélioration des systèmes de santé préventive et curative ainsi que des services de protection sociale pour la réduction des inégalités de survie des enfants a été mise en évidence (Black-R *et al.*, 2013).

L'approche préventive et curative de la malnutrition des enfants utilisant les services de santé demeure la principale stratégie d'intervention dans la plupart des pays africains, compte tenu des faibles connaissances et capacités des parents. L'appréciation de l'effet réel des conditions d'accès et d'utilisation des services de santé par les mères pour les soins de leurs enfants devient nécessaire pour la mise en place de stratégies de réponse.

L'application du modèle d'amélioration de la couverture du système de santé élaboré par Tanahashi (chapitre 2) à l'analyse des facteurs explicatifs de la malnutrition a permis de mettre en évidence l'impact des « freins » liés aux conditions d'accessibilité géographique, financière, culturelle et de non-disponibilité du personnel de santé et des commodités (produits thérapeutiques et nutritionnels) sur les risques de malnutrition des enfants. Étant donné que le contenu des questionnaires des enquêtes EDS varie selon les pays, certaines variables sont manquantes.

Conformément aux concepts définis pour cette étude, nous avons retenu trois niveaux de freins : niveau faible, moyen et sévère (le niveau moyen sert de groupe de référence).

L'analyse des barrières de l'offre des services de santé au niveau communautaire est basée sur les raisons fournies par les mères concernant la non-utilisation des services de santé lors des maladies de leur enfant de moins de cinq ans. L'hypothèse de base est que ces barrières liées à l'accessibilité aux soins de santé sont également des facteurs favorisant la malnutrition des enfants dans le Sahel et dans la corne de l'Afrique.

Les résultats de la régression logistique indiquent que les contraintes géographiques d'accès aux services de santé communautaire augmentent les risques de malnutrition des enfants. L'effet de ce facteur de risque est plus important dans quatre pays sur les cinq concernant le retard de croissance et l'émaciation contrairement à l'insuffisance pondérale :

- S'agissant du retard de croissance, l'éloignement du centre de santé (barrière élevée de distance) augmente de manière significative le risque de faible taille de l'enfant par rapport à son âge, au Burkina Faso (risque de 1,6, très significatif au seuil de 0 %) et au Sénégal (risque de 1,4, significatif au seuil de 10 %) par rapport à un niveau moyen, d'éloignement du centre de santé. Ce risque est nul au Niger, au Ghana et en Éthiopie.
- En ce qui concerne l'insuffisance pondérale, la barrière élevée d'accessibilité géographique au centre de santé augmente le risque de malnutrition des enfants au Burkina Faso (risque de 1,6 très significatif au seuil de 0 %), au Sénégal (risque de 1,10) et au Ghana (risque de 1,08) comparativement au niveau moyen de contrainte. Ce risque est nul au Niger et en Éthiopie.
- Dans le cas de l'émaciation, les enfants du Ghana dont les mères ont de fortes contraintes d'accessibilité géographique au centre de santé courent trois fois plus de risques d'être affectés par la malnutrition aigüe, de même que les enfants du Niger qui font face à un risque aggravant de 1,8 comparativement aux enfants dont les mères ont une contrainte de niveau moyen d'éloignement du centre de santé. Ces risques existent au Burkina Faso et en Éthiopie en ce qui concerne un faible niveau d'éloignement du centre de santé avec des risques de 13 % et 17 % respectivement plus élevés comparativement au niveau moyen de contrainte.

La comparaison entre les pays révèle que l'éloignement du service de santé a un effet très négatif sur la malnutrition structurelle des enfants au Burkina Faso et au Sénégal tandis que ce facteur a plus d'effet sur la malnutrition conjoncturelle au Niger et au Ghana. L'influence de ce facteur est quasi nulle en Éthiopie.

Ces résultats sont à mettre en relation avec les inégalités de couverture sanitaire et de couverture des services nutritionnels dans chacun des cinq pays (tableau 24). Le taux de couverture des services de santé dans un rayon de 5 km est très faible au Niger comparativement aux autres pays. Il existe, de plus, des programmes de lutte à grande échelle contre la malnutrition aigüe (forme morbide) très répandus en Éthiopie, au Burkina Faso et au Sénégal ; ce qui expliquerait la faible influence de ce facteur sur l'émaciation des enfants dans ces pays.

Les informations qualitatives recueillies sur le terrain apportent d'éléments complémentaires selon lesquels l'éloignement des services de santé peut impacter négativement les risques de malnutrition aigüe des enfants car les centres de santé offrent des opportunités d'éducation préventive aux mères mais également pour les soins aux enfants malnutris.

> *« Quand tu pars aux services de santé, ils peuvent te donner des potions pour une bonne alimentation (du lait ou des poudres de céréales) »* ; *« Les agents de santé donnent aussi des conseils. L'existence de service de santé permet une bonne prise en charge des enfants »*. (Femme allaitante, Sénégal)

Au Burkina Faso, les femmes ont reconnu le rôle important des services de santé pour la lutte contre la malnutrition : *« Les services de santé sensibilisent les femmes sur la bonne nutrition des enfants. »* (Femme en âge de procréer, Burkina Faso)

Les conseils reçus dans les centres de santé peuvent aider les femmes à mieux assurer la prise en charge de l'alimentation de leurs enfants.

Cependant, les coûts élevés des services de santé constituent un facteur d'aggravation de la malnutrition comme l'ont souligné certaines personnes enquêtées. En effet, avec les coûts de consultation élevés, les parents ne peuvent pas dégager suffisamment de ressources financières pour subvenir aux besoins alimentaires des enfants. Fort heureusement, il existe des centres de santé où les coûts sont réduits : *« À Saint-Camille, le coût est réduit »*, souligne une informatrice personnelle enseignante de Ouagadougou au Burkina Faso.

Pour contourner cet obstacle financier, certaines familles « *consultent les tradipraticiens* ». Les tradipraticiens pratiquent sans doute des coûts plus bas que ceux des centres de santé.

L'éloignement des centres de santé par rapport aux habitations est un facteur de risque aggravant de la malnutrition dans les communautés, dans la mesure où il est difficile de s'y rendre pour obtenir des conseils et des soins appropriés. Les femmes font parfois des heures de marche pour atteindre un centre de santé. Pour tenter de résoudre ce problème de distance géographique, l'État burkinabé a créé des Centres de Santé pour la Promotion Sociale (CSPS), dont les actions prennent en compte les questions de malnutrition des enfants.

Freins à la demande de soins de santé et de nutrition au niveau communautaire

En Afrique, dans un contexte de pauvreté monétaire généralisée et de pratiques culturelles d'influence traditionnelle, la décision des parents de recourir ou non aux services de santé dépend en partie des moyens financiers et de la présence ou non d'une personne accompagnant la mère au centre de santé du fait de son éloignement. Les résultats de cette recherche le démontrent à suffisance.

En toute logique, avec le modèle monétaire de consommation des biens (voir chapitre 1), les contraintes financières devraient augmenter très fortement les risques de malnutrition des enfants en ce qui concerne les trois types de malnutrition qu'elle soit de forme grave morbide (émaciation) ou de forme latente (retard de croissance ou faible poids par rapport à l'âge), avec cependant des divergences entre les pays.

Ainsi, les risques aggravants de malnutrition dus à des barrières financières élevées affectent principalement les enfants du Ghana relativement au retard de croissance (risque très élevé de 2 au seuil de 5 %), les enfants d'Éthiopie (risque de 1,15 pour l'insuffisance pondérale et de 1,19 pour l'émaciation) ainsi que les enfants du Burkina Faso pour l'émaciation (risque de 1,07).

Les risques courus à cause de l'absence de permission parentale sont plus importants pour les enfants du Niger (risque de 1,3 aussi bien pour le retard de croissance que pour l'émaciation), ceux du Ghana (risque très élevé de 2 très significatif au seuil de 0 % concernant la malnutrition structurelle et un risque de 1,2 pour l'émaciation) ainsi que pour les enfants du Sénégal concernant exclusivement la malnutrition structurelle (risque de 1,35 au seuil de 10 % pour le retard de croissance et risque de 1,24 pour l'insuffisance pondérale).

En résumé, les freins liés à l'utilisation des services de santé pour les soins nutritionnels des enfants agissent de manière différentielle selon les pays avec une forte influence des facteurs économiques (barrières financières), principalement au Ghana et en Éthiopie, et une forte influence des facteurs culturels (barrières de permission) dans quatre pays sur cinq (Niger, Ghana, Sénégal et Éthiopie). S'agissant de la malnutrition morbide (rachitisme), les enfants du Niger, du Ghana et d'Éthiopie sont les plus à risques face aux blocages culturels de permission parentale pour le recours aux soins curatifs dans les services de santé.

Les divergences d'investissement public dans le domaine de la santé et la nutrition prévalant dans ces pays, seront analysées au chapitre huit et apporteront sans nul doute davantage d'éléments explicatifs sur les causes structurelles de l'impact des contraintes financières sur les risques de malnutrition des enfants.

Ainsi, au Sénégal, les communautés reconnaissent des faiblesses liées aux services de santé. Les actions de l'État sur le terrain sont certes visibles, mais sont entachées de quelques pesanteurs sociales, notamment celles liées aux questions d'éthique et de gouvernance comme l'illustre la citation ci-dessous :

> *« L'État fait de gros efforts mais malheureusement des produits destinés aux enfants se retrouvent sur le marché et à des fins commerciales. S'agissant des infrastructures, des postes de santé sont ouverts dans les coins les plus reculés du pays. Cependant, certains collègues préfèrent les grandes capitales privant ainsi les villageois d'un droit à la santé. »* (Discussions de groupe avec les enseignants à Dakar au Sénégal)

Au Burkina Faso, un leader d'opinion communautaire souligne le coût élevé des prestations de santé : *« L'État doit réduire les coûts sanitaires et aménager les centres de santé pour permettre les soins de santé et nutrition de nos enfants et leurs mères ».*

Au Sénégal, les populations sont d'accord avec le fait que l'existence des services de santé peut permettre de lutter contre la malnutrition dans leur communauté, notamment *« en ce sens que les services de santé sensibilisent les femmes ».* Donc, les conseils reçus dans les centres de santé peuvent aider les femmes à mieux assurer la prise en charge de l'alimentation de leurs enfants.

Il existe de bonnes pratiques de solidarité sociale et d'entraide qui représentent des mesures efficaces de lutte contre la malnutrition des enfants. Cette solidarité expliquerait que la prévalence de la malnutrition des enfants soit moins élevée au Sénégal que dans les autres pays sahéliens de climat aride comme le Niger et le Burkina Faso.

Ainsi, dans les communautés du Sénégal, il existe un élan communautaire grâce auquel les enfants malnutris sont « *pris en charge* » dans la communauté. Les familles aisées donnent les restes de leurs déjeuners aux familles pauvres qui ne parviennent pas à « *joindre les deux bouts* ». En plus de cette forme de solidarité assez diffuse, une autre assez structurée met en scène des regroupements associatifs, à l'instar des Groupements d'Intérêts Économiques (GIEs). Pour lutter contre la malnutrition, stipule une informatrice, la stratégie suivante est mise sur pied :

> *« Dans notre localité, les femmes ont un GIE qui se charge de regrouper les enfants mal nourris tous les vendredis et samedis dans une maison, de leur cuisiner des plats riches en fer et de leur donner du jus de fruits et des légumes moyennant une adhésion de 500 F pour la fiche de renseignement. »* (Femme en âge de procréer, Sénégal)

Par ailleurs, les transferts d'argent venant de la diaspora internationale représentent une contribution importante à la baisse du niveau de la malnutrition des enfants observée au Sénégal :

> *« Oui les transferts d'argent peuvent lutter efficacement contre la malnutrition »*, soutient un informateur (responsable de Centre de Santé, Sénégal).
>
> *« Oui parce que les* modou modou *(immigrés) envoient beaucoup d'argent à leurs familles mais maintenant c'est dur à cause de la crise »*, nuance un autre (responsable de Centre de Santé, Sénégal).

Tout compte fait, il faut reconnaître que c'est la famille du migrant et ses proches qui bénéficient éventuellement de ces retombées financières qui peuvent leur permettre de lutter contre la malnutrition :

> *« Certains viennent en aide à leurs villages parfois même, s'ils sont bien installés, ils leur trouvent des partenaires avec les jumelages ; mais sinon le transfert, c'est à des fins de consommation ou d'investissement et cela ne touche que la famille à laquelle appartient le migrant. »* (Enseignant, au Sénégal).

Quant au système de protection sociale dans les localités du Sénégal, les observations de terrain montrent qu'il n'est pas très développé. Il existe néanmoins des garderies d'enfants dans les communautés, appelées « *case des tout-petits* » à Dakar.

Synthèse et discussions des résultats

Les analyses statistiques multivariées combinées avec les informations qualitatives ci-dessus ont permis de mettre en évidence les facteurs explicatifs prioritaires de la malnutrition des enfants dans les pays du Sahel et de la corne de l'Afrique pour le niveau communautaire.

Conditions géo-écologiques, sociologiques et communautaires

Dimensions géo-écologiques (lieu de résidence)

Les risques de malnutrition des enfants sont deux à trois fois plus importants dans les régions arides des parties septentrionales du Burkina Faso, du Niger, du Sénégal, de l'Éthiopie et du Ghana comparativement aux autres régions (la capitale du pays). Ces résultats traduisent l'effet très négatif du climat austère, de l'environnement désertique ou semi-désertique, de la rareté de l'eau et de la moindre fertilité des sols, sans oublier la faiblesse des investissements de développement dans les régions nordiques.

Les résultats de notre analyse confirment ceux de l'étude effectuée en 1998 par Macro International ayant mis en exergue la relation très négative entre l'aridité des zones et la prévalence élevée de l'émaciation des enfants observée dans onze pays d'Afrique de l'Ouest et du centre : « *Les risques pour un enfant d'être émacié (malnutrition aigüe) décroissent systématiquement avec l'augmentation de l'humidité dans la zone illustrée par le fait que les risques de l'émaciation des enfants dans la zone humide est 0,24 fois les risques d'émaciation dans les zones géoclimatiques fortement arides… Par contre, il n'existe pas de relation de cause à effet entre l'aridité climatique des zones et le rachitisme ou l'insuffisance pondérale des enfants.* » (Macro International Inc.-DHS, 1998, p. 11)

Nos résultats statistiques révèlent les risques de malnutrition des enfants très élevés dans les régions humides de forte production agricole dans certains pays tels que le Niger, le Sénégal et l'Éthiopie.

Ces résultats surprenants démontrent que la disponibilité alimentaire ne suffit pas à elle seule pour garantir un bon état nutritionnel des enfants. Il y a aussi des facteurs comportementaux à prendre en compte.

Par ailleurs, nous notons que la carte des effets géographiques et écologiques sur la malnutrition des enfants semble corroborer la cartographie de la pauvreté économique des régions à hauts risques de malnutrition. En effet, les résultats des enquêtes de budget et consommation des ménages disponibles dans ces cinq pays à différentes périodes, indiquent que l'incidence de la pauvreté monétaire prévalant dans certaines régions, combinée aux problèmes climatiques et culturels contribuerait à amplifier le risque de malnutrition des enfants.

Au Niger, la pauvreté monétaire des ménages (INS-Niger, 2008) est très élevée dans les régions de forte prévalence de la malnutrition des enfants (au-dessus de la norme de 20 % fixée par l'OMS comme niveau faible de rachitisme : Maradi taux de malnutrition de 53,5 % correspondant à une incidence de la pauvreté monétaire des ménages de 73,4 %), Tillabéry (71,7 % de ménages sont pauvres), Dosso (66,9 %), Zinder (53,8 %), Tahoua (57,6 %) (tableau 11 ; figure 36). Il y a cependant des exceptions dans la région de Diffa qui connaît une faible incidence de la pauvreté mais une malnutrition élevée.

Tableau 11. Incidence de la pauvreté monétaire du ménage (%) en 2008 et taux de malnutrition des enfants de moins de cinq ans (%) par région administrative au Niger en 2012.

Région	Incidence de la pauvreté monétaire des ménages (%) en 2008	Prévalence du rachitisme – Retard de croissance des enfants de moins de 5 ans (%) en 2012
Maradi	73,4	53,5
Tillaberi	71,7	38,1
Dosso	66,9	37,3
Niger	**59,5**	**43,9**
Tahoua	57,6	38,9
Zinder	53,8	52,0
Niamey	27,8	20,3
Diffa	18,3	54,1
Agadez	16,1	39,6

Sources : INS Niger – Enquête nationale Budget Consommation du Niger, 2008 ; INS Niger – Enquête démographique et de santé et à indicateurs multiples, 2012.

Figure 36. Incidence de la pauvreté monétaire du ménage (%) et taux de malnutrition des enfants de moins de cinq ans (%) par région administrative au Niger

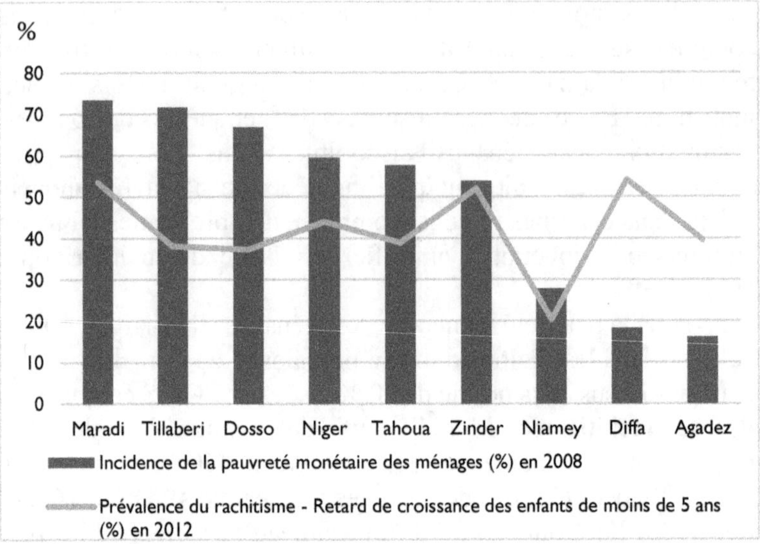

L'analyse spatiale de la pauvreté monétaire et des stratégies de développement, réalisée en l'an 2000 par l'Université de Bordeaux IV et l'IRD avait mis en exergue les inégalités profondes entre les différentes régions du Burkina Faso, de la Mauritanie et des Comores (Lachaud, 2000). Ces écarts et iniquité de capacités financières locales constituent des déterminants majeurs de disparités spatiales de la malnutrition des enfants.

Au Burkina Faso, les régions ayant une prévalence élevée de malnutrition sont également celles qui connaissent une pauvreté monétaire des ménages très élevée (INSD-Burkina Faso, 2010) : région du Nord (68,6 %), Plateau central (58,6 %) et région de l'Est (41 %) avec cependant quelques exceptions comme l'indique le tableau 12 et la figure 37.

Tableau 12. Incidence de la pauvreté monétaire du ménage (%) et taux de malnutrition des enfants de moins de cinq ans (%) par région administrative au Burkina Faso en 2010.

Région	Incidence de la pauvreté monétaire des ménages (%) en 2003	Prévalence du rachitisme – Retard de croissance des enfants de moins de 5 ans (%) en 2010
Nord	68,6	38,3
Centre-Sud	66,1	31,8
Boucle du Mouhoun	60,4	29,3
Plateau central	58,6	38,5
Sud-Ouest	56,6	39,3
Centre-Est	55,1	35,2
Burkina Faso	46,4	**34,6**
Centre-Ouest	41,3	34,9
Est	40,9	42,8
Cascades	39,1	37,7
Sahel	37,2	46,1
Hauts-Bassins	34,8	31,8
Centre-Nord	34,0	28,7
Centre	22,3	20,7

Sources : INSD-ENCVM 2010 (*op. cit.*) et INSD-EDS 2010 (*op. cit.*)

Figure 37. Incidence de la pauvreté monétaire du ménage (%) et taux de malnutrition des enfants de moins de cinq ans (%) par région administrative au Burkina Faso en 2010.

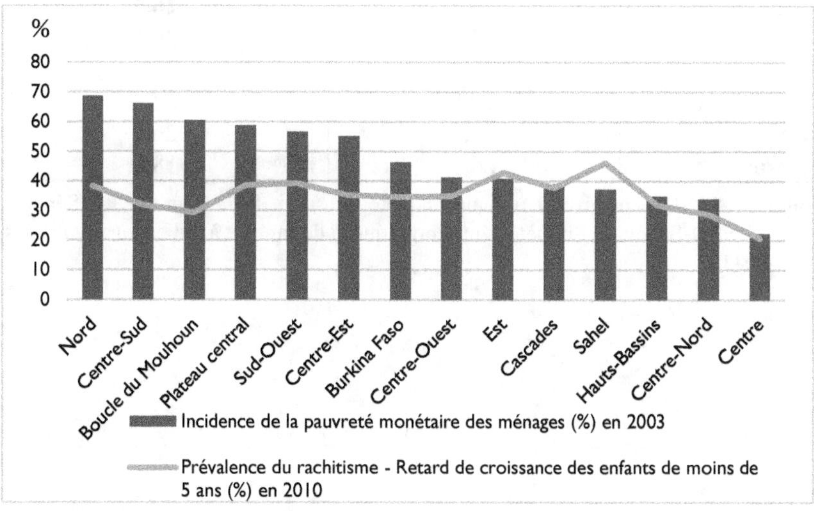

Au Sénégal, ce constat d'interrelations entre environnement géoéconomique, pauvreté monétaire des ménages, et malnutrition est observé dans les régions dont l'incidence de la pauvreté monétaire des ménages est la plus élevée (Agence nationale de la statistique et de la démographie, 2013), à savoir : Kolda (76,6 %), Kédougou (71,3 %), Sédhiou (68,3 %). Ces régions les plus pauvres enregistrent les risques de malnutrition des enfants les plus élevés (1,5 à 2 fois) comparativement à la capitale Dakar (tableau 13 et figure 38).

Tableau 13. Incidence de la pauvreté monétaire du ménage (%) et taux de malnutrition des enfants de moins de cinq ans (%) par région administrative au Sénégal en 2011.

Région	Incidence de la pauvreté monétaire des ménages (%) en 2011	Prévalence du rachitisme – Retard de croissance des enfants de moins de 5 ans (%) en 2011
Kolda	76,6	43,5
Kédougou	71,3	39,1
Sédhiou	68,3	41,0
Fatick	67,8	21,6
Ziguinchor	66,8	21,3
Kaffrine	63,8	37,6
Tambacounda	62,5	26,2
Kaolack	61,7	29,0
Diourbel	47,8	29,6
Sénégal	**46,7**	**26,5**
Matam	45,2	26,1
Thiès	41,3	23,5
Saint-Louis	39,5	22,8
Louga	26,8	26,8
Dakar	26,1	18,0

Sources : ANSD-Sénégal : Deuxième enquête de suivi de la pauvreté au Sénégal, 2011 ; ANSD-Sénégal : Enquête démographique et de santé et à indicateurs multiples, 2010-2011.

Figure 38. Incidence de la pauvreté monétaire du ménage (%) et taux de malnutrition des enfants de moins de cinq ans (%) par région administrative au Sénégal en 2011.

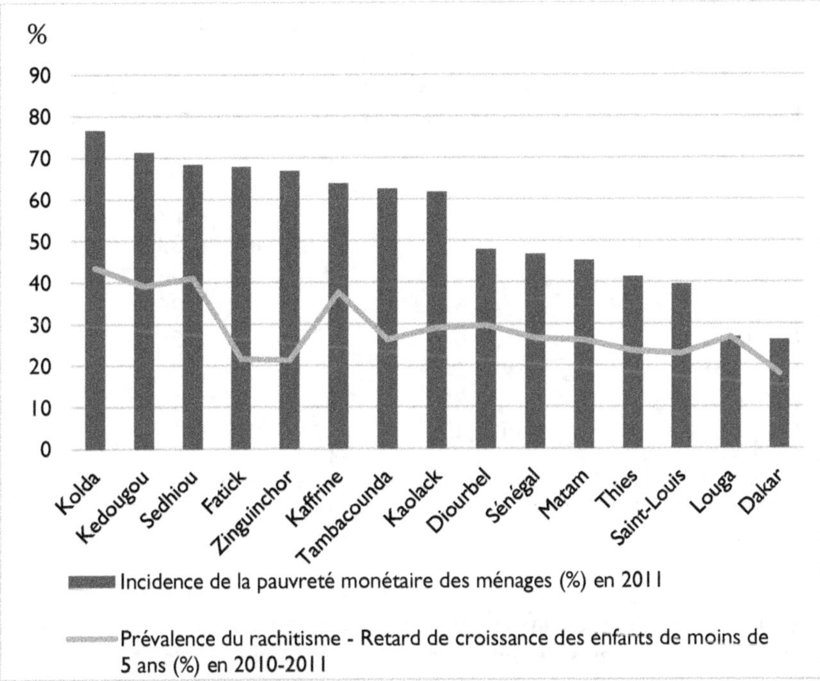

Au Ghana (GSS-Ghana, 2008), l'incidence de la pauvreté monétaire est importante dans les régions de forte malnutrition : Eastern (37,9 % de niveau le plus élevé de malnutrition, correspond à une forte incidence de la pauvreté monétaire du pays, soit 44,9 %) ; Central (42 % de pauvreté monétaire) comme l'indiquent le tableau 14 et la figure 39.

L'**Éthiopie** connaît une situation spécifique : le niveau de la pauvreté monétaire des ménages semble quasi uniforme pour toutes les régions (World Bank, 2015), ce qui montre la relation entre forte pauvreté des ménages et malnutrition élevée des enfants moins évidente (tableau 15 et figure 40).

Tableau 14. Incidence de la pauvreté monétaire du ménage (%) et taux de malnutrition des enfants de moins de cinq ans (%) par région administrative au Ghana en 2008.

Région	Incidence de la pauvreté monétaire des ménages (%) en 2008	Prévalence du rachitisme – Retard de croissance des enfants de moins de 5 ans (%) en 2008
Eastern	44,9	37,9
Volta	44,5	26,8
Western	44,2	27,0
Central	42,1	33,7
Upper East	42,1	36,0
Ashanti	40,6	26,5
Ghana	**39,6**	**28,0**
Brong Ahafo	39,2	25,2
Greater Accra	37,8	14,2
Northern	34,4	32,4
Upper West	33,2	24,6

Sources : GSS-Ghana Living Standard Survey, 2008 ; GSS-Demographic and Health Survey, 2008.

Figure 39. Incidence de la pauvreté monétaire du ménage (%) et taux de malnutrition des enfants de moins de cinq ans (%) par région administrative au Ghana en 2008.

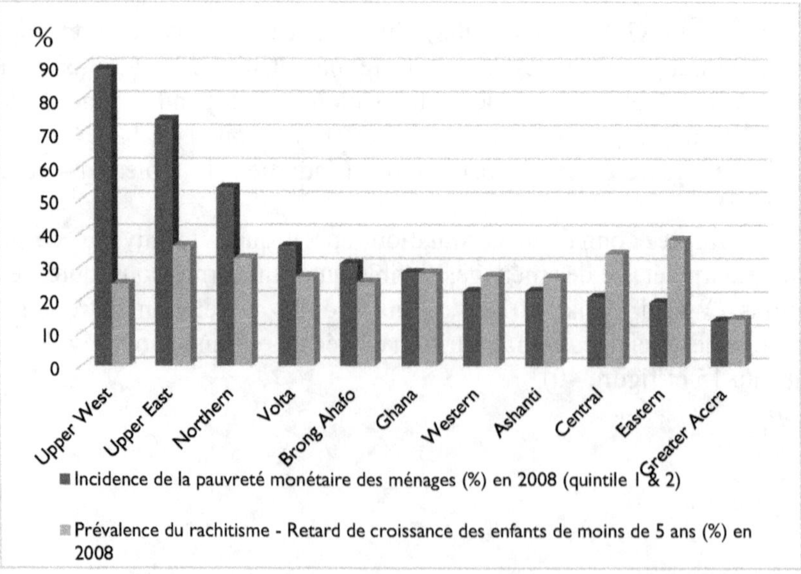

Tableau 15. Incidence de la pauvreté monétaire du ménage (%) et taux de malnutrition des enfants de moins de cinq ans (%) par région administrative en Éthiopie en 2011.

Région	Incidence de la pauvreté monétaire des ménages (%) en 2011	Prévalence du rachitisme – Retard de croissance des enfants de moins de 5 ans (%) en 2011
Afar	36,1	50,2
Somali	32,8	33,0
Gambela	32,0	27,3
Tigray	31,8	51,4
Éthiopie	30,7	44,4
Amhara	30,5	52,0
SNNP	29,6	44,1
Benishangul-Gumuz	28,9	48,6
Oromia	28,7	41,4
Dire Dawa	28,3	36,3
Addis-Abeba	28,1	22,0
Harari	11,1	29,8

Sources : World Bank : Ethiopia Poverty Assessment 2014 ; Central Statistical Agency Ethiopia : Demographic and Health Survey, 2011.

Figure 40. Incidence de la pauvreté monétaire du ménage (%) et taux de malnutrition des enfants de moins de cinq ans (%) par région administrative en Éthiopie en 2011.

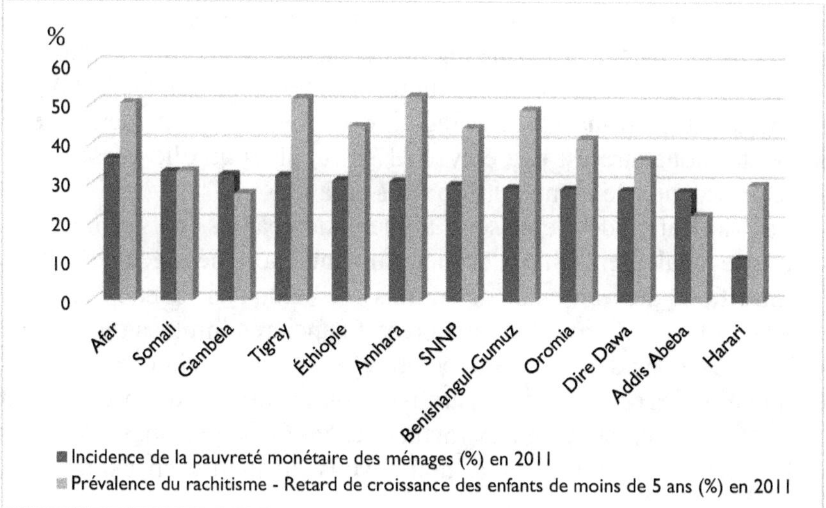

Tableau 16. Relation entre la part des dépenses de consommation du ménage allouées à l'alimentation (%) et taux de malnutrition des enfants de moins de cinq ans (%) par région administrative au Burkina Faso en 2010.

Région	Proportion des dépenses de consommation du ménage allouées à l'alimentation	Prévalence du rachitisme – Retard de croissance des enfants de moins de 5 ans (%) en 2010
Centre-Sud	76,0	38,3
Nord	61,2	31,8
Est	59,2	29,3
Sud-Ouest	58,9	38,5
Centre-Nord	58,3	39,3
Boucle du Mouhoun	57,4	35,2
Sahel	56,4	34,6
Burkina Faso	**48,8**	**34,9**
Centre-Est	48,3	42,8
Centre-Ouest	46,3	37,7
Hauts-Bassins	44,3	46,1
Plateau central	43,7	31,8
Cascades	40,3	28,7
Centre	33,4	20,7

Sources : INSD-ENCVM, 2010 (*op. cit.*) et INSD-EDS, 2010 (*op. cit.*)

Toutefois, il convient de mentionner que la pauvreté monétaire n'est pas le facteur absolu des disparités régionales de la malnutrition des enfants. Il existe des exceptions comme le témoigne l'existence de taux élevés de malnutrition dans la région de Diffa au Niger qui connaît une faible incidence de la pauvreté monétaire des ménages (18,8 %) ; de même qu'au Burkina Faso, la région du Sahel dont l'incidence de la pauvreté monétaire est peu élevée (37,2 %) alors qu'elle possède une forte prévalence de la malnutrition des enfants.

La priorisation des dépenses d'alimentation par les chefs de ménages constitue également l'un des déterminants non négligeables de la malnutrition des enfants de moins de cinq ans. Cette décision concernant l'utilisation des ressources financières limitées du ménage intègre les considérations socioculturelles variant selon les groupes ethniques et les régions administratives. Sur la base des données portant sur les structures de dépenses financières du ménage disponibles pour le Burkina Faso et le Ghana, nous avons pu mettre en exergue les facteurs de différenciations communautaires géo-écologiques et ethniques des propensions des ménages à dépenser plus ou moins comparativement aux autres besoins sociaux afin de garantir la sécurité alimentaire et nutritionnelle des membres du ménage.

Au Burkina Faso (tableau 16 et figure 41), le taux de malnutrition est relativement moins élevé dans les régions administratives pour lesquelles les dépenses consacrées à l'alimentation sont les plus importantes.

Figure 41. Proportion des dépenses du ménage allouée aux dépenses d'alimentation (%) et taux de malnutrition des enfants de moins de cinq ans (%) par région administrative au Burkina Faso en 2010.

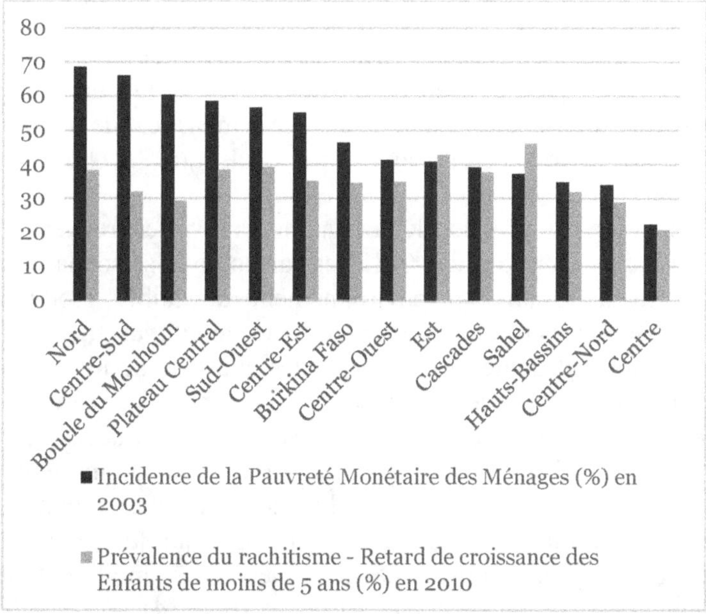

Au Ghana, la relation entre le niveau élevé des dépenses du ménage affectées à l'alimentation et le faible niveau de malnutrition des enfants semble effective dans les deux régions de Eastern et de la Volta (tableau 17 et figure 42). Par contre dans la capitale Accra, la faible prévalence de la malnutrition des enfants est associée à une faible proportion des dépenses du ménage allouées aux dépenses de consommation alimentaire. Les études ont montré que la modernisation de la société rationnelle capitaliste des ménages s'accompagne d'une diminution des dépenses d'alimentation au profit des dépenses de loisirs (Hamford, 2016 ; Saaka et Osman, 2013).

Les statuts économiques et sociaux au niveau communautaire associés aux déterminants géo-écologiques et ethniques ne constituent pas les seules causes des inégalités de la sous-nutrition des enfants par région administrative.

Ainsi, l'hypothèse de l'influence de la capacité financière pour l'acquisition des produits de consommation alimentaire est évidente avec cependant des contextes spécifiques qui s'expliqueraient par des facteurs socioculturels influençant la communauté et le ménage.

Par ailleurs, les transferts de revenus par solidarité communautaire contribuent à atténuer les effets de la pauvreté des ménages (INS-Niger, 2009). Ces transferts des ressources en provenance des citadins ou de la diaspora des émigrés vers les ménages ruraux, représentent des sources importantes de revenus. Les pays ayant une forte tradition d'émigration tels que le Sénégal, l'Éthiopie et le Ghana ont des retombées très importantes bénéficiant aux ménages de certaines régions, comparativement aux autres pays tels que le Niger et le Burkina Faso.

Les fluctuations du prix des denrées alimentaires, très fréquentes en Afrique du Sahel (Cornia *et al.*, 2012) en raison de la saisonnalité des produits céréaliers dans un environnement de faible production (fragilisée par l'agriculture traditionnelle et le climat très aride), influencent sans nul doute les décisions des chefs de famille dans la priorisation de leurs dépenses d'alimentation et de nutrition des enfants. Dans son ouvrage publié en 2016 dans lequel il met l'accent sur le concept de rationalité économique en matière de comportements familiaux ou individuels, Tim Harford : « les personnes rationnelles réagissent à des arbitrages et des incitations. Lorsque les coûts et les bénéfices de quelque chose changent, les gens modifient leur comportement en conséquence ». (Harford, 2016, p. 14)

Une production agricole élevée ne semble garantir une sécurité nutritionnelle aux enfants en ce sens que les zones de greniers agricoles au Niger, Sénégal, Éthiopie sont également les régions où les risques de malnutrition des enfants sont les plus élevés.

Tableau 17. Relation entre la part des dépenses de consommation du ménage allouées à l'alimentation (%) et taux de malnutrition des enfants de moins de cinq ans (%) par région administrative au Ghana en 2008.

Région	Proportion des dépenses de consommation du ménage allouées à l'alimentation en 2008	Prévalence du rachitisme – Retard de croissance des enfants de moins de 5 ans (%) en 2008
Eastern	44,9	37,9
Volta	44,5	26,8
Western	44,2	27,0
Central	42,1	33,7
Upper East	42,1	36,0
Ashanti	40,6	26,5
Ghana	**39,6**	**28,0**
Brong Ahafo	39,2	25,2
Greater Accra	37,8	14,2
Northern	34,4	32,4
Upper West	33,2	24,6

Sources : GSS-Ghana Living Standard Survey, 2008 ; GSS-Demographic and Health Survey, 2008

Figure 42. Proportion des dépenses du ménage allouée aux dépenses d'alimentation (%) et taux de malnutrition des enfants de moins de cinq ans (%) par région administrative au Ghana en 2008.

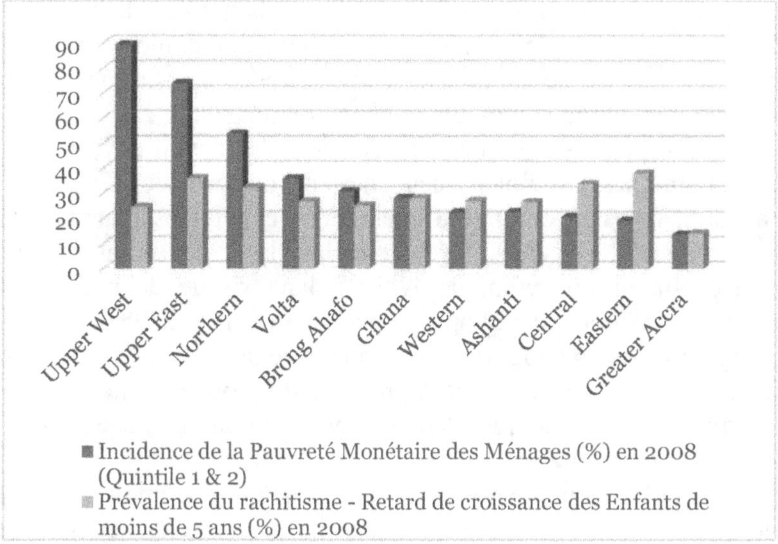

Lien entre conditions géo-écologiques et attributs socioculturels (groupe ethnique)

Il y a concordance des effets des facteurs sociologiques liés à l'appartenance ethnique des enfants et l'effet de facteur géoéconomique ou écologique sur l'aggravation des risques de malnutrition des enfants.

Ainsi, **au Burkina Faso**, les enfants résidant dans les régions à hauts risques de malnutrition que sont les régions pastorales du Sahel, de l'Est, de l'Ouest, du Nord et des Cascades appartiennent aux groupes ethniques à hauts risques de malnutrition que sont les Peulss (très présents dans le Sahel), les Sénoufo (vivant principalement dans les Cascades et les Hauts-Bassins) et les Mossi (dominant dans le Nord et le Centre).

Au Sénégal, les groupes ethniques Poular qui enregistrent des hauts risques de malnutrition des enfants sont majoritairement présents dans les régions pastorales du nord du pays ayant des risques élevés de malnutrition aigüe de Saint-Louis (risque de 2,7), de Matam (risque de 2,26), de Louga (risque de 2,3) et de Kolda (risque de 2,5 fois plus élevé de retard de croissance). Les enfants appartenant au groupe ethnique wolof qui sont très affectés par la malnutrition aigüe résident en majorité dans les régions de haute malnutrition des enfants que sont Thiès (haut risque de 2 pour la malnutrition aigüe) et Diourbel (risque très élevé de 1,9 et 1,8 pour le retard de croissance et l'insuffisance pondérale) comparativement à la capitale Dakar et d'autres groupes ethniques. Dans les régions du sud très productives de Sédhiou et Ziguinchor ayant un faible risque de malnutrition conjoncturelle mais une forte chance de malnutrition structurelle, ce sont les groupes ethniques mandingue ou dioula qui sont dominants.

En Éthiopie, les combinaisons des deux facteurs d'environnement géoéconomiques et sociologiques semblent controversées : i) d'un côté, il apparaît une concordance d'interactions cohérentes pour la région d'Affar ayant un risque élevé de malnutrition des enfants avec la présence du groupe ethnique Affar à haut risque de malnutrition, majoritaire dans cette région ; ii) par contre, il y a discordance de facteurs de risques géographiques dans la région d'Amhara (ayant un fort risque de malnutrition) et la présence du groupe ethnique Amhara majoritaire dans cette région mais ayant un faible risque (0,6) de malnutrition des enfants.

Ces résultats concluent à une concordance et une combinaison des effets des facteurs sociologiques liés à l'appartenance ethnique des enfants et à l'effet des facteurs géoéconomiques ou écologiques sur l'aggravation des risques de malnutrition des enfants.

Ils corroborent les résultats de la thèse de (Béchir Mahamat, 2012). Celui-ci a mis en exergue les disparités de risques de malnutrition maternelle et infantile entre populations nomades et sédentaires du Tchad. Au total 653 enfants nomades et 579 enfants sédentaires de moins de 5 ans et leurs mères (398 et 376) ont été impliqués dans cette étude en 2007. Les résultats ont révélé que, chez les femmes nomades, 48 % (95 % IC : 42-53 %) ont été malnutries contre 16 % (95 % IC : 12-20 %) des femmes sédentaires (résultat statistiquement significatif à $p < 0,01$). Par ailleurs, chez les femmes sédentaires, le taux d'obésité est de 4 % (95 % IC : 2,4-7 %) alors que le taux est nul chez les nomades. En revanche, il n'y a pas de variation saisonnière. La malnutrition aigüe globale chez les enfants varie de 17,9 % à la fin de la saison sèche à 13,7 % à la fin de la saison des pluies ($p = 0,03$) pour les enfants nomades, sans différence significative avec les enfants sédentaires. La diversité alimentaire au niveau des ménages est faible dans les deux groupes et parmi les mauvaises pratiques, apparaît le rejet du colostrum par les femmes nomades foulbés.

Conditions communautaires d'offres et de demande des services de santé

Les résultats de l'analyse multivariée par régression logistique confirment l'hypothèse selon laquelle les obstacles de l'offre et de la demande de service de santé au niveau communautaire ont un poids très significatif sur les risques de malnutrition des enfants dans les pays du Sahel et de la corne de l'Afrique. Ces facteurs agissent à des degrés divers sur les trois types de malnutrition des enfants, et ce, de manière différentielle par pays.

L'éloignement des centres de santé (barrière de distance) aggrave énormément les risques de malnutrition aigüe (émaciation) au Niger (2 fois plus de risque) et au Ghana (3 fois plus de risque).

En ce qui concerne l'influence de la demande des services de santé, les barrières financières aggravent les risques de malnutrition chronique de 2 fois au Ghana et d'au moins 20 % en Éthiopie. Les risques aggravants de la malnutrition structurelle et conjoncturelle des enfants sont très élevés au Niger, au Sénégal, au Ghana et en Éthiopie souvent parce que les mères n'ont pas l'autorisation de fréquenter le centre de santé moderne.

Ces éléments vont dans le même sens que ceux de Tanahashi focalisés exclusivement sur les effets pour la santé de la mère et de l'enfant, de la faible couverture et de la faible utilisation des services de soins de santé dans les pays en développement.

Les résultats liés aux nouveaux concepts d'offres et de demande de services de santé communautaires que nous avons introduits pour l'explication de l'état nutritionnel de l'enfant confirment les résultats de l'étude réalisée par Fotso et Kuate en 2005 (en utilisant le concept de « capacité sociale de la communauté » bien que le contenu de leur concept soit différent). Ceux-ci avaient mis en exergue que les « effets communautaires avaient une corrélation avec la malnutrition de l'ordre de 3 % au Burkina Faso à 12 % au Cameroun ». (Fotso et Kuate, 2005, p. 17)

Conclusion

Pour conclure, il se dégage de ces résultats que les facteurs communautaires expliquent la persistance de la malnutrition des enfants dans les pays du Sahel et de la corne de l'Afrique. Il y a une concordance et une combinaison des effets des facteurs sociologiques liés à l'appartenance ethnique des enfants et des facteurs géoéconomiques, ou écologiques et de pauvreté monétaire des ménages sur l'aggravation des risques de malnutrition des enfants. Les résultats de notre analyse statistique ont révélé que les risques de malnutrition des enfants sont systématiquement de deux à trois fois plus élevés dans les parties nordiques des pays très arides à faible production agricole mais également de manière surprenante dans les parties humides de certains pays, zones de forte production agricole.

Au niveau géographique, des contraintes climatiques fortes existent dans les trois pays (Niger, Burkina Faso et Sénégal) marqués par la rareté des pluies (9-10 mois de sécheresse dans l'année). Le climat, le nomadisme, le poids des coutumes sont les causes sous-jacentes et structurelles. Le manque de pluies engendre une rareté de l'eau qui appauvrit le sol et occasionne une faible production agricole. En revanche, dans les régions du sud, l'intensité des durs travaux agricoles impliquant les enfants, explique la malnutrition structurelle (retard de croissance et insuffisance pondérale).

Les faibles couvertures en services de santé et les barrières financières liées aux politiques de recouvrement du coût des soins de santé primaires en vigueur dans les pays, ainsi que la résistance à l'utilisation des soins de santé modernes, engendrent la persistance des risques d'un mauvais état nutritionnel des enfants, aggravant ainsi les risques de décès ou de faibles performances scolaires des enfants en Afrique au sud du Sahara.

V
Déterminants de la malnutrition des enfants au niveau du ménage

Dans ce chapitre, l'analyse des facteurs de risques de la malnutrition des enfants au niveau du ménage va être abordée par l'intermédiaire des variables de modernisation économique du ménage, de modernisation socioculturelle, du poids démographique du ménage, des inégalités de genre, de l'insécurité alimentaire du ménage, des besoins sociaux du ménage ainsi que de l'environnement immédiat.

Conditions de vie du ménage et malnutrition des enfants

Dans les cinq pays étudiés dont la majorité de la population est à dominante rurale tirant ses ressources essentiellement de l'agriculture, les ménages sont confrontés à la pauvreté monétaire, à la rareté des ressources naturelles dans un environnement climatique très austère et doivent faire face à des défis sociaux liés aux croyances et à l'ignorance des méthodes modernes de prévention et de soins appropriés pour la survie des enfants.

Niveau de vie du ménage

L'incidence de la pauvreté monétaire (population vivant avec moins de 1,25 dollar US par jour) touche au moins 30 % des ménages dans les cinq pays, variant de 30 % au Ghana à 57 % au Burkina Faso. Cette fragilité financière rend les enfants plus vulnérables à l'insécurité alimentaire et nutritionnelle.

Nous avons appliqué la théorie monétaire de l'offre et de la demande de la consommation de biens nutritionnels à cette analyse en utilisant le concept de niveau de vie du ménage, mesuré à travers la possession de biens durables et de patrimoine du ménage en l'absence de données sur les revenus et les dépenses monétaires.

L'analyse par régression logistique (tableau 18) confirme l'influence des conditions sociales du ménage sur le droit nutritionnel des enfants. 1) **S'agissant de la malnutrition structurelle**, les enfants appartenant aux ménages caractérisés par un statut socio-économique de « pauvre » sont davantage exposés au risque de **retard de croissance** dans quatre pays sur cinq, à savoir au Sénégal (risque de 1,8 très significatif au seuil de 0 %), au Ghana (risque de 1,6 au seuil de 5 %), au Niger et en Éthiopie (risque de 1,08) comparativement aux ménages ayant un niveau de vie moyen. A contrario, et de manière surprenante, ce risque est nul au Burkina Faso parmi les ménages pauvres. La pauvreté du ménage aggrave également le risque d'insuffisance pondérale des enfants dans ces quatre pays.

Tableau 18. Modèle 3 – Effet net des facteurs de la malnutrition des enfants liés au niveau de vie du ménage.

Variables dépendantes Et indépendantes	Pouvoir net explicatif de la malnutrition Coefficient de chance/risque				
	Burkina EDS 2010	Niger EDS 2012	Sénégal EDS 2010	Ghana EDS 2008	Éthiopie EDS 2011
Nombre d'observations	3 197	2 853	2 144	1 483	6 016
Pseudo R^2	0,0919	0,1057	0,1028	0,1008	0,1556
Probabilité > chi^2	0,0000	0,0000	0,0000	0,0000	0,0000
Variable dépendante : retard de croissance					
Pauvre	0,752***	1,078	1,755***	1,566**	1,082
Moyen (référence)	Réf.	Réf.	Réf.	Réf.	Réf.
Non pauvre (riche)	0,913	1,047	0,902	0,727	0,902
Variable dépendante : insuffisance pondérale					
Pauvre	0,963	1,020	1,441**	1,333	1,096
Moyen (référence)	Réf.	Réf.	Réf.	Réf.	Réf.
Non pauvre (riche)	1,034	0,926	0,984	1,012	0,785**
Variable dépendante : émaciation					
Pauvre	0,894	1,235	1,289	0,870	1,029
Moyen (référence)	Réf.	Réf.	Réf.	Réf.	Réf.
Non pauvre (riche)	1,361	1,115	1,221	0,789	0,847
*** risques très significatifs au seuil de 0 % ** risques significatifs au seuil de 5 % * risques significatifs au seuil de 10 %.					

Sources : analyse de régression statistique de la base des données EDS et tableau de synthèse généré par l'auteur.

2) **En ce qui concerne la malnutrition conjoncturelle**, le risque d'être émacié est plus élevé de 29 % chez les enfants appartenant aux ménages pauvres du Sénégal, de 24 % au Niger et de 3 % en Éthiopie, comparativement aux enfants appartenant aux ménages de niveau de vie moyen.

Ces résultats vont dans le même sens que ceux de l'étude effectuée en 2014 au pays du Bhoutan (en Asie) qui ont mis en exergue que les enfants appartenant aux quintiles de « pauvres » ont une probabilité d'être affectés par le retard de croissance supérieure de 37 % à celle des enfants non pauvres (Aguayo *et al.*, 2014). Une étude réalisée au Ghana en 2006 par Hong avait observé que les risques de retard de croissance étaient 2,3 fois plus élevés chez les enfants issus des ménages très pauvres (premier quintile) comparativement aux enfants issus des ménages riches (Hong, 2006). Ces résultats corroborent également ceux de l'étude réalisée en Ouganda par (Engebretsen *et al.*, 2008).

En Côte d'Ivoire, Rosine Addy Mosso dans une étude sur le milieu urbain, à partir des données de l'EDS 1998, arrive à des résultats contradictoires (Mosso, 2012), le retard de croissance touchant davantage les enfants issus des classes riches que ceux des classes défavorisées. Les effets nets de risques sont respectivement de – 0,184 parmi les pauvres, – 0,653 parmi les riches et – 0,662 parmi les groupes très riches. Ces observations correspondent au résultat ci-dessus mesuré pour le Burkina Faso (risque nul de malnutrition parmi les enfants issus de ménages pauvres).

Dans l'étude réalisée au Mali en 2008 mettant en relation les quintiles de pauvreté monétaire du ménage avec la structure des dépenses, il a été observé que : « … dans les ménages comptant des enfants de moins de cinq ans, les pauvres consacrent une part plus importante de leur budget à l'alimentation (45 %) par rapport aux riches (39 %) et à la moyenne nationale ». (DNSI Mali et Unicef, 2008, p. 31)

Ces résultats se retrouvent dans les dires des personnes enquêtées qui évoquent la pauvreté financière pour expliquer la malnutrition des enfants.

> *« C'est bien possible car les enfants des riches ne souffrent pas de la malnutrition. »* (Leader d'opinion, Niger)

Les inégalités sociales sont également soulignées : d'un côté, les riches parviennent à subvenir à leurs besoins, de l'autre, les pauvres n'y arrivent pas ! « *C'est le reflet des inégalités sociales et le manque d'égalité des chances* », affirme une femme interrogée au Sénégal.

« D'habitude on pense que les enfants affectés par la malnutrition ont un mauvais régime alimentaire et doivent être pris en charge sur le plan alimentaire. Le plus souvent, les familles offrent à leurs parents le reste de leur déjeuner du fait de leur incapacité à assurer la dépense quotidienne et nous pensons très souvent aussi que les enfants maigres ne mangent pas bien car ils sont issus de familles pauvres. Leurs parents ont du mal à joindre les deux bouts pour assurer leur suivi. » (Femme en âge de procréer, Sénégal)

L'accès aux actifs de production (terre, semences et revenus) et aux marchés commerciaux représente de contraintes : *« Si les gens n'ont pas accès aux terres de culture ou à l'argent pour acheter des aliments, ils n'auront rien pour se nourrir. »* (Femme, Burkina Faso)

Toutefois, ce facteur est difficilement repérable dans les propos des acteurs sociaux interrogés qui ne parviennent pas toujours à établir une corrélation logique entre l'accès aux moyens de production (terre, semences…) et la malnutrition.

« Ah ! Là c'est quelque chose que j'ignore. Mais, je sais que celui qui a les moyens ne peut pas laisser son enfant attaqué par la malnutrition. » (Leader d'opinion, Niger)

Si la pauvreté financière peut expliquer la malnutrition, les populations elles-mêmes ne voient aucun lien entre cette malnutrition et l'effectif de la population. *« Je ne vois aucun lien sur ce plan vraiment »*, soutient l'un des leaders religieux de la commune périphérique de Dakar. Quant aux services de santé, ils peuvent, selon les acteurs sociaux rencontrés au Sénégal, permettre effectivement de lutter contre la malnutrition dans les communautés.

Au sein des familles, les modes de conservation des provisions alimentaires sont déterminants pour la sauvegarde de l'état nutritionnel de l'enfant, selon les opinions recueillies dans les communautés. Les observations de terrain montrent que les greniers constituent le seul lieu, ou le principal espace de stockage des réserves alimentaires au Sénégal. Malheureusement, ces sacs et greniers se vident « *trop tôt* », laissant les populations à la merci des affres de la disette :

« Dans des sacs et dans des greniers. Mais, ça ne dure pas longtemps » ; *« On met les récoltes dans les greniers. Des fois, ces réserves n'atteignent même pas la période de soudure »*, etc. (Femme allaitante, Sénégal).

Modernisation socioculturelle et malnutrition des enfants

Les influences de l'acculturation ou de la diffusion culturelle ainsi que du changement social (Durkheim, 1937) et (Boudon et Bourricaud, 1982) sur la transformation du bien-être individuel sont établies. La quasi-totalité des recherches en sciences sociales et humaines ont mis en évidence l'importance des variables intermédiaires telles que le niveau d'instruction, le degré d'exposition à la culture moderne et le niveau réel de connaissances des parents en matière de santé, de nutrition, d'éducation et de protection de leurs enfants. La modernisation socioculturelle fait allusion à la propension du ménage à évoluer vers des pratiques qui garantissent une meilleure qualité de vie, de survie et d'épanouissement aux membres du ménage. Le degré de modernisation culturelle, concept composite que nous avons construit, permet d'appréhender ces éléments.

Pour rappel, le facteur de modernisation culturelle est un indice combiné qui intègre les variables suivantes : le degré d'urbanisation (urbain/rural), le niveau d'instruction de la femme, l'exposition de la femme aux médias, la pratique de la contraception, la taille du ménage et le statut d'occupation de la femme. L'indicateur composite est créé en appliquant la méthode d'analyse par composante principale. Nous avons défini trois degrés de modernisation culturelle : traditionnel, moyen et moderne. Le degré moyen sert de référence pour la comparaison des effets des risques.

Les résultats d'analyse révèlent des situations non univoques pour les cinq pays étudiés :

- **Au Burkina Faso et au Sénégal**, les enfants vivant dans les ménages ayant le statut de « moderne » au plan social et culturel courent deux fois plus de risques d'être affectés par l'insuffisance pondérale et respectivement 1,8 et 1,3 fois plus de risques d'émaciation comparativement aux enfants issus des ménages de niveau moyen de modernité socioculturelle. Dans le contexte de transition économique et sociale qui s'opère en Afrique avec l'urbanisation galopante, ces résultats refléteraient le fait que les ménages les plus nantis du milieu urbain seraient aussi les ménages les plus grands, ce qui exposerait davantage les enfants de moins de cinq ans à la malnutrition (trop de bouches à nourrir dans les familles de classe sociale moderne). Cette situation est aussi observée au Niger où le risque de malnutrition des enfants est nul (en dessous de 1) parmi les ménages du type traditionnel en comparaison au groupe de référence pour les trois catégories d'indicateurs.

- **Au Ghana**, le risque d'émaciation est aggravé de 36 % parmi les enfants vivant dans les ménages ayant un statut socioculturel de type traditionnel comparativement au groupe de référence.

En résumé, les enfants vivant en milieu urbain, de mère ayant un niveau d'éducation élevé, pratiquant la contraception moderne et ayant une faible taille de ménage seraient donc davantage exposés au risque d'insuffisance pondérale au Sénégal et au Burkina Faso comparativement aux autres catégories d'enfants. Il en est de même des enfants du Burkina Faso relevant du milieu citadin émancipé aux pratiques modernes et qui sont à haut risque de malnutrition aigüe (à haut risque de morbidité et de décès).

Ce résultat inattendu de l'effet négatif du mode de vie moderne sur la situation nutritionnelle des enfants pourrait expliquer les observations antérieures liées au risque élevé de malnutrition chez les enfants vivant dans les ménages dirigés par les femmes au Sénégal, en ce sens que la pratique de femmes dirigeant les ménages serait davantage un phénomène de mode de vie issue de la civilisation moderne.

Les enquêtes qualitatives sur le terrain ont fait apparaître un manque d'harmonie au sein des ménages :

> *« En milieu moderne citadin, même si la femme est instruite, elle peut malheureusement avoir un mari analphabète. Or, dans un contexte de patriarcat où elle subit les injonctions de la famille de son mari, elle n'aura pas assez de force pour faire valoir sa propre vision des choses, en matière de malnutrition. »* (Assistant social, Sénégal)
>
> *« Il est des cas où l'harmonie au sein des couples n'est pas réelle, c'est-à-dire qu'il y a une absence de communication entre l'homme et sa femme. Quand une femme qui vient du milieu urbain épouse un homme qui vit au village, on parle de transfert d'habitudes alimentaires et généralement c'est la mère de l'homme qui s'oppose en disant que le père de l'enfant a été lui-même élevé avec ces plats et pourtant il ne se porte pas mal. »* (Assistant social, Sénégal).

Les pays du Sahel et de la corne de l'Afrique font face aux défis de la transformation sociétale vers la modernité qui fragilise le tissu traditionnel de sécurité nutritionnelle des enfants dans un contexte de précarité économique des ménages et d'assimilation des modes de vie importés. L'analyse des pesanteurs démographiques et des inégalités liées au genre au sein des ménages contribuera sans nul doute à étayer l'effet de ces dynamiques de modernisation économique et socioculturelle.

Environnement immédiat du ménage insalubre

La relation entre l'hygiène sanitaire fécale et la malnutrition a été démontrée par des études antérieures notamment (Black, 2008) et (Ngure *et al.*, 2014) qui ont écrit : « *There is scare research and programmatic evidence on the effect of poor water, sanitation and hygeine (WASH) conditions of the physical environment on early child cognitive, sensorimotor and socioemotional development*[15] ».

« *Improvements*[16] *in safe water and sanitation have decreased diarrhea DALYs by 13.4 %, and reduction in childhood undernutrition have decreased diarrhea DALYs by 10 % between 2005 and 2015.* » (GBD Diarrhoeal Diseases Collaborators, 2017, p. 1).

Une étude à petite échelle effectuée dans un village d'Afrique de l'Ouest par la méthode de la cohorte longitudinale (Hill, 1990) avait mis en exergue l'effet de la mauvaise qualité de l'hygiène fécale humaine et animale sur les risques de contamination intestinale et de fragilisation de l'état nutritionnel des enfants dont le poids est inférieur à celui attendu pour leur âge. L'accès et l'utilisation de l'eau de boisson salubre et surtout l'usage de toilettes améliorées protègent les enfants de ces risques de contamination intestinale ainsi que de la diarrhée qui sont les causes immédiates de la maigreur aigüe de l'enfant.

À l'aide des données transversales issues des EDS, nous avons mesuré la vraisemblance de cette hypothèse dans nos cinq pays d'étude afin d'évaluer les risques des mauvaises pratiques d'hygiène sur les trois types de malnutrition des enfants.

---

[15] Traduction de la citation en français : « Il y a des recherches alarmistes et de l'évidence programmatique concernant l'effet de la mauvaise qualité de l'eau et des mauvaises conditions d'assainissement et l'hygiène environnementale sur le développement cognitif précoce ainsi que le développement du moteur sensoriel et socio-émotionnel ».

[16] Traduction de la citation en français : « Les améliorations dans l'eau potable et l'assainissement ont diminué la prévalence des maladies diarrhéiques de 13,4 % ; la réduction de la malnutrition infantile a diminué la prévalence de maladies diarrhéiques de 10 % entre 2005 et 2015 ».

Effet d'une source d'eau de boisson insalubre sur la malnutrition des enfants

La consommation d'eau non potable très répandue dans les pays du Sahel et de la corne de l'Afrique serait-elle un des facteurs clés d'aggravation du risque de malnutrition des enfants ?

Les résultats de l'analyse par régression logistique (tableau 19) révèlent des effets diversifiés selon les catégories d'indicateurs et selon les pays :

- **En cas de malnutrition structurelle**, les risques de retard de croissance sont de l'ordre de 10 à 20 % plus élevés parmi les enfants dont les ménages utilisent l'eau de boisson insalubre issue du puits traditionnel au Burkina Faso, au Niger et en Éthiopie. Par contre, ce risque est nul au Ghana et au Sénégal. S'agissant de l'insuffisance pondérale, la consommation de l'eau de boisson provenant d'une source non améliorée (le puits) augmente également le risque au Burkina Faso (risque de 1,08), au Niger (risque de 1,21) et au Sénégal (risque de 1,17). Ces effets nets sont nuls ou inversés au Ghana et en Éthiopie ;
- **S'agissant de la malnutrition conjoncturelle (émaciation)** : la consommation de l'eau de puits insalubre aggrave moyennement le risque de malnutrition aigüe chez les enfants de moins de cinq ans au Niger (risque de 1,11), au Burkina Faso (risque de 1,02) et au Sénégal (risque de 1,01), comparativement au Ghana et en Éthiopie où ces risques sont nuls.

Les effets aggravants de l'utilisation de l'eau de forage sur la malnutrition des enfants observés au Burkina Faso, au Niger et en Éthiopie posent des questions sur la qualité de l'eau de forage hydraulique (dans ces pays, la survie de la population et du bétail est liée aux investissements onéreux dans les forages hydrauliques). Ces résultats corroborent ceux observés en Côte d'Ivoire dans la capitale Abidjan (Mossi, 2012) où les enfants issus des ménages urbains ayant accès aux sources d'eau de robinet dans le logement avaient une prévalence légèrement plus élevée de malnutrition en 1998 (10,6 %) comparativement aux enfants utilisant une source d'eau de fontaine publique ou du puits respectivement 2,7 % et 9,6 %.

Tableau 19. Modèle 4 – Effet net des facteurs de la malnutrition des enfants liés à l'environnement immédiat du ménage concernant la source d'eau de boisson non potable.

Variables dépendantes et indépendantes	Pouvoir net explicatif de la malnutrition Coefficient de chance/risque				
	Burkina Faso EDS 2010	Niger EDS 2012	Sénégal EDS 2010	Ghana EDS 2008	Éthiopie EDS 2011
Nombre d'observations	3 197	2 853	2 144	1 483	6 016
Pseudo R^2	0,0919	0,1057	0,1028	0,1008	0,1556
Probabilité > chi^2	0,0000	0,0000	0,0000	0,0000	0,0000
Variable dépendante : retard de croissance					
Eau de robinet	Réf.	Réf.	Réf.	Réf.	Réf.
Eau des forages	1,030	1,050	0,907	0,855	1,158
Eau de puits	1,124	1,110	0,975	0,643	1,220*
Autre source	0,862	1,356	0,961	0,821	1,141
Variable dépendante : insuffisance pondérale					
Eau de robinet	Réf.	Réf.	Réf.	Réf.	Réf.
Eau des forages	1,146	1,168	1,267	1,144	0,809
Eau de puits	1,086	1,214	1,174	0,765	0,853
Autre source	1,070	1,407	0,943	0,893	0,856*
Variable dépendante : émaciation					
Eau de robinet	Réf.	Réf.	Réf.	Réf.	Réf.
Eau des forages	1,036	1,193	0,937	2,114***	0,749
Eau de puits	1,020	1,116	1,010	0,761	0,702**
Autre source	0,891	1,548	0,753	1,640*	0,775**

Sources : analyse statistique de la base des données EDS et tableau de synthèse généré par l'auteur.

Les risques de malnutrition liés à la consommation de l'eau supposée potable provenant du forage, s'expliqueraient, selon les habitants, par la pollution de l'eau par les animaux d'élevage ou lors de sa conservation :

> « *Dans notre communauté, la consommation d'eau de forage n'influence en rien la santé des enfants. Seulement au niveau de certains forages, il y a une promiscuité entre les bêtes et les hommes. Avec la poussière, il y a risque de microbe.* » (Personnel de Santé, Sénégal).

> « *C'est surtout lié à la gestion et au stockage de l'eau. Les moyens de conservation (bidons canaris, seaux) utilisés pour la*

conservation et la consommation de l'eau contaminent l'eau et exposent les enfants à la diarrhée qui a un impact sur l'état nutritionnel des enfants. » (Expert nutritionniste, Niger).

Il semble important que le contrôle régulier de la qualité de l'eau de forage soit effectué par les services de santé afin de réduire les risques de contamination. Plusieurs études ont montré les risques de contamination pour la santé humaine de la mauvaise qualité de l'eau de boisson (Ouansah *et al.*, 2015 ; OMS, 2016).

Risques de malnutrition des enfants liés à l'insalubrité sanitaire des toilettes

L'effet des conditions d'hygiène fécale sur la malnutrition des enfants est confirmé de manière systématique pour les cinq pays (tableau 20) aussi bien pour la malnutrition structurelle que pour la malnutrition conjoncturelle (de manière très prononcée) :

- L'utilisation de toilettes non améliorées augmente le risque de la malnutrition chronique de 2,5 fois au Burkina Faso, de 1,5 fois au Sénégal et en Éthiopie, et de 1,2 et 1,1 au Niger par rapport à un usage de toilettes modernes. Ces risques sont plus élevés pour l'insuffisance pondérale chez les enfants utilisant des toilettes non améliorées au Burkina Faso (risque de 2,8), au Niger (risque de 2,3), au Ghana et en Éthiopie (risque de 1,5), et au Niger (risque de 1,3) ;
- La probabilité pour un enfant d'être affecté par la malnutrition aigüe morbide est plus élevée de manière systématique dans les cinq pays avec des risques très significatifs variant de 6,8 fois au Burkina Faso à 3,5 fois au Niger et 2,1 fois en Éthiopie.

Ces résultats corroborent ceux issus de plusieurs autres études (Fotso, 2005 ; Black *et al.*, 2008).

Les mauvaises pratiques d'évacuation des excréments des enfants âgés de 0-2 ans, constituent l'une des causes principales de l'effet discriminant très négatif de l'hygiène sanitaire sur la malnutrition des enfants. Ainsi, au Niger, les résultats de l'enquête du Programme services intégrés de base au Niger portant sur 12 départements avaient révélé que « seulement 15 % des mères effectuent de manière hygiénique l'évacuation des excréments de leurs enfants ». (Ndamobissi, 2007, p. 97).

Tableau 20. Modèle 4 – Effet net des facteurs de la malnutrition des enfants liés à l'hygiène sanitaire du ménage.

Variables dépendantes et indépendantes	Pouvoir net explicatif de la malnutrition Coefficient de chance/risque				
	Burkina Faso EDS 2010	Niger EDS 2012	Sénégal EDS 2010	Ghana EDS 2008	Éthiopie EDS 2011
Nombre d'observations	3 197	2 853	2 144	1 483	6 016
Pseudo R^2	0,0919	0,1057	0,1028	0,1008	0,1556
Probabilité > chi^2	0,0000	0,0000	0,0000	0,0000	0,0000
Variable dépendante : retard de croissance					
Toilette moderne	Réf.	Réf.	Réf.	Réf.	Réf.
Toilette traditionnelle améliorée	1,879	0,938	1,279	1,112	1,370
Toilette non améliorée	2,514	1,119	1,451*	1,152	1,537**
Variable dépendante : insuffisance pondérale					
Toilette moderne	Réf.	Réf.	Réf.	Réf.	Réf.
Toilette traditionnelle améliorée	2,388	2,027**	1,353	1,181	1,312
Toilette non améliorée	2,827	2,393***	1,291	1,572	1,594*
Variable dépendante : émaciation de l'enfant					
Toilette moderne	Réf.	Réf.	Réf.	Réf.	Réf.
Toilette traditionnelle améliorée	3,857	3,202***	1,460	1,260	1,722
Toilette non améliorée	6,751*	3,488***	1,379	1,236	2,109**

Sources : analyse de régression statistique de la base des données EDS et tableau de synthèse généré par l'auteur.

Les entretiens effectués sur le terrain avec le professionnel des questions de nutrition confirment l'effet négatif des mauvaises pratiques d'hygiène-assainissement sur l'état nutritionnel de l'enfant :

« Oui le manque de latrines, le manque de lavage des mains, la présence des excreta des animaux et même humains exposent plus les enfants aux maladies. Les enfants qui sont déposés à même le

sol et qui ingurgitent les microbes, les virus, ce qui augmente le risque de diarrhées, et tous types d'infections qui ont un impact négatif sur la malnutrition. » (Expert nutritionniste de HKI, Niger).

Selon les habitants de Dakar, la présence des eaux usées est un facteur de risques sanitaires pour deux raisons. Premièrement, les eaux contiennent des germes vecteurs de maladie, et sont donc directement responsables des maladies. En second lieu, dans les eaux usées peuvent se développer des larves qui donnent naissance à des insectes (mouches, moustiques). C'est dans ces conditions que des cas de paludisme sont très souvent répertoriés dans les communautés et, selon les enquêtés, la malnutrition des enfants a un lien avec l'environnement physique. C'est ce qui ressort du constat d'un membre de communauté de la commune périphérique de Dakar :

« *Le paludisme est très fréquent dans notre localité, le paludisme est transmis par l'anophèle. La prolifération de ce moustique est liée à l'environnement (insalubrité, humidité, obscurité)* ». Homme, membre de la communauté de HLM à Dakar, Sénégal.

Le déficit d'hygiène dans l'allaitement des enfants constitue un facteur déterminant comme l'indique le message ci-dessous issu des entretiens de groupe au Burkina Faso :

« *Le manque de moyen financier, ensuite l'ignorance, l'insuffisance des apports alimentaires, et l'allaitement maternel sans hygiène parce que la plupart des femmes dans notre communauté ne respectent pas les règles d'hygiène depuis la grossesse jusqu'à l'accouchement.* » (Homme, Burkina Faso)

La forte influence — très significative — du manque d'hygiène des ménages sur la malnutrition des enfants, déjà observée au Cameroun, en Côte d'Ivoire, au Bhutan et dans d'autres pays atteste également l'effet des pratiques comportementales d'hygiène sanitaire sur les risques de morbidité des enfants en Afrique.

Risques de malnutrition des enfants liés à la présence d'animaux domestiques

Il est courant en Afrique au sud du Sahara d'observer les enfants marchant à quatre pattes en contact direct avec les animaux domestiques ou mangeant de la terre souillée par les excreta des animaux de la basse-cour de l'élevage traditionnel (poulets, cabris, moutons, bœufs, chiens, etc.). Il s'agit de mauvaises pratiques d'hygiène pour l'enfant, jadis négligées par les parents par ignorance des effets néfastes sur la santé et l'état nutritionnel.

Nous avons abordé cette problématique en considérant l'existence de poulets élevés par le ménage comme un risque aggravant de contamination bactérienne de l'enfant et, par conséquent, comme un facteur augmentant le risque de malnutrition.

Les résultats de l'analyse statistique révèlent que les enfants vivant dans les ménages disposant de poulets domestiques courent des risques importants de retard de croissance au Niger (risque de 1,43), au Sénégal (risque de 1,01) et en Éthiopie (risque très élevé de 1,42) au sein des ménages disposant d'une importante quantité de poulets de basse-cour ou d'élevage. Par contre, ces risques sont nuls au Ghana.

Les effets de risques sur l'émaciation sont plus importants au Burkina Faso et en Éthiopie.

Les risques de contamination bactérienne entraînant la diarrhée ou des infections intestinales transmises par les mouches souillées ou par les excreta des animaux provoqueraient des dégradations de la santé des enfants et de leur état nutritionnel. Les deux pays africains (Niger et Éthiopie) ayant les taux de malnutrition chronique les plus élevés enregistrent des effets de risques très élevés de malnutrition liés à la présence des poulets domestiques.

Ces risques liés aux animaux domestiques semblent pourtant connus des acteurs communautaires et des habitants qui connaissent également, pour certains, les bonnes pratiques qui contribueraient à réduire les risques de contamination, comme en attestent les témoignages suivants.

> *« Les animaux peuvent transmettre certaines maladies aux enfants, donc la proximité avec les animaux peut influencer la santé des enfants. »* (Animateur communautaire au Sénégal)
>
> *« Oui, les animaux en contact avec les enfants transmettent des virus aux enfants quand nos enfants bébés marchent à quatre pattes et mangent la terre ; d'où la nécessité de veiller sur l'état de santé des animaux domestiques. »* (Femme allaitante au Burkina Faso)
>
> *« Il est nécessaire de séparer et de faire un enclos pour les animaux et ramasser les excréments tout le temps. »* (Femme au Niger).

Les participants aux discussions de groupe reconnaissent qu'*« au-delà des toilettes, la gestion des selles des enfants par les parents influence la santé et la malnutrition des enfants. Une bonne mère doit être assez vigilante afin de ne pas laisser son enfant patauger dans ses propres selles et d'éviter les maladies chez l'enfant qui le rendent maigre* ». (Homme, Burkina Faso).

Influence des inégalités de genre sur la malnutrition des enfants

Une étude antérieure de l'effet du genre sur la fécondité au Cameroun (Kamdem Kamgno, 2005) a révélé l'impact des différences de niveau d'éducation entre hommes et femmes et l'effet de la participation de la femme à la prise de décision comme facteurs de différenciation des niveaux de descendance. Qu'en est-il de l'effet des inégalités de genre sur les différences de niveau de malnutrition des enfants dans les cinq pays ?

Niveau d'éducation du couple et malnutrition de l'enfant

Trois cas ont été envisagés : soit la femme est plus instruite que le mari, soit c'est le mari le plus instruit, soit les deux membres du couple ne sont pas instruits.

- Quand la femme est plus instruite que son mari :
  - i) L'analyse fait apparaître que dans le cas du retard de croissance, le risque de malnutrition des enfants est aggravé dans quatre pays (Burkina Faso, Niger, Sénégal et Ghana) à l'exception de l'Éthiopie.
  - ii) Concernant l'insuffisance pondérale, les enfants du Niger, du Ghana, de l'Éthiopie et du Burkina Faso ont une probabilité plus élevée de faible poids par rapport à leur âge comparativement aux enfants du Sénégal qui ont un risque nul.
  - iii) Pour l'émaciation, seuls les enfants du Niger, du Ghana et de l'Éthiopie font face à des risques aggravants respectifs de 1,4, 1,18 et 1,09 comparativement aux enfants du Burkina Faso et du Sénégal pour lesquels un niveau d'éducation plus élevé de la femme par rapport à son mari a plutôt pour effet de réduire le risque de malnutrition aigüe.
- Quand le mari est plus instruit que la femme :
  - iv) Il n'existe pas d'effet aggravant sur la malnutrition aigüe des enfants dans aucun des pays — au contraire, cela réduit les risques de manière très importante au Sénégal (risque de 0,58)

par rapport au groupe de référence constitué d'enfants ayant les deux parents/conjoints de même niveau d'éducation (risque de 1) ;

v) S'agissant de la malnutrition structurelle, l'écart de niveau d'instruction entre conjoints au profit du mari augmente les risques de retard de croissance au Burkina Faso (risque de 1,7 significatif au seuil de 5 %), au Niger (risque de 1,32) et au Ghana (risque de 1,06), ce qui n'est pas le cas au Sénégal.

- Lorsque les deux conjoints sont tous les deux non instruits, leur faible niveau de connaissance aggrave les risques de malnutrition des enfants principalement pour la malnutrition structurelle (davantage liée à la pauvreté du ménage) comparativement à la malnutrition conjoncturelle où ce statut égalitaire de niveau d'éducation des deux conjoints n'a pas d'effet net important sur l'émaciation des enfants (liée aux chocs temporels affectant tous les enfants).

Ces résultats pourraient s'expliquer par les différences d'attitudes et de pratiques de l'homme ou de la femme dans la prise de décision dans l'utilisation des ressources du ménage présentées ci-dessous. Il apparaît une situation spécifique observée au Sénégal concernant les risques élevés de retard de croissance auxquels sont exposés les enfants appartenant aux ménages dont les femmes sont plus instruites que leur mari.

La cogestion par l'homme et la femme des terres agricoles est une préoccupation importante. Les pratiques en vigueur dans les communautés font état d'un patriarcat qui laisse à l'homme le dernier mot en ce qui concerne la gestion des terres agricoles. Les déclarations issues des discussions de groupes révèlent que la notion de « *chef de ménage* » est consacrée exclusivement à l'homme. En parlant de « *chef de ménage* », les interlocuteurs font tacitement référence à l'homme, dans un contexte social où les femmes, cadettes sociales, peuvent difficilement jouer le rôle de chef de ménage du vivant de leurs époux.

> *« Les terres sont entre les mains des hommes, ainsi que les récoltes et ils font de ça ce qu'ils veulent. »* (Étudiant, Burkina Faso)
>
> *« C'est le chef de ménage qui gère les terres agricoles en donnant des fois un petit lopin aux femmes. »* (Femme en âge de procréer, Niger)
>
> *« Les hommes ont le dernier mot sur la gestion des terres agricoles des ménages. »* (Femme en âge de procréer, Niger).

Les Sénégalais se mobilisent au sein de leurs communautés pour trouver des réponses à ces problèmes. Cette mobilisation communautaire consiste surtout en des séances d'éducation au cours desquelles les mères sont informées sur les stratégies nutritionnelles destinées aux enfants.

« Faire des causeries sur la malnutrition et dire aux femmes de veiller à la propreté du milieu des enfants et de leur donner à manger des aliments riches en fer comme les haricots, niébé et du lait. » (Professionnel de Santé et Nutrition, Sénégal)

« Les gens font des activités pour éviter la malnutrition comme, par exemple : le micro-jardinage, l'élevage et la sensibilisation. » (Animateur communautaire, Sénégal).

Ainsi, les femmes qui ont bien assimilé ces leçons de sensibilisation les appliquent à leurs enfants, et évitent d'être l'objet des stigmates sociaux. En effet, la perception, ou, mieux, la considération que la communauté a d'une femme dont les enfants sont bien nourris est très positive et valorisante. En revanche, lorsque les enfants sont mal nourris et présentent des signes de dénutrition, leurs parents feront l'objet de « *moqueries* » au sein de la communauté.

« Les gens pensent que la femme dont les enfants sont bien nourris est une femme responsable qui se soucie de l'avenir de ses enfants. Par contre, si l'enfant souffre d'une malnutrition, on dit que la femme n'a pas le temps de s'occuper de son mari et de son enfant. C'est une mauvaise femme. » (Femme, personnel de santé au Sénégal).

Il ressort des informations qualitatives que les femmes sont rendues responsables de l'apparence physique de leurs enfants en société. Dans le cas de malnutrition de l'enfant, on récrimine d'abord la femme avant de mettre en cause le mari.

Participation de la femme aux décisions concernant les dépenses de santé du ménage

Les inégalités de genre dans un couple en matière de priorisation et d'allocation des ressources en faveur des dépenses de santé, touche directement les cas de malnutrition des enfants autant en termes préventifs que curatifs (tableau 21) :

i) **Lorsque le mari décide seul sans consulter ou sans associer son épouse**, le risque de malnutrition de l'enfant est élevé : exclusivement au Sénégal avec un risque de 1,17 pour le retard de croissance ; 1,11 pour l'insuffisance pondérale et un risque de 1,4 pour l'émaciation des enfants comparativement au groupe de référence des enfants dont les deux conjoints décident de manière consensuelle (risque de 1). Les enfants du Ghana connaissent également un risque élevé de 1,4 pour le retard de croissance.

Tableau 21. Modèle 5 – Effet net des facteurs de la malnutrition des enfants liés aux inégalités du genre, participation de la femme à la prise de décision pour dépenses de santé du ménage.

	Pouvoir net explicatif de la malnutrition Coefficient de chance/risque				
Variables dépendantes et indépendantes	Burkina Faso EDS 2010	Niger EDS 2012	Sénégal EDS 2010	Ghana EDS 2008	Éthiopie EDS 2011
Nombre d'observations	3,197	2,853	2,144	1,483	6.016
Pseudo R^2	0,0919	0,1057	0,1028	0,1008	0,1556
Probabilité > chi^2	0,0000	0,0000	0,0000	0,0000	0,0000
Variable dépendante : retard de croissance					
Femme décide seule	1,046	0,773	0,836	1,707***	1,056
Décision commune	Réf.	Réf.	Réf.	Réf.	Réf.
Mari décide seul	1,049	0,995	1,169	1,413***	0,824***
Variable dépendante : insuffisance pondérale					
Femme décide seule	0,752	0,650	0,924	0,912	0,958
Décision commune	Réf.	Réf.	Réf.	Réf.	Réf.
Mari décide seul	0,873	0,756**	1,109	0,844	0,975
Variable dépendante : émaciation de l'enfant					
Femme décide seule	0,541***	0,504*	1,312	0,796	1,067
Décision commune	Réf.	Réf.	Réf.	Réf.	Réf.
Mari décide seul	0,734**	0,867	1,380	0,982	1,099
* Significatifs au seuil de 10 %. ** Significatifs au seuil de 5 %. *** Significatifs au seuil de 0 %.					

Sources : analyse de régression statistique de la base des données EDS et tableau de synthèse généré par l'auteur.

ii) **Lorsque la femme décide seule des dépenses de santé**, le risque de malnutrition aigüe des enfants est réduit de manière très significative au Niger (risque de 0,50 au seuil de 10 %) et au Burkina Faso (risque de 0,54, significatif de 0 %). Ce risque est élevé (de 1,3 au Sénégal et de 1,09 en Éthiopie) quand la femme, ou l'homme, décide de manière unilatérale des dépenses de santé. S'agissant de la malnutrition structurelle (retard de croissance), le risque est très élevé de manière significative au Ghana (risque de 1,7 si la femme décide seule ou risque de 1,4 si le mari décide seul) et au Sénégal (risque de 1,17 si le mari décide seul).

Les résultats de la recherche qualitative sur le terrain révèlent qu'**au Burkina Faso**, en ce qui concerne la prise de décisions, relatives à l'allaitement ou à l'alimentation de l'enfant, la majorité des personnes interviewées affirment que « *c'est la femme* ». D'autres ajoutent : « *la femme en général, mais si la femme est instruite* ». La variable « *éducation* » de la femme est déterminante.

Pour les décisions concernant la santé dans le ménage, les participants aux discussions de groupe pensent que « *les deux* » sont impliqués. Cependant, pour le contrôle de la gestion des ressources alimentaires (récoltes, argent, etc.) dans le ménage, la balance semble pencher entièrement du côté de l'homme. L'homme « règne » dans son ménage, et a le dernier mot sur la gestion des provisions alimentaires.

Au Burkina Faso, les femmes ont souligné que la consommation d'alcool et de cigarettes par l'un des conjoints (l'homme ou la femme) a une influence réelle sur l'alimentation des enfants dans le ménage. Pour soutenir ce point de vue, les arguments sont divers : « *Oui, il diminue la ration alimentaire* » ; « *c'est possible dans la mesure où l'argent qui aurait servi pour nourrir les enfants sert à acheter l'alcool et la cigarette* », etc. (Femme allaitante, Burkina Faso).

En résumé, les inégalités de genre dans la prise de décision des dépenses de santé influencent négativement l'état nutritionnel des enfants de manière différentielle selon les pays. Les enfants du Niger sont moins exposés au risque d'être affectés par la malnutrition aigüe (émaciation) quand leurs mères ont l'aptitude de décider librement des dépenses de santé du ménage comparativement aux autres enfants.

Ce résultat apporte davantage d'éclairages dans la connaissance des problèmes récurrents liés à la malnutrition aigüe chez les enfants du Niger avec des crises alimentaires et nutritionnelles à répétition dont l'épicentre se trouve dans les zones économiquement viables du Niger, à forte production agricole et de commerce de large échelle. Le rapport de domination des maris, propriétaires terriens et commerçants dans une société majoritairement de culture Haoussa, contribuerait à augmenter les risques de malnutrition, de morbidité et de décès des enfants. L'amélioration des rapports de force homme/femme et l'habilitation des femmes dans l'accès et le contrôle des ressources auraient sans nul doute un impact positif pour la survie des enfants.

Facteurs démographiques de la malnutrition des enfants

L'ensemble des pays de la zone sahélienne sont en phase de transition démographique caractérisée par une baisse rapide de la mortalité infanto-juvénile et un maintien de la fécondité à un niveau élevé qui contribuent à accélérer la croissance déjà rapide de la population avec un doublement des effectifs en un temps record.

Le postulat qui sous-tend cette section repose sur l'hypothèse inspirée de la thèse de Malthus, dans un contexte de pauvreté, plus il y a de bouches à nourrir, plus les enfants courent de risques d'être malnutris.

Les paramètres démographiques liés à l'intervalle entre les naissances, à la charge d'enfants scolarisés ainsi qu'un déterminant de la richesse du ménage (fortement occasionné par le surpeuplement), à savoir le rapport de superficie agricole par membre du ménage, contribueraient à créer des inégalités de risques de malnutrition chez les enfants.

Poids de la fécondité sur la malnutrition des enfants

Les études antérieures ont démontré l'effet négatif de la fécondité élevée de la femme, de la procréation précoce, tardive, de naissances rapprochées et du poids élevé des inactifs sur la mortalité des enfants en Afrique (Mosley, 1984) et une étude réalisée en milieu rural du Sénégal (Ronsmans, 1996). Qu'en est-il de l'effet de ces facteurs démographiques sur la malnutrition des enfants ?

Tableau 22. Modèle 6 – Effet net des facteurs démographiques sur la malnutrition des enfants en ce qui concerne l'intervalle réduit entre deux naissances.

Variables dépendantes et indépendantes	Pouvoir net explicatif de la malnutrition Coefficient de chance/risque				
	Burkina Faso EDS 2010	Niger EDS 2012	Sénégal EDS 2010	Ghana EDS 2008	Éthiopie EDS 2011
Nombre d'observations	3 197	2 853	2 144	1 483	6 016
Pseudo R^2	0,0919	0,1057	0,1028	0,1008	0,1556
Probabilité > chi^2	0,0000	0,0000	0,0000	0,0000	0,0000
Variable dépendante : retard de croissance					
Réduit (- de 24 m.)	1,224	1,120	1,258	1,409	1,088
Moyen (24-35 mois)	1,176	0,850	0,940	1,339*	0,931
Élevé (36-59 mois)	1,060	0,811	1,012	0,812	0,781***
Très élevé (60 m. +)	Réf.	Réf.	Réf.	Réf.	Réf.
Variable dépendante : insuffisance pondérale					
Réduit (- de 24 m.)	1,154	1,074	1,706	1,301	1,183
Moyen (24-35 mois)	1,183	0,905	1,057	1,069	1,074
Élevé (36-59 mois)	1,157	0,720**	1,061	0,670**	0,935
Très élevé (60 m. +)	Réf.	Réf.	Réf.	Réf.	Réf.
Variable dépendante : émaciation					
Réduit (- de 24 m.)	1,182	1,005	1,099	0,830	0,845
Moyen (24-35 mois)	1,076	1,010	0,872	0,812	1,019
Élevé (36-59 mois)	1,196	0,946	0,964	0,630**	0,905
Très élevé (60 m. +)	Réf.	Réf.	Réf.	Réf.	Réf.
* Significatifs au seuil de 10 %. ** Significatifs au seuil de 5 %. *** Très significatifs au seuil de 0 %.					

Sources : analyse statistique de la base des données EDS et tableau de synthèse généré par l'auteur.

Un intervalle inter génésique court inférieur à 24 mois augmente le risque de malnutrition chronique et d'insuffisance pondérale de l'enfant de manière différentielle selon les pays (tableau 22) :

- Ces risques sont élevés au Ghana (1,41), au Sénégal (1,25), au Burkina Faso (1,22), au Niger (1,12) et en Éthiopie (1,09) en ce qui concerne le retard de croissance ;
- **S'agissant de l'insuffisance pondérale**, le risque d'aggravation de la malnutrition des enfants, dû à l'intervalle réduit entre deux naissances

est de 71 % plus élevé au Sénégal ; 30 % plus élevé au Ghana, 18 % plus élevé en Éthiopie et respectivement 15 et 7 % plus élevé au Burkina Faso et au Niger comparativement aux intervalles longs de plus de 5 ans ou plus ;

- **Concernant l'émaciation**, le faible intervalle entre deux naissances agit principalement sur les enfants du Burkina Faso, du Niger et du Sénégal.

Besoins sociaux d'éducation des enfants et risque de malnutrition

Les dépenses d'éducation des enfants scolarisés constituent des facteurs d'aggravation de la malnutrition des enfants du fait du coût des biens de consommation alimentaire qui sont en compétition avec les coûts éducatifs. Ce facteur de risque a été évalué à partir du nombre d'enfants scolarisés dans le ménage (faible, moyen, élevé) :

- **En cas de retard de croissance**, de manière inattendue, la présence d'un effectif important d'enfants scolarisés dans le ménage tend à diminuer les risques de malnutrition des enfants au Burkina Faso (risque de 0,66 significatif au seuil de 0 %), au Sénégal (risque de 0,71), et au Niger (risque de 0,94) en comparaison des ménages ayant un effectif moyen d'enfants scolarisés à charge (risque de 1). Au Ghana et en Éthiopie, la probabilité pour les enfants de moins de cinq ans d'avoir une taille réduite par rapport à leur âge augmente lorsque le ménage dispose d'un faible effectif d'enfants scolarisés : risque accru de 30 % au Ghana et de 9 % en Éthiopie ;
- **Concernant l'insuffisance pondérale et l'émaciation**, les enfants de moins de cinq ans vivant dans les ménages disposant d'un effectif relativement important d'enfants scolarisés courent moins de risque d'insuffisance pondérale et de malnutrition aigüe.

Ces résultats controversés paradoxaux qui démontrent l'influence positive de la présence dans le ménage des enfants scolarisés sur l'état nutritionnel du nourrisson, semblent apporter deux explications plausibles : i) d'une part, les enfants d'âge scolaire représenteraient un bonus pour les ménages en Afrique grâce à la mendicité dans la rue ou grâce à des travaux réalisés en dehors des heures scolaires, ou bien ii) d'autre part, les ménages ayant un statut social adéquat attireraient davantage les enfants issus de la famille élargie en vue de leur scolarisation en milieu urbain. iii) La présence d'enfants scolarisés peut être tout simplement en corrélation avec le niveau de vie du ménage et le niveau d'instruction des parents qui ont un effet positif sur la malnutrition.

Une étude réalisée dans la capitale du Congo en 1999 avait obtenu les résultats similaires, concernant le fait que la présence d'un effectif important d'enfant de moins de 5 ans dans le ménage réduit le risque d'émaciation des enfants : « *The mean of weight-for-height index decreases when there is more than one child aged below six years in the household*[17]. » (Delpeuch *et al.*, 1999, p. 3).

L'analyse des déterminants de la malnutrition des enfants en milieu urbain en Côte d'Ivoire avait révélé des résultats similaires à savoir une réduction du risque de malnutrition des enfants au sein des ménages de grande taille (Rossi, 2012).

Il n'est pas rare en Afrique de voir les enfants scolarisés, accomplir des activités connexes informelles qui contribuent aux ressources du ménage. D'après les résultats des entretiens de groupe effectués sur le terrain, il est reconnu que les jeunes enfants accomplissent des activités diverses qui contribuent à alléger les charges de leur ménage. À la question de savoir si, dans les familles élargies, le « travail des enfants » représente une stratégie adoptée pour lutter contre la malnutrition, la réponse est la suivante : *« Oui, car ce travail des enfants peut être la source de revenus de toute la famille. »* (Femme en âge de procréer, Burkina Faso).

Notre hypothèse de départ semble être vérifiée pour le retard de croissance uniquement au Ghana en ce sens que le poids des enfants scolarisés augmente le risque de la malnutrition de longue durée des enfants de moins de cinq ans. La modernisation économique de ce pays entraînant des coûts élevés d'éducation des enfants pourrait expliquer l'insécurité nutritionnelle des enfants de moins de cinq ans du fait du fardeau démographique que représentent les enfants scolarisés pour des ménages souvent pauvres. Comme observé dans le chapitre relatif à l'analyse bivariée, le rapport élevé de dépendance contribuerait donc à aggraver la vulnérabilité des enfants, souvent privés de leur droit essentiel nutritionnel.

---

[17] Traduction en français : « La moyenne de l'indice de poids pour la taille (émaciation) diminue lorsqu'il y a plusieurs enfants âgés de moins de six ans dans le ménage ».

Superficie agricole par tête

L'accroissement rapide des effectifs de population, dans un environnement écologique aride où les superficies cultivables sont restées immuables ou en décroissance du fait des changements climatiques (avancée du désert), auxquels s'ajoute la perpétuation des pratiques culturales traditionnelles essentiellement manuelles, posent un véritable problème de survie aux populations du Sahel et de la corne de l'Afrique durement frappées par la sécheresse cyclique, la pauvreté et la malnutrition. Le maintien de plusieurs générations composées de trois ménages (celui du grand-père, du père et des enfants mariés) sur une même superficie agricole avec diminution de rendement, aggravé par le problème de non-maîtrise de la ressource en eau constituent un risque majeur d'insécurité alimentaire et nutritionnelle pour les groupes vulnérables que sont les enfants de moins de cinq ans.

Nous avons essayé d'apprécier la vulnérabilité alimentaire des ménages et son impact sur les risques d'aggravation de la malnutrition des enfants en construisant, à l'aide des données limitées de l'EDS, un indicateur ayant trait à la superficie agricole par tête (relation entre démographie et production agricole).

Les résultats d'analyse (tableau 23) révèlent :

- **S'agissant du retard de croissance**, la faible potentialité de production agricole du ménage due à la faible superficie agricole par tête aggrave le risque de malnutrition des enfants de manière très significative au Ghana (risque de 1,36), au Sénégal (risque de 1,19), en Éthiopie (risque de 1,16) et au Niger (risque de 1,05) comparativement aux enfants appartenant aux ménages ayant une superficie agricole élevée par tête pour lesquels les risques de malnutrition chronique sont nuls (en dessous de la référence 1) ;
- **En ce qui concerne l'insuffisance pondérale**, l'effet net d'une faible superficie agricole par personne sur le risque de faible poids des enfants est généralisé aux cinq pays comme l'indiquent les résultats contenus dans le tableau 23 ;
- **Concernant la malnutrition conjoncturelle (émaciation)**, l'effet net de la faible superficie agricole par tête sur la malnutrition aigüe des enfants n'est pas évident. Les coefficients de risques sont en dessous de 1 à l'exception du Ghana qui enregistre un risque aggravant de 5 %.

Tableau 23. Modèle 6 – Effet net des facteurs démographiques sur la malnutrition des enfants concernant la superficie agricole par tête.

Variables dépendantes et indépendantes	Pouvoir net explicatif de la malnutrition Coefficient de chance/risque				
	Burkina Faso EDS 2010	Niger EDS 2012	Sénégal EDS 2010	Ghana EDS 2008	Éthiopie EDS 2011
Nombre d'observations	3 197	2 853	2 144	1 483	6 016
Pseudo R^2	0,0919	0,1057	0,1028	0,1008	0,1556
Probabilité > chi^2	0,0000	0,0000	0,0000	0,0000	0,0000
Variable dépendante : retard de croissance					
Faible	0,840*	1,049	1,194	1,364**	1,159
Moyen	Réf.	Réf.	Réf.	Réf.	Réf.
Élevée	0,966	1,061	0,976	0,840	1,032
Variable dépendante : insuffisance pondérale					
Faible	1,046	1,046	1,210	1,133	1,099
Moyenne	Réf.	Réf.	Réf.	Réf.	Réf.
Élevée	0,986	1,039	1,180	0,761	0,989
Variable dépendante : émaciation de l'enfant					
Faible	0,982	0,941	0,983	1,054	0,926
Moyenne	Réf.	Réf.	Réf.	Réf.	Réf.
Élevée	0,826	0,946	1,123	0,679	0,956
* Significatifs au seuil de 10 %. ** Significatifs au seuil de 5 %. *** Très significatifs au seuil de 0 %.					

Sources : analyse de régression statistique de la base des données EDS et tableau de synthèse généré par l'auteur.

Il apparaît évident, au vu de ces résultats, que les superficies agricoles très réduites aggraveraient les risques de pauvreté et d'insécurité alimentaire des ménages. L'histoire vécue au Madagascar de déficit en terres agricoles face au peuplement et aux aléas naturels bien que situé dans un contexte différent, est aussi remarquable (Rakotonarivo *et al.*, 2010). Dans un environnement de surpeuplement, la rareté de terres cultivables pour les membres du ménage constitue un des facteurs explicatifs de la malnutrition structurelle des enfants dans les pays arides du Sahel.

Le Niger connaît une situation très préoccupante de forte fécondité et de rareté des terres cultivables comme le mentionnent Guengant et Banoin : « Les enjeux liés aux nécessaires ajustements des systèmes agraires traditionnels nigériens à la croissance rapide de la population sont donc complexes. Parmi ceux-ci, l'adaptation des régimes fonciers pour permettre un accès plus équitable aux meilleures terres constitue un enjeu important. Tout aussi important est le défi que constitue le maintien d'une fécondité élevée au Niger : 7,5 enfants par femme, qui conduit à un doublement de la population tous les vingt ans ». « Pourtant, tout se passe comme si tout pouvait continuer comme par le passé, alors que le Niger est déjà installé dans un déficit alimentaire chronique depuis au moins une vingtaine d'années, que sa population sera multipliée au minimum par 4 ou 5 au cours des cinquante prochaines années, et que plus de la moitié des terres cultivables — dont une grande partie est de qualité médiocre — est déjà cultivée. » (Guengant et Banoin, 2003, p. 6 et 136).

Les personnes interrogées sur le terrain ont reconnu le conflit de générations en matière d'accès à la terre :

« Chez nous, c'est les vieux qui détiennent les terres jusqu'à leur mort. Ils règnent sans partage. Tant qu'ils sont vivants, ils accaparent tout. » (Femme en âge de procréer, Sénégal)

« L'accès aux actifs de production influence la malnutrition parce que ce n'est pas tout le monde qui en a l'accès ».

Toutefois, un des participants aux discussions de groupe argumente de manière contrastée : « *La taille de la population n'explique pas forcément la malnutrition, ça dépend de la disponibilité d'une production adéquate à une bonne alimentation. C'est vrai que plus la population est nombreuse, plus on a besoin de ressources pour la nourrir correctement.* » (Enseignant au Sénégal).

Le facteur « *moyens* » (financiers) semble incontournable, que ce soit en situation de forte ou de faible démographie. C'est ce qui ressort de la position conciliatrice lors des discussions sur le terrain :

« Tout dépend des moyens. Si le chef de famille a des moyens qui lui permettent d'assurer la dépense quotidienne, la taille de la population ne peut en aucun cas expliquer la malnutrition. Mais, s'il est un débrouillard, c'est-à-dire loxoom jotoul guinawam *(sa main ne peut pas toucher son dos), une taille élevée de la population explique la malnutrition des enfants. Par exemple, si le revenu du chef de famille ne peut satisfaire que les besoins de deux personnes alors que la taille du ménage est de dix, l'alimentation ne pourra pas être de qualité. Les enfants ne pourront pas avoir un régime nutritionnel particulier. »* (Femme en âge de procréer, Sénégal).

En résumé, le fardeau démographique constitue un facteur aggravant de la malnutrition des enfants dans les pays du Sahel et de la corne de l'Afrique, caractérisé par des niveaux élevés de fécondité et un poids important d'inactifs à charge. La relation entre d'une part, la malnutrition des enfants et d'autre part, la parité élevée des femmes, l'intervalle réduit entre les naissances, le rapport de dépendance élevé et la faible superficie agricole par tête, constitue des éléments importants à prendre en compte dans les actions préventives visant la réduction de la malnutrition des enfants en Afrique. Cependant, la présence d'enfants scolarisés dans les ménages semble constituer un bonus, ou une sorte de stratégie de survie, pour les ménages face aux risques d'insécurité nutritionnelle des enfants.

Synthèse des résultats et discussions

Statut et conditions de vie du ménage

L'analyse statistique multivariée, aussi bien factorielle que par régression logistique, confirme les hypothèses selon lesquelles les mauvaises conditions de vie et le faible statut économique, social et culturel des ménages augmentent les inégalités face aux risques de malnutrition des enfants de moins de cinq ans dans les cinq pays.

Statut du ménage et modernité socioculturelle

L'effet net du faible statut social du ménage (pauvreté des ménages) sur la malnutrition chronique des enfants est de 60 à 80 % plus élevé au Ghana et au Sénégal, et de l'ordre de 10 % au Niger et en Éthiopie. Ces risques sont de l'ordre de 25 % à 30 % concernant le rachitisme des enfants appartenant aux ménages pauvres au Sénégal et au Niger. Les risques de malnutrition aigüe (émaciation) sont 30 % plus élevés au Ghana.

Ces résultats confirment ceux des recherches antérieures liées à la relation de cause à effet entre le statut socio-économique du ménage et la malnutrition des enfants (Fotso et Kuate, 2005) : « la malnutrition des enfants est trois fois plus élevée parmi les ménages des communautés pauvres ». « L'étude réalisée en 2008 sur les causes de la malnutrition des enfants dans trois pays (Burkina Faso, Mali et Tchad) à l'aide des données quantitatives des EDS avait mis en évidence que les enfants issus des ménages riches couraient 47 % moins de risques de malnutrition chronique que les enfants issus des ménages très pauvres » (Dabo *et al.*, 2008). L'étude effectuée par Jean-Pierre Lachaux portant sur les déterminants de la malnutrition des enfants dans trois pays (Cameroun, Burkina Faso et Togo) et essentiellement axée sur l'influence des variables démographiques avait mis en exergue l'effet négatif de la pauvreté des ménages sur l'état nutritionnel des enfants (Lachaux, 2005).

De meilleures conditions de vie sociales semblent cependant être un facteur d'aggravation de la malnutrition des enfants au Burkina Faso dont la population est la plus affectée par la pauvreté monétaire (57 %) comparativement aux quatre autres pays de l'étude.

Les résultats de l'effet négatif du faible statut social du ménage sur la malnutrition des enfants confirment ceux de l'analyse des facteurs de la malnutrition effectués en Côte d'Ivoire (avec un effet net négatif de – 1,290 parmi les enfants issus de ménages de 6 à 8 personnes et un risque de – 1,160 pour le ménage de 9 personnes et plus) et mettent en exergue l'aggravation des risques de malnutrition avec l'augmentation de la taille des ménages (Mosso, 2012).

S'agissant des facteurs liés à **la modernisation socioculturelle**, l'appartenance d'un enfant à un ménage ayant le statut socioculturel dit moderne[18] augmente de deux fois les risques d'insuffisance pondérale de l'enfant au Sénégal et au Burkina Faso comparativement aux enfants appartenant aux ménages de statut socioculturel moyen. Ces résultats contradictoires traduisent l'effet *a contrario* de l'urbanisation sur les familles de classe moyenne ou aisée qui sont contraintes d'accueillir beaucoup d'émigrants ruraux (trop de bouches à nourrir) pour raisons d'études ou raisons économiques.

Environnement immédiat du ménage

Les mauvaises pratiques d'hygiène (utilisation des toilettes non améliorées ou évacuation des excreta dans la nature) augmentent très fortement les risques de malnutrition chronique des enfants dans les

[18] La variable composite de statut socioculturel moderne du ménage prend en compte le degré d'urbanisation (urbain/rural), la taille du ménage, le niveau d'instruction de la femme, l'exposition de la femme aux médias, la pratique de la contraception et le statut d'occupation de la femme.

cinq pays (par exemple, de 1,5 à 2,5 fois au Sénégal et au Burkina Faso) avec des risques extrêmement aggravés concernant le rachitisme (risques de 6,5 fois au Burkina Faso et 3,5 fois au Niger). Les résultats de notre recherche renforcent ceux issus de plusieurs études antérieures telles que celle effectuée par (Fink *et al.*, 2011).

L'augmentation des risques de la malnutrition des enfants de moins de cinq ans liée à la présence des animaux domestiques, principalement les poulets d'élevage dans les ménages, a été vérifiée pour l'insuffisance pondérale et le rachitisme, au Burkina Faso et en Éthiopie. Cette relation statistique de cause à effet que nous avons établie entre malnutrition chronique des enfants et présence de poulets domestiques au sein du ménage s'expliquerait par les risques de contamination par les virus d'origine fécale environnementale appelée « Entéropathie environnementale » qui cause les « perméabilités et blessures intestinales » chez les enfants en zone tropicale (Linn *et al.*, 2003 ; Bloomberg *et al.*, 2013).

Ces mauvaises conditions d'hygiène se construisent et se consolident dans les espaces où les populations sont généralement mal logées (en milieu rural et en zone périurbaine insalubre), avec des difficultés réelles d'accès aux services sociaux de base comme l'eau et l'électricité et l'insuffisance de connaissances par les parents, des effets des mauvaises pratiques hygiéniques sur la santé et la malnutrition des enfants.

Si l'accès aux services sociaux de base est difficile, il y a lieu d'admettre, au regard d'observations empiriques de terrain, que l'accès au foncier ou aux actifs de production (terre, semences et revenus) et aux marchés l'est également, sinon plus.

Inégalités du genre dans les rapports sociaux hommes et femmes en matière de gestion des ressources

Si la quasi-totalité des recherches ont mis en évidence l'effet négatif du faible niveau d'éducation et donc des faibles connaissances de la femme sur la santé, sur l'état nutritionnel des enfants (Mostley, 1984 ; Moestue, 2005), notre recherche révèle l'impact négatif sur la malnutrition des enfants, de l'écart de niveau d'éducation entre hommes et femmes (30 % au Niger et 70 % au Burkina Faso) ainsi que la non-participation de la femme aux prises de décision pour les dépenses de santé du ménage (risques plus importants au Sénégal si la femme est écartée et risques positifs de réduction de la malnutrition au Niger si la femme décide seule).

Ainsi, au Burkina Faso, la citation ci-dessous fait état d'une inégalité dans les rapports de genre, en matière d'accès à la propriété foncière : « *les terres sont entre les mains des hommes, ainsi que les récoltes et ils font de ça ce qu'ils veulent* ».

En effet, les terres sont la propriété de l'homme, et dans la mesure où certains hommes exploitent eux-mêmes leurs terres, ils ont le plein droit de faire ce qu'ils veulent des récoltes qui peuvent en découler. Ils peuvent décider de le vendre tout simplement, et orienter leurs revenus ailleurs que dans l'alimentation des enfants. Le résultat est que ces derniers souffriront de malnutrition. On comprend donc pourquoi lorsque la femme décide seule pour les dépenses de santé, les risques de malnutrition aigües sont faibles chez les enfants. Pour beaucoup, c'est parce que « *la femme met tous les moyens en donnant aux enfants des aliments riches en vitamines* ». Et, elle nourrit ses enfants sans discrimination entre les filles et les garçons.

L'hypothèse d'inégalité de genre dans la gestion des ressources comme facteur aggravant de la malnutrition des enfants s'est avérée et corrobore celles d'autres recherches portant sur l'influence des déséquilibres dans les rapports sociaux hommes et femmes en matière de fécondité en Afrique (Kamgno, 2006), (Libali, 2015), ou de santé maternelle et infantile (Bettina et Matthew, 2009).

Le poids de la démographie sur la malnutrition des enfants

Le retard de la transition démographique dans les pays du Sahel et de la corne de l'Afrique a un effet très négatif sur l'état nutritionnel des enfants. Les enfants appartenant aux ménages ayant un rapport de dépendance très élevé ou un intervalle entre les naissances très réduit ont des risques très élevés de malnutrition chronique (25 % à 70 %). Les enfants du Niger ou du Sénégal sont fortement affectés par la malnutrition aigüe (rachitisme) liée au faible espacement des naissances.

La forte démographie des pays pèse également sur les terres cultivables qui deviennent plus rares, avec pour effet l'augmentation des risques de malnutrition chez les enfants appartenant aux ménages ayant une faible superficie de terres agricoles par tête : une seule parcelle de terre sert à nourrir au moins trois générations (grand-père marié, fils mariés avec leurs enfants, petits-fils mariés avec leurs enfants, etc.). L'étude réalisée par Omrane Mustapha sur les interactions sociodémographiques avec la rareté des terres agricoles au Madagascar est riche d'enseignements (Omrane, 2007).

L'effet des besoins d'éducation des enfants scolarisés sur l'état nutritionnel des enfants de moins de cinq ans est contraire selon les pays francophones et anglophones : au Ghana et en Éthiopie, les risques de malnutrition chez les enfants de moins de cinq ans sont plus importants pour les enfants vivant dans les ménages ayant un effectif important d'enfants scolarisés tandis qu'au Burkina Faso, au Sénégal et au Niger, l'état nutritionnel des enfants de moins de cinq ans est meilleur dans les ménages abritant davantage d'enfants scolarisés.

L'enquête qualitative a apporté des explications plausibles, à savoir : i) le degré élevé d'attraction des jeunes par les ménages citadins nantis, ii) le phénomène de travail des enfants ou de la mendicité (solidarité) très répandue en Afrique de l'Ouest constitue des sources additionnelles de revenus pour la subsistance des ménages.

Conclusion

La persistance de niveaux très élevés de fécondité dans les pays d'Afrique du Sahel et de la corne de l'Afrique constitue une des menaces permanentes de l'insécurité alimentaire et nutritionnelle des enfants, en particulier au Niger, où le niveau de fécondité est le plus élevé au monde et où il existe l'un des niveaux les plus élevés au monde de sous-nutrition des enfants. Il en est de même du rôle prédominant des hommes par rapport aux femmes dans le contrôle des ressources du ménage.

Une meilleure capacité financière des ménages pour acheter des biens de consommation et de satisfaire leurs besoins vitaux de même que l'acquisition des connaissances modernes pour une meilleure priorisation des dépenses en faveur des enfants et l'adoption de pratiques appropriées pour les soins nutritionnels aux enfants sont autant de déterminants clés qui pourraient contribuer à réduire les risques de malnutrition chez les enfants en Afrique.

VI.
Déterminants de la malnutrition des enfants au niveau individuel

D'après notre cadre conceptuel et d'analyse, les caractéristiques individuelles de la mère et de l'enfant sont des éléments importants de comportement pouvant avoir un effet direct immédiat sur l'état nutritionnel.

Défis en matière de santé maternelle et infantile

Les visites prénatales, l'accouchement dans un service de santé, l'assistance à l'accouchement par un personnel de santé qualifié sont autant de bonnes pratiques qui illustrent la volonté et la capacité de la mère à utiliser les services modernes de soins préventifs et curatifs pour une bonne santé maternelle et infantile qui est censée garantir un bon développement nutritionnel de l'enfant ainsi que sa survie. Les contacts avec le personnel de santé sont souvent des opportunités pour l'éducation nutritionnelle des mères dans le cadre des programmes de services intégrés de prise en charge des enfants.

Effets de soins de santé prénatals sur la malnutrition des enfants

L'analyse statistique multivariée indique que la malnutrition de l'enfant est souvent aggravée quand la mère n'a effectué aucune visite prénatale au cours de la grossesse (tableau 24). Ainsi, en ce qui concerne le retard de croissance au Ghana, le risque est augmenté de 68 %, de 12 % au Burkina Faso, de 9 % au Niger et de 11 % en Éthiopie alors que les enfants dont la mère a effectué plus de cinq visites prénatales ou plus ont un risque de malnutrition faible. La même situation est observée pour **l'insuffisance pondérale** : la probabilité d'être affecté par une malnutrition aigüe est accrue de manière systématique pour les enfants dont les mères n'ont pas bénéficié de visite prénatale.

S'agissant de la malnutrition aigüe de l'enfant, le risque d'aggravation n'est évident que dans trois pays : au Burkina Faso, au Sénégal et en Éthiopie quand la mère de l'enfant n'a pas pu bénéficier de consultations prénatales.

Tableau 24. Modèle 7 – Effet net des facteurs liés aux soins maternels sur la malnutrition des enfants en ce qui concerne les consultations prénatales.

Variables dépendantes et indépendantes	Pouvoir net explicatif de la malnutrition Coefficient de chance/risque				
	Burkina Faso EDS 2010	Niger EDS 2012	Sénégal EDS 2010	Ghana EDS 2008	Éthiopie EDS 2011
Nombre d'observations	3 197	2 853	2 144	1 483	6 016
Pseudo R^2	0,0919	0,1057	0,1028	0,1008	0,1556
Probabilité > chi^2	0,0000	0,0000	0,0000	0,0000	0,0000
Variable dépendante : retard de croissance					
Pas de visite	1,123	1,086	0,892	1,682	1,107
1-4 visites	Réf.	Réf.	Réf.	Réf.	Réf.
5 visites et +	1,100	0,881	1,025	1,351	0,811
Variable dépendante : insuffisance pondérale					
Pas de visite	1,039	1,090	1,081	1,307	1,130*
1-4 visites	Réf.	Réf.	Réf.	Réf.	Réf.
5 visites et +	0,872	0,931	0,958	0,902	0,636***
Variable dépendante : émaciation					
Pas de visite	1,216	0,994	1,258	0,607	1,196*
1-4 visites	Réf.	Réf.	Réf.	Réf.	Réf.
5 visites et +	1,372	1,019	0,899	0,832	0,683**
* Risques significatifs au seuil de 10 %. ** Risques significatifs au seuil de 5 %. *** Risques très significatifs au seuil de 0 %.					

Sources : analyse statistique de la base des données EDS et tableau de synthèse généré par l'auteur.

Effets du lieu d'accouchement

Les freins communautaires à l'accès et à l'utilisation des soins et aux conseils de nutrition présentés dans les sections précédentes peuvent se traduire par l'accouchement à domicile des femmes qui, du coup, se retrouvent en situation de risque pour leur survie et celle de leur nourrisson. L'accouchement à domicile reflète également le poids des croyances traditionnelles. Il constitue des occasions manquées pour recevoir les connaissances et les informations requises pour les soins nutritionnels appropriés du nouveau-né.

Les résultats de notre analyse (tableau 25) indiquent que l'accouchement des mères à domicile est un facteur de risque aggravant de la malnutrition chronique des enfants avec des risques de 1,67 au Niger, de 1,56 au Sénégal (significatif au seuil de 5 %) et 1,75 en Éthiopie. En revanche, les effets de risques sont nuls au Burkina Faso et en Éthiopie. Ces risques sont également élevés pour l'insuffisance pondérale dans trois pays sur cinq (Sénégal, Ghana et Niger). Concernant la malnutrition conjoncturelle, la probabilité pour un enfant d'être émacié liée à l'accouchement à domicile est plus élevée au Burkina Faso, au Sénégal et au Ghana.

L'étude réalisée en Libye (Taguri *et al.*, 2008) avait obtenu les mêmes conclusions concernant l'effet du lieu d'accouchement sur le retard de croissance des enfants : les enfants nés à domicile couraient 65 % plus de risques d'avoir un retard de croissance que les enfants nés dans un centre de santé. Ce risque est de 16 % d'après l'étude réalisée au Salvador (Gribble *et al.*, 2009).

Effet de l'assistance du personnel qualifié à l'accouchement

L'analyse multivariée révèle que, dans trois pays de l'Afrique occidentale, l'assistance de la femme à l'accouchement par un personnel de santé qualifié réduit considérablement les risques de malnutrition de l'enfant (tableau 25) : au Niger, risque de 0,60 ; au Sénégal, risque de 0,74 ; et au Ghana, risque de 0,53. Par contre, le risque de retard de croissance est élevé au Burkina Faso (risque de 1,32) et en Éthiopie (risque de 1,9). L'absence d'assistance par un personnel qualifié lors de la naissance d'un enfant augmente le risque d'émaciation de l'enfant au Niger (1,21), au Sénégal (1,16) et en Éthiopie (1,18).

Tableau 25. Modèle 7 – Effet net des facteurs liés aux soins maternels sur la malnutrition des enfants concernant l'assistance du personnel de santé à l'accouchement.

Variables dépendantes et indépendantes	Pouvoir net explicatif de la malnutrition Coefficient de chance/risque				
	Burkina Faso EDS 2010	Niger EDS 2012	Sénégal EDS 2010	Ghana EDS 2008	Éthiopie EDS 2011
Nombre d'observations	3 197	2 853	2 144	1 483	6 016
Pseudo R^2	0,0919	0,1057	0,1028	0,1008	0,1556
Probabilité > chi^2	0,0000	0,0000	0,0000	0,0000	0,0000
Variable dépendante : retard de croissance					
Pas d'assistance reçue	1,321	0,604	0,749*	0,536	1,906
Assistance reçue	Réf.	Réf.	Réf.	Réf.	Réf.
Variable dépendante : insuffisance pondérale					
Pas d'assistance reçue	1,190	1,098	0,903	0,623	1,526*
Assistance reçue	Réf.	Réf.	Réf.	Réf.	Réf.
Variable dépendante : émaciation de l'enfant					
Pas d'assistance reçue	0,719	1,217	1,165	0,718	1,182
Assistance reçue	Réf.	Réf.	Réf.	Réf.	Réf.
* Risques significatifs au seuil de 10 %. ** Risques significatifs au seuil de 5 %. *** Risques très significatifs au seuil de 0 %.					

Sources : analyse de régression statistique de la base des données EDS et tableau de synthèse généré par l'auteur.

Le suivi de la grossesse par des visites prénatales, l'assistance à l'accouchement ne sont pas indépendants du niveau de vie du ménage et de l'éducation des femmes. Il dépend également de la présence d'infrastructures de soins au niveau local (tableau 26). Il apparaît évident que le niveau élevé de couverture en services de santé maternelle et infantile qui créent les opportunités de contacts éducatifs des femmes enceintes et des mères avec le personnel qualifié de santé, représente un gage important pour les objectifs de réduction de la malnutrition des enfants. Des politiques et des stratégies de réduction des barrières d'accès (frais de transport) et des barrières financières à l'utilisation des services de santé devraient être promues et opérationnalisées à grande échelle afin d'accélérer les progrès.

Tableau 26. Pourcentage des femmes enceintes ayant bénéficié de soins prénatals et d'assistance à l'accouchement dans les cinq pays cibles de la recherche.

Pays	Taux de mortalité infanto-juvénile (pour mille)	Taux de malnutrition chronique (%)	Consultation prénatale avec 4 visites ou plus (%)	Accouchement dans un centre de santé (%)	Assistance à l'accouchement par un personnel qualifié de santé (%)	Acceptation des femmes des violences physiques que les hommes leur infligent (%)
Burkina Faso	146	34,6	34	66	67	44
Niger	127	44	32,8	29,8	29	60
Ghana	78	29	78	57	59	36,6
Sénégal	93	26,7	50	72,8	65	60
Éthiopie	77	44	19	10	10	68,4

Sources : données issues du rapport final des EDS pour chaque pays.

Effets de l'insécurité alimentaire et l'effet de l'état nutritionnel des mères

Bien qu'il y ait absence de données sur les quantités, la qualité et la diversité des produits alimentaires disponibles au sein du ménage dans le cadre des données EDS, nous allons tenter d'apporter une réponse à certains questionnements sur les interrelations entre le statut nutritionnel de la mère et celui de l'enfant et entre le statut alimentaire de l'enfant et son état nutritionnel en utilisant des concepts « de proximité ».

Influence de l'état nutritionnel de la mère (indice de masse corporelle)

En appliquant la logique de l'antériorité dans la relation explicative de cause à effet, certaines études avaient montré l'effet aggravant de la sous-nutrition de la mère et du faible taux d'hémoglobine (anémie) sur l'état nutritionnel de l'enfant (ORC Macro, 2009) ; il en est ainsi de l'effet du faible indice de masse corporelle de la mère qui entraîne le faible poids à la naissance de l'enfant causant par la suite son retard de croissance comme cela a été évalué en Inde et au Guatemala (Martorell *et al.*, 2012).

Tableau 27. Modèle 8 – Effet net de l'état nutritionnel de la mère (indice de masse corporelle : poids/taille²).

Variables dépendantes et indépendantes	Pouvoir net explicatif de la malnutrition Coefficient de chance/risque				
	Burkina Faso EDS 2010	Niger EDS 2012	Sénégal EDS 2010	Ghana EDS 2008	Éthiopie EDS 2011
Nombre d'observations	3 197	2 853	2 144	1 483	6 016
Pseudo R^2	0,0919	0,1057	0,1028	0,1008	0,1556
Probabilité > chi^2	0,0000	0,0000	0,0000	0,0000	0,0000
Variable dépendante : retard de croissance					
Maigre	1,486**	0,618*	1,325**	1,567**	0,932
Normal	Réf.	Réf.	Réf.	Réf.	Réf.
Surpoids	1,567***	0,953	1,412*	0,396	0,796
Variable dépendante : insuffisance pondérale					
Maigre	1,486**	0,325***	1,261	0,918	1,113
Normal	Réf.	Réf.	Réf.	Réf.	Réf.
Surpoids	1,567***	0,663	1,096	1,083	0,565***
Variable dépendante : émaciation					
Maigre	1,167	1,0556	0,968	1,130	1,176
Normal	Réf.	Réf.	Réf.	Réf.	Réf.
Surpoids	0,678**	1,840**	0,660	2,972**	0,610**
* Risques significatifs au seuil de 10 %. ** Risques significatifs au seuil de 5 %. *** Risques très significatifs au seuil de 0 %.					

Sources : tableau élaboré à partir des analyses de régressions statistiques réalisées par l'auteur.

L'indice de masse corporelle de la mère (poids divisé par la taille au carré) peut être un indicateur du risque de malnutrition des enfants comme le montrent les résultats de la régression logistique (tableau 27) :

- Les enfants de moins de cinq ans dont la mère a une masse corporelle faible (mère mal nourrie) courent plus de risques d'être affectés par **le retard de croissance** au Ghana (57 % de risque aggravant), au Burkina Faso (50 % plus de risque) et au Sénégal (33 % de risque aggravant).

Cette situation est également observée pour l'insuffisance pondérale au Burkina Faso (49 % de risque aggravant), au Sénégal (26 % de risque supplémentaire) et en Éthiopie (11 % de risque aggravant) par rapport aux enfants dont la mère a un statut nutritionnel normal ;

- **S'agissant de la malnutrition conjoncturelle**, le faible état nutritionnel de la mère représente un facteur de risque aggravant de la malnutrition aigüe pour les enfants dans quatre pays sur cinq : au Burkina Faso (risque de 1,17), au Niger (risque de 1,06), au Ghana (risque de 1,13) et en Éthiopie (risque de 1,18) ;
- **Le surpoids des mères** constitue également un facteur de risque aggravant de la malnutrition des enfants observé au Burkina Faso, au Niger (risque aggravant de 1,8 pour l'émaciation) et au Ghana (3 fois plus de risque pour l'émaciation).

Ces résultats montrent que dans un contexte de crise généralisée, d'insécurité alimentaire et nutritionnelle affectant aussi bien les adultes que les enfants — comme c'est le cas récurrent dans les pays du Sahel et en Éthiopie —, les enfants de moins de cinq ans sont doublement affectés par la malnutrition de leurs mères qui leur apportent l'allaitement au sein et leur sous-nutrition.

Au Sénégal, lors des entretiens de groupe avec les femmes, les mères d'enfants disent consommer de la viande et du poisson à des fréquences diverses selon les capacités financières des ménages. En plus de la viande et du poisson, il a été mentionné que le lait de vache et de chèvre est souvent consommé, mais davantage en saison des pluies. Cette consommation du lait par les femmes n'implique pas forcément qu'il en est de même pour les enfants dans toutes les communautés.

Richesse des aliments consommés par les enfants

Les pratiques nutritives adéquates du nourrisson en termes d'allaitement maternel, de qualité des aliments (calorifiques ou non), de quantité et de fréquence, constituent un des facteurs importants de son état nutritionnel.

Sur la base des données disponibles dans les EDS, nous avons pu construire par méthode d'analyse par composantes principales (ACP) un indice combiné de richesse des aliments consommés par les enfants de moins de cinq ans pendant le sevrage (voir définition des concepts élaborés au chapitre 2), ayant permis d'apprécier l'effet net des types d'aliments consommés par les enfants sur les risques d'aggravation ou non de la malnutrition.

Les résultats de la régression logistique indiquent que :

- Une nourriture riche consommée par l'enfant fait diminuer de manière logique le risque de **retard de croissance ou d'insuffisance pondérale** des enfants en Éthiopie (probabilité de 0,64 significatif au seuil de 5 % pour le retard de croissance), au Niger (probabilité très faible de 0,32 très significative au seuil de 0 % pour l'insuffisance pondérale) — les deux pays les plus touchés au monde par la malnutrition des enfants. L'effet positif de la richesse des aliments consommés par les enfants est également observé au Burkina Faso, au Sénégal et au Ghana ;
- **S'agissant de la malnutrition conjoncturelle saisonnière relative à l'émaciation**, la richesse de qualité des aliments consommés par les enfants réduit également les risques de malnutrition aigüe des enfants au Niger, au Sénégal et au Ghana ;
- Les aliments de base de la nourriture des enfants, comme des adultes, varient d'un pays à l'autre en fonction de l'économie agricole, et des traditions.

Au Sénégal, par exemple, les aliments constamment consommés sont le riz au poisson, le pain et le mil. Le riz se mange une fois par jour et le pain deux fois par jour parce que, soutiennent les informateurs, ils sont plus accessibles par la majorité.

> *« Les nourritures qu'on mange généralement dans notre communauté, ce sont du riz, de la bouillie de mil, de riz de maïs, des couscous, du niébé, des feuilles de manioc. On mange ces aliments trois fois par jour. On préfère les consommer parce que ce sont les aliments du milieu, ils sont plus accessibles. »* (Femme en âge de procréer, Sénégal)

Les pratiques alimentaires ou nutritionnelles sont culturellement normées ou valorisées. Au Burkina Faso, trois aliments constituent la base de la nourriture, à savoir *« benga, souma »*, c'est-à-dire le riz et le haricot. Ces aliments sont consommés deux à trois fois par jour. Néanmoins, la régularité des repas n'est pas systématique. C'est en réalité en fonction de la disponibilité des aliments. C'est ce que traduisent les paroles de cet informateur :

> *« Généralement dans notre communauté, la consommation est aléatoire et sans protocole. »* (Chef traditionnel Mossi, Burkina Faso)
>
> Ou encore :
>
> *« La malnutrition des enfants s'explique par le fait que la pauvreté et la misère du pays poussent les familles à donner des*

aliments incomplets à leurs enfants. De plus, l'ignorance aussi en fait partie, je prends, par exemple, le maïs, pour faire la bouillie de maïs, on enlève la peau qui est supposée être la vitamine avant de consommer. » (Nutritionniste, Burkina Faso).

En outre, les interdits alimentaires sont encore très présents dans la plupart des pays africains. « *On mange tout ici sauf les aliments interdits par la religion comme le porc* ». Ainsi, il existe des aliments interdits par la religion comme le porc pour les musulmans. Dans certaines sociétés, les pesanteurs socioculturelles interdisent certains aliments aux femmes enceintes comme la banane et la viande au Sénégal. Les raisons de ces tabous alimentaires sont évoquées par les personnes enquêtées :

> *« Oui, il y a des aliments interdits de consommation aux femmes enceintes comme les œufs, la banane et trop de viande ; aux enfants comme la tête de poisson (parce qu'ils ne seront pas intelligents). Pour les femmes enceintes, on considère que leur enfant sera gros dans leur ventre et sera moins intelligent. Pour les enfants, ils seront idiots, peu malins ».* (Leader religieux, Sénégal)

> *« Les aliments interdits aux femmes enceintes sont : l'escargot... On l'interdit aussi aux enfants pour leur éviter la bave. »* (femme en âge de procréer, Sénégal).

De toute évidence, ces tabous alimentaires sont tenus et entretenus par les personnes âgées dans les communautés. Par exemple, le rôle joué par les femmes âgées dans ces préférences ou tabous alimentaires au Sénégal est de surveiller les femmes enceintes pour les empêcher de rompre le tabou, chose probable dans un contexte de modernité et de contestations. Dans ces conditions, les femmes âgées jouent au sein des communautés, les rôles de « conseillères ou régulatrices ». Certains vont jusqu'à leur attribuer un rôle de « *contrôleur* ».

> *« Les femmes âgées sont accrochées aux coutumes. »* (femme allaitante, Burkina Faso)

> *« La malnutrition des enfants s'explique par le fait que la pauvreté et la misère du pays poussent les familles à donner des aliments incomplets à leurs enfants. De plus, l'ignorance aussi en fait partie, je prends, par exemple, le maïs, pour faire la bouillie de maïs, on enlève la peau qui est supposée être la vitamine avant de consommer. »* (nutritionniste, Burkina Faso).

Allaitement de l'enfant

Les études et recherches cliniques ont démontré que l'alimentation adéquate du nourrisson en lait maternel constitue un gage essentiel pour une bonne croissance et un bon développement psychomoteur de l'enfant. L'OMS préconise ainsi un allaitement maternel exclusif durant au moins les premiers mois de l'enfant. Nous avons voulu vérifier que l'allaitement immédiat au sein après l'accouchement, prolongé jusqu'à deux ans, favorise la réduction des risques de malnutrition des enfants.

Pratique de l'allaitement immédiat après l'accouchement

L'analyse statistique multivariée révèle que l'effet net de l'introduction immédiate du lait maternel dès l'accouchement, sur la réduction des risques de malnutrition, est très divers selon les pays contrairement à l'analyse bivariée, aussi bien pour le retard de croissance que pour l'insuffisance pondérale (tableau 28). Seul le Niger enregistre une influence positive très significative de réduction du risque de retard de croissance (risque de 0,62) et de l'insuffisance pondérale (risque de 0,32 très significatif au seuil de 0 %) parmi les enfants ayant bénéficié de l'allaitement maternel immédiatement après l'accouchement. Il convient de noter des risques élevés de retard de croissance observés chez les enfants ayant été allaités tardivement au lait maternel, soit plus d'une heure après l'accouchement, au Burkina Faso (risque de 1,6 très significatif au seuil de 0 %), au Sénégal (risque de 1,4) ; ce risque aggravant est évident pour l'insuffisance pondérale au Burkina Faso (risque de 1,56), au Sénégal (risque de 1,09) et au Ghana (risque de 1,08).

S'agissant de l'émaciation, de façon illogique, on observe un effet de risque aggravant de la malnutrition aigüe dans quatre pays parmi les enfants ayant été allaités au lait maternel immédiatement après l'accouchement. Il s'agit du Burkina Faso (risque aggravant de 1,17), du Niger (risque de 1,06), du Ghana (risque de 1,13) et de l'Éthiopie (risque de 1,18). Seul au Sénégal, l'allaitement immédiat au sein après l'accouchement réduit le risque de la malnutrition aigüe du nourrisson (risque de 0,97).

Tableau 28. Modèle 9 – Effet net des facteurs liés au temps mis avant l'introduction du lait maternel après l'accouchement.

Variables dépendantes et indépendantes	Pouvoir net explicatif de la malnutrition Coefficient de chance/risque				
	Burkina Faso EDS 2010	Niger EDS 2012	Sénégal EDS 2010	Ghana EDS 2008	Éthiopie EDS 2011
Nombre d'observations	3 197	2 853	2 144	1 483	6 016
Pseudo R^2	0,0919	0,1057	0,1028	0,1008	0,1556
Probabilité > chi^2	0,0000	0,0000	0,0000	0,0000	0,0000
Variable dépendante : retard de croissance					
Immédiatement après accouchement	1,486**	0,618*	1,325**	1,567**	0,932
Une heure après accouchement	Réf.	Réf.	Réf.	Réf.	Réf.
Plus d'une heure après	1,567***	0,953	1,412*	0,396	0,796
Variable dépendante : insuffisance pondérale					
Immédiatement après accouchement	1,486**	0,325***	1,261	0,918	1,113
Une heure après accouchement	Réf.	Réf.	Réf.	Réf.	Réf.
Plus d'une heure après	1,567***	0,663	1,096	1,083	0,565***
Variable dépendante : émaciation					
Immédiatement après accouchement	1,167	1,0556	0,968	1,130	1,176
Une heure après accouchement	Réf.	Réf.	Réf.	Réf.	Réf.
Plus d'une heure après	0,678**	1,840**	0,660	2,972**	0,610**
* Risques significatifs au seuil de 10 %. ** Risques significatifs au seuil de 5 %. *** Risques très significatifs au seuil de 0 %					

Sources : tableau élaboré à partir des analyses de régressions statistiques réalisées par l'auteur.

Durée d'allaitement

Deux situations se présentent avec, d'une part, l'effet positif réducteur du risque de malnutrition grâce à l'allaitement exclusif au sein pendant les six premiers mois de la vie et, d'autre part, l'effet aggravant de la malnutrition des enfants pour les mères ayant allaité leurs enfants 24 mois ou plus, comparativement au groupe de référence dont la durée d'allaitement est comprise entre 7 et 11 mois.

Ainsi, les enfants ayant bénéficié de l'allaitement maternel au sein de 0 à 6 mois ont une chance accrue de ne pas être affectés par le retard de croissance pour les cinq pays (tableau 29) : le Sénégal (très faible risque de 0,096), l'Éthiopie (très faible risque de 0,23), le Niger (faible risque de 0,40), le Burkina Faso et le Ghana (risque de 0,7).

Cet effet positif de l'allaitement exclusif au sein pendant les six premiers mois est également observé dans la réduction du risque de l'insuffisance pondérale chez les enfants de moins de cinq ans : au Sénégal, très faible risque de 0,08 ; en Éthiopie et au Ghana, très faible risque de 0,42 ; au Niger, faible risque de 0,71 et au Burkina Faso, risque de 0,91 comparativement au risque 1 pour les enfants allaités au sein pendant 7-11 mois.

L'effet réducteur du risque de malnutrition dû à l'allaitement maternel pendant une durée courte est également observé au niveau de la malnutrition aigüe des enfants dans quatre pays, sauf au Niger où cela augmente le risque de malnutrition aigüe des enfants, par rapport aux enfants ayant été allaités pendant 7-11 mois (tableau 29).

Nous avons mesuré que l'allaitement maternel prolongé à 24 mois augmente très fortement le risque de retard de croissance de manière très significative au seuil de 0 % pour les quatre pays suivants : Burkina Faso (risque aggravant de 1,52), Niger (risque aggravant de 1,78), Sénégal (risque 5 fois plus important), au Ghana (risque de 2,8), Éthiopie (risque aggravant de 2,08) toujours par rapport aux enfants allaités durant 7 à 11 mois.

Les résultats contrastés de l'effet de l'allaitement prolongé au sein sur la malnutrition chronique ou conjoncturelle des enfants pourraient traduire le fait que dans les pays sahéliens confrontés aux pénuries alimentaires, aux déficits nutritionnels et à l'anémie sévère des mères allaitantes, l'allaitement prolongé au lait maternel dépourvu d'oligo-éléments riches ou protecteurs peut devenir un facteur de morbidité pour l'enfant (recrudescence de diarrhées qui fragilisent à leur tour l'état nutritionnel de l'enfant). La richesse des éléments nutritionnels naturels accumulés pendant la période de grossesse pourrait alors s'amenuiser au-delà de 6 mois.

Tableau 29. Modèle 9 – Effet net des facteurs liés à la durée de l'allaitement de l'enfant.

Variables dépendantes et indépendantes	Pouvoir net explicatif de la malnutrition Coefficient de chance/risque				
	Burkina Faso EDS 2010	Niger EDS 2012	Sénégal EDS 2010	Ghana EDS 2008	Éthiopie EDS 2011
Nombre d'observations	3 197	2 853	2 144	1 483	6 016
Pseudo R^2	0,0919	0,1057	0,1028	0,1008	0,1556
Probabilité > chi^2	0,0000	0,0000	0,0000	0,0000	0,0000
Variable dépendante : retard de croissance					
0-6 mois	0,718	0,404***	0,096	0,780	0,229***
7-11 mois	Réf.	Réf.	Réf.	Réf.	Réf.
12-23 mois	1,343	1,215*	1,288	2,052***	1,492***
24 mois et +	1,522**	1,781**	5,280***	2,849***	2,083***
Variable dépendante : insuffisance pondérale					
0-6 mois	0,907	0,714	0,0754*	0,420**	0,423***
7-11 mois	Réf.	Réf.	Réf.	Réf.	Réf.
12-23 mois	1,015	1,068	1,084	0,820	1,106
24 mois et +	1,388*	1,629**	2,463***	0,973	1,732***
Variable dépendante : émaciation de l'enfant					
0-6 mois	0,540	1,365	0,121	0,683	0,934
7-11 mois	Réf.	Réf.	Réf.	Réf.	Réf.
12-23 mois	1,127	1,258*	1,054	0,457	1,160
24 mois et +	1,179	0,879	1,374	0,272	1,003
* Risques significatifs au seuil de 10 %. ** Risques significatifs au seuil de 5 %. *** Risques très significatifs au seuil de 0 %.					

Sources : tableau élaboré à partir des analyses de régressions statistiques réalisées par l'auteur.

L'alimentation des enfants présente quelques disparités selon les communautés en dépit d'une base commune. Il est communément admis que le deuxième anniversaire de l'enfant coïncide avec le retrait définitif du lait maternel, mais après ce sevrage, l'alimentation n'est pas toujours complète et équilibrée.

La consommation des aliments dépend grandement des saisons. Ainsi, le poisson est rare en saison des pluies et la viande en saison sèche.

L'alimentation des enfants évolue, bien entendu, au fur et à mesure qu'ils grandissent. À la naissance, ils sont (ou devraient être) exclusivement nourris au lait maternel jusqu'à l'âge de 6 mois. Après cet âge, ils commencent à expérimenter la bouillie de céréales, mais ils continuent d'être allaités par leur mère. Le sevrage commence à partir de 18 mois mais il n'y a pas d'âge exact et commun à toutes les mères. Toutefois, si l'alimentation des enfants est fonction des préférences de chaque famille, il existe tout de même des tendances générales.

Au Niger, les femmes interrogées sur le terrain racontent que celles dont les enfants sont chétifs et maigres ont du mal à s'épanouir dans la communauté. Elles risquent de faire l'objet des dépréciations diverses. Les membres de la communauté pensent, par exemple, comme le mentionnent les interventions ci-dessus, que la femme est incapable de produire suffisamment de lait pour ses enfants, ou qu'elle est « *éprouvée* » par Dieu, ou encore que son mari ne s'occupe pas bien d'elle.

En résumé, nos résultats confirment ceux des études antérieures selon lesquelles l'allaitement maternel exclusif jusqu'à six mois réduit les risques de malnutrition de l'enfant ainsi que les risques de morbidité et de mortalité.

Effet des maladies sur l'état nutritionnel des enfants

Les relations réciproques entre la diarrhée et la malnutrition aigüe de l'enfant ont été révélées par plusieurs études de santé clinique. Un enfant souffrant de diarrhée intense va perdre du poids, basculer dans la maigreur totale tout en perdant ses ressources et immunités vitales et être précipité vers la morbidité fatale. De même un enfant souffrant de fièvre, de paludisme, de rougeole, d'infection respiratoire aigüe, va perdre l'appétit et s'amaigrir, ce qui le fragilisera et augmentera son risque de décès.

Nous abordons ici l'effet des maladies infantiles sur la malnutrition en trois points. Tout d'abord, nous avons voulu apprécier le risque lié à la faible protection des enfants contre deux maladies très morbides en Afrique tropicale que sont le paludisme et la rougeole. La protection des enfants contre les maladies très fréquentes dans les pays du Sahel et de la corne de l'Afrique pourrait-elle avoir un effet bénéfique sur la réduction de la malnutrition des enfants ? Quel est le risque de malnutrition pour un enfant non vacciné contre la rougeole ou ne dormant pas sous la moustiquaire imprégnée ?

Nous avons ensuite mesuré le risque d'aggravation de la malnutrition pour les enfants ayant souffert de diarrhée ou d'infections respiratoires aigües deux semaines avant l'enquête et ayant un état nutritionnel fragile (indice anthropométrique en dessous des normes universelles).

Prévention des maladies de l'enfance

Les résultats de l'analyse statistique montrent que l'exposition de l'enfant au risque de rougeole en l'absence de vaccination augmente le risque de malnutrition au regard de l'insuffisance pondérale au Sénégal (risque aggravé de 7 %) et au Ghana (risque aggravé de 39 %) ainsi que de l'émaciation au Burkina Faso (risque aggravé de 20 %) et au Niger (risque augmenté de 26 %) comparativement aux enfants ayant été vaccinés contre la rougeole.

Effet des maladies de l'enfance sur la malnutrition des enfants

Effet des maladies diarrhéiques

Il est démontré par les recherches et publications antérieures l'existence d'effets négatifs des maladies diarrhéiques sur l'état nutritionnel des enfants, ou bien inversement, que les carences nutritionnelles de l'enfant réduisent son immunité et le fragilisent face aux infections (Christa, Walker *et al.*, 2012 ; Black *et al.*, 2008).

Nos résultats à partir des données des EDS révèlent qu'effectivement dans l'ensemble des cinq pays étudiés, la maladie diarrhéique chez l'enfant augmente les risques de sa malnutrition, à des degrés divers (tableau 30).

Tableau 30. Modèle 10 – Effet net des facteurs de morbidité sur la malnutrition des enfants – en ce qui concerne les maladies diarrhéiques.

Variables dépendantes et indépendantes	Pouvoir net explicatif de la malnutrition Coefficient de chance/risque				
	Burkina Faso EDS 2010	Niger EDS 2012	Sénégal EDS 2010	Ghana EDS 2008	Éthiopie EDS 2011
Nombre d'observations	3 197	2 853	2 144	1 483	6 016
Pseudo R^2	0,0919	0,1057	0,1028	0,1008	0,1556
Probabilité > chi^2	0,0000	0,0000	0,0000	0,0000	0,0000
Variable dépendante : retard de croissance					
Enfant ayant souffert de diarrhée	1,119	1,117	1,237*	0,916	1,011
Enfant non malade de la diarrhée	Réf.	Réf.	Réf.	Réf.	Réf.
Variable dépendante : insuffisance pondérale					
Enfant ayant souffert de diarrhée	1,163**	1,531***	1,169	1,096	1,323***
Enfant non malade de la diarrhée	Réf.	Réf.	Réf.	Réf.	Réf.
Variable dépendante : émaciation de l'enfant					
Enfant ayant souffert de diarrhée	1,123	1,524***	0,899	1,347	1,734***
Enfant non malade de la diarrhée	Réf.	Réf.	Réf.	Réf.	Réf.
* Risques significatifs au seuil de 10 %. ** Risques significatifs au seuil de 5 %. *** Risques très significatifs au seuil de 0 %.					

Sources : tableau élaboré à partir des analyses de régressions statistiques réalisées par l'auteur.

- **Concernant la malnutrition structurelle de longue durée**, les risques de retard de croissance des enfants de moins de cinq ans sont de 12 % plus élevés au Burkina Faso et au Niger, de 24 % plus élevés parmi les enfants du Sénégal et de 1 % plus élevés chez les Éthiopiens comparativement aux enfants n'ayant pas été affectés par les maladies diarrhéiques.

Par ailleurs, le facteur de risque de la diarrhée sur le faible poids de l'enfant par rapport à son âge est plus élevé de 53 % au Niger (très significatif au seuil de 0 %), de 32 % plus élevé en Éthiopie, de 16 % plus élevé pour les enfants du Burkina Faso et du Sénégal et 10 % plus élevé pour les enfants du Ghana comparativement aux enfants non affectés par la diarrhée.

- **Dans le cas de la malnutrition conjoncturelle**, la maladie diarrhéique est un facteur important d'explication de la malnutrition aigüe (maigreur des enfants) dans quatre pays sur cinq, à l'exception du Sénégal : les risques d'émaciation des enfants sont de 1,7 fois plus élevés (au seuil très significatif de 0 %) pour les enfants d'Éthiopie, de 1,52 (très significatif au seuil de 0 %) pour les enfants du Niger, de 1,34 pour les enfants du Ghana et de 1,12 pour les enfants du Burkina Faso par rapport aux enfants non affectés par les maladies diarrhéiques.

Les résultats de l'étude réalisée en Ouganda par (Bloss *et al.*, 2004) révèlent que les enfants atteints de diarrhée ont un risque de 32 % plus élevé d'avoir le rachitisme comparé aux autres enfants. Ces résultats portant sur un pays d'Afrique de l'Est corroborent ceux de nos analyses concernant les pays d'Afrique de l'Ouest dans le Sahel et de la corne de l'Afrique.

Effets des infections respiratoires aigües

La prévalence des infections respiratoires aigües (IRA) comme la pneumonie et les autres infections respiratoires est élevée parmi les enfants de moins de cinq ans dans les pays du Sahel et de la corne de l'Afrique. Les conditions climatiques, écologiques et de logement sont autant de facteurs favorisants. Ces maladies contribuent sans nul doute à fragiliser les enfants face à la malnutrition dans un contexte de précarité alimentaire et de difficultés d'accès aux soins de santé.

De l'analyse statistique, il ressort que dans les pays étudiés (tableau 31) :

- Dans deux pays du Sahel — le Burkina Faso et le Sénégal —, les enfants souffrant des IRA courent respectivement 18 % et 30 % plus de risques d'être affectés par le retard de croissance que les enfants ne souffrant pas d'IRA. Dans les autres pays, l'effet de risque des IRA sur la malnutrition chronique est nul.

Tableau 31. Modèle 10 – Effet net des facteurs de morbidité sur la malnutrition des enfants en ce qui concerne les infections respiratoires aigües (IRA).

Variables dépendantes et indépendantes	Pouvoir net explicatif de la malnutrition Coefficient de chance/risque				
	Burkina Faso EDS 2010	Niger EDS 2012	Sénégal EDS 2010	Ghana EDS 2008	Éthiopie EDS 2011
Nombre d'observations	3 197	2 853	2 144	1 483	6 016
Pseudo R^2	0,0919	0,1057	0,1028	0,1008	0,1556
Probabilité > chi^2	0,0000	0,0000	0,0000	0,0000	0,0000
Variable dépendante : retard de croissance					
Enfant ayant souffert de diarrhée	1,119	1,117	1,237*	0,916	1,011
Enfant non malade de la diarrhée	Réf.	Réf.	Réf.	Réf.	Réf.
Variable dépendante : insuffisance pondérale					
Enfant ayant souffert d'IRA	1,323**	1,100	1,025	1,246	1,052
Enfant non malade d'IRA	Réf.	Réf.	Réf.	Réf.	Réf.
Variable dépendante : émaciation de l'enfant					
Enfant ayant souffert d'IRA	1,167	1,131	1,132	1,439*	1,126
Enfant non malade d'IRA	Réf.	Réf.	Réf.	Réf.	Réf.
* Risques significatifs au seuil de 10 %. ** Risques significatifs au seuil de 5 %. *** Risques très significatifs au seuil de 0 %.					

Sources : tableau élaboré à partir des analyses de régressions statistiques réalisées par l'auteur.

- Concernant l'insuffisance pondérale, l'effet net de risque aggravant de malnutrition des enfants malades des IRA est manifeste dans les cinq pays avec des niveaux plus importants au Burkina Faso (risque de 1,32) et au Ghana (risque de 1,25) comparativement aux enfants non affectés par les infections respiratoires aigües.
- Il convient aussi de souligner que les infections respiratoires aigües constituent un facteur de risque très aggravant pour la malnutrition

conjoncturelle (l'émaciation) : le risque de malnutrition aigüe est de 44 % plus élevé parmi les enfants souffrant d'infections respiratoires aigües au Ghana, de l'ordre de 13 à 16 % plus élevé au Niger, au Sénégal, en Éthiopie et au Burkina Faso comparativement aux enfants ne présentant pas d'infections respiratoires aigües.

En Ouganda, les enfants ayant souffert de la toux durant les deux dernières semaines avant l'enquête ont 76 % plus de risque aggravé de retard de croissance que les enfants n'ayant pas souffert de toux (Tylleskar *et al.*, 2008).

Tableau 32. Proportion d'enfants ayant souffert de maladie au moment des enquêtes.

Pays	Maladie/symptôme IRA (%)	Diarrhée (%)	Fièvre (%)	Enfants ayant dormi sous moustiquaire imprégnée (%)	Enfants anémiés (%)	Femmes anémiées (%)	Période de collecte des données EDS sur le terrain
Burkina Faso	1,9	14,7	20,6	53	88	49	Mai-déc.
Niger	4	14	14,2	29,4	73	46	Févr.-juin
Ghana	6	20	20	38,7	78	59	Sept.-nov.
Sénégal	5	21	23	34,5	76,4	54	13/10/2010 au 28/04/2011
Éthiopie	7	13,4	17	2	44,2	16	Déc. 2010 à juin 2011

Sources : rapports finaux des EDS de chaque pays. Le pourcentage de 2 % pour l'Éthiopie provient de l'EDS 2005.

En résumé, nos résultats confirment l'impact des maladies de l'enfance sur le taux élevé de malnutrition des enfants du Sahel et de la corne de l'Afrique comme cause immédiate directe. Ces effets sont très répandus sur la malnutrition conjoncturelle : le rachitisme est généralement très fréquent de manière saisonnière pendant la période de l'hivernage, saison des pluies avec des flambées de paludisme liées à la recrudescence des moustiques coïncidant également avec la flambée des IRAs par temps humide. Les différences observées selon les pays pourraient s'expliquer par les différences de couverture en services de santé et de niveau de connaissances des parents au regard des bonnes pratiques de soins.

Aussi, la variation de la période de collecte des données sur le terrain lors des EDS (soit en saison de pluie soit en saison sèche) pourrait expliquer les différences de prévalence des maladies et de leurs effets sur la malnutrition (tableau 32).

Synthèse des résultats et discussions

Les analyses statistiques multivariées combinées avec les informations qualitatives mettent en évidence les facteurs explicatifs prioritaires de la malnutrition des enfants dans les pays du Sahel et de la corne de l'Afrique par rapport aux déterminants de niveau individuel.

Conditions de santé maternelle et infantile

La faible utilisation des services de santé maternelle et infantile par les mères très répandue en Afrique subsaharienne représente des occasions manquées pour la prévention de la malnutrition des enfants. Au Burkina Faso, au Niger, au Sénégal, en Éthiopie et au Ghana, les enfants âgés de moins de cinq ans dont les mères n'ont pas bénéficié de consultations prénatales, ni pu accoucher dans un centre de santé ou n'ont pas bénéficié de l'assistance d'un personnel de santé qualifié pendant leur accouchement ont des risques aggravés de malnutrition comparativement aux autres enfants. Les trois pays — Niger, Sénégal et Éthiopie — sont les plus concernés par le rachitisme des enfants et par la non-utilisation des services de santé de la reproduction.

Attributs liés à l'insécurité alimentaire des mères et des enfants

Le faible état nutritionnel de la mère mesuré par l'indice de masse corporelle prédispose l'enfant à un faible poids de naissance et, par conséquent, à un risque plus important de retard de croissance ou d'insuffisance pondérale comme l'ont démontré nos résultats d'analyse au Burkina Faso, au Niger, au Sénégal, en Éthiopie et au Ghana. En plus de la faible disponibilité alimentaire, les femmes enceintes ou allaitantes subissent les méfaits des tabous alimentaires imposés par les normes sociales et les croyances communautaires traditionnelles comme l'ont révélé les enquêtes socio-anthropologiques effectuées sur le terrain.

Les enfants dont la mère a un surpoids nutritionnel sont davantage exposés au risque élevé de rachitisme.

Par ailleurs, nous avons pu mettre en évidence que la richesse de la qualité des aliments consommés par les enfants réduit de manière très significative les risques d'être rabougris ou maigres. Cet effet réducteur de la bonne consommation alimentaire de l'enfant sur la malnutrition est également observé pour la malnutrition aigüe ou rachitisme au Niger, au Sénégal et au Ghana. Ces résultats traduisent l'importance d'accroître la connaissance des mères sur les bonnes pratiques culinaires et nutritionnelles devant garantir un meilleur état nutritionnel de leurs enfants. Dans les pays sahéliens en milieu rural, les enfants sont nourris de simples bouillies de mil, de sorgho ou de maïs à faible valeur nutritive comme l'ont illustré nos enquêtes qualitatives. Ces faibles qualités de produits alimentaires consommés par les enfants augmentent leurs risques de malnutrition comme nous l'avons démontré dans nos analyses.

Ainsi, les résultats de l'étude réalisée sur le terrain au Niger en 2006 après la crise alimentaire et nutritionnelle de 2005 dans la région de Tahoua parmi les populations Haoussa, Foulani et Touareg, confirment la problématique de la faible qualité des aliments consommés par les enfants de moins de cinq ans : « 51 % des enfants du Niger n'ont mangé que la bouillie "boule" durant les 24 heures et que 20 % des enfants ont mangé que la "boule" durant la semaine précédant l'enquête ». Les auteurs affirment la pauvreté de la valeur nutritive provenant de la bouillie de mil ou sorgho consommée par tous les membres du ménage : « The staple diet of young children is of poor nutritional quality, even though it is usually sufficient in quantity[19]. » (Hampshire *et al.*, 2009)

Nos résultats d'analyse ont également mis en exergue que les mauvaises pratiques comportementales des mères concernant l'allaitement du nourrisson ont un impact très négatif sur l'état nutritionnel de leurs enfants de moins de cinq ans. L'allaitement exclusif au sein jusqu'à six mois réduit considérablement les risques de malnutrition des enfants aussi bien pour la malnutrition structurelle (retard de croissance et insuffisance pondérale) que conjoncturelle (rachitisme) au Burkina Faso, au Niger, au Sénégal et au Ghana.

[19] Traduction en français : « L'alimentation de base des jeunes enfants est de mauvaise qualité nutritionnelle, bien qu'il soit habituellement en quantité suffisante ».

Nous avons obtenu des résultats surprenants concernant l'effet très négatif de l'allaitement maternel prolongé jusqu'à 24 mois sur l'état nutritionnel des enfants.

Aussi, l'allaitement immédiat du nouveau-né au sein moins d'une heure après l'accouchement aggrave le risque de malnutrition des enfants de moins de cinq ans avec une variation de 6 % à 18 % pour le rachitisme de l'enfant dans quatre pays (Burkina Faso, Niger, Éthiopie et Ghana) comparativement aux enfants allaités au sein une heure après leur naissance. Nos résultats confirment ceux obtenus de l'étude effectuée en Éthiopie ayant démontré qu'il n'y a aucune association entre le retard de l'introduction du premier lait maternel au nouveau-né et le retard de croissance (Medhlin *et al.*, 2010).

L'étude réalisée par Kazaki Mutombo en République démocratique du Congo (RDC), pays tropical bien humide et forestier, avait conclu que : « le risque de malnutrition est plus élevé au sein des enfants mis tardivement en allaitement exclusif après leur naissance. Ces enfants ont 1,8 fois plus de risque d'être malnutris comparativement à ceux qui ont été mis précocement en allaitement exclusif, toutes choses restant égales par ailleurs. Quant au mode d'allaitement maternel, le risque d'être malnutri est multiplié par trois pour les enfants bénéficiant d'une alimentation liquide comparativement à ceux qui sont allaités exclusivement avant six mois ». (Kazaki, 2012).

L'analyse approfondie des données de l'EDS 2005-2006 effectuée au Zimbabwe en 2010 a obtenu des résultats similaires à nos analyses à savoir le risque de retard de croissance de l'enfant est réduit à 0,96 et 0,63 quand le nouveau-né est allaité au sein maternel respectivement entre 1 h et 6 h et plus de 6 h après l'accouchement comparativement à la valeur 1 de référence de odds ratio correspondant à l'allaitement au sein immédiat du nouveau-né 1 h de temps après l'accouchement (Mbuya *et al.*, 2010).

Par ailleurs, l'allaitement maternel exclusif avant six mois est confirmé comme un facteur positif pour le bon état nutritionnel de l'enfant. Nos résultats corroborent ceux de l'étude menée au sein des ménages en milieu urbain au Ghana en 1999 portant sur les enfants d'âge préscolaire par (Ruel *et al.*, 1999) ayant mis en exergue l'effet positif des bonnes pratiques de soins maternels (nutritionnels et de santé préventive) sur le bon état nutritionnel (bonne croissance) de l'enfant.

Cependant, il convient de noter que Robert E. Black *et al.* dans leur article publié en juin 2013 dans le cadre d'une étude longitudinale portant sur un échantillon aléatoire restreint dans un pays avaient affirmé « *qu'il n'y a pas d'effet significatif de l'allaitement exclusif au sein sur le retard de croissance de l'enfant* ». Toutefois, ils avaient admis « *qu'une bonne promotion des aliments de compléments réduit les risques de malnutrition des enfants. Le zinc a un effet protecteur pour la croissance de l'enfant* ».

En synthèse, les résultats d'analyse statistique multivariée ont mis en exergue l'effet net **des pratiques comportementales d'alimentation du nourrisson**. L'allaitement exclusif au sein pendant 6 mois réduit les risques de retard de croissance et d'insuffisance pondérale des enfants de moins de cinq ans ainsi qu'un sevrage adéquat, en temps opportun, dans les cinq pays. Ces résultats sont confortés par les enseignements tirés de plusieurs recherches effectuées dans d'autres pays comme celles effectuées au Bangladesh (Giashuddin *et al.*, 2003) ayant montré que les enfants allaités exclusivement au sein ont une meilleure croissance que les enfants non allaités exclusivement au sein. Les résultats de l'étude réalisée en Ouganda par (Engebretsen *et al.*, 2008) ont démontré que l'allaitement de l'enfant combiné avec aliments augmente de 4 fois le risque du retard de croissance chez l'enfant comparativement à un enfant allaité exclusivement au sein.

Conséquences des maladies infantiles

Les maladies infectieuses sévères telles que rougeole, diarrhée, pneumonie, paludisme et méningites, très fréquentes chez les enfants d'Afrique au sud du Sahara constituent les causes immédiates de la malnutrition aigüe sévère (maigreur excessive) qui, à long terme, entraîne un retard de croissance voire le décès de l'enfant.

Les maladies diarrhéiques sont de loin les plus néfastes sur l'état nutritionnel des enfants avec des conséquences importantes pour la malnutrition aigüe variant de 52 % à 70 % pour les deux pays les plus affectés par la malnutrition des enfants que sont le Niger et l'Éthiopie ainsi que des risques très significatifs variant de 32 % en Éthiopie à 52 % au Niger, 16 % au Burkina Faso et au Sénégal, et 10 % au Ghana concernant l'insuffisance pondérale.

Ce résultat, concernant l'effet très négatif de la diarrhée, corrobore ceux de neuf études de cas longitudinales et qui a mis en exergue le facteur déterminant de la maladie diarrhéique sur la multiplication des risques de sous-nutrition des enfants avant 24 mois avec 25 % de risque de retard de croissance attribuable à cinq épisodes de diarrhée chez l'enfant.

Les pneumonies, ou infections respiratoires aigües, augmentent également les risques de malnutrition des enfants de moins de cinq ans concernant les trois indicateurs nutritionnels, à savoir le retard de croissance, l'insuffisance pondérale et le rachitisme à de degrés divers selon les pays.

Les efforts de prévention des maladies infantiles par vaccination, notamment pour la rougeole (maladie très fréquente et très mortelle chez les enfants de moins de 15 ans), constituent des facteurs importants pour la réduction des risques de malnutrition structurelle ou conjoncturelle. Les résultats révèlent que les enfants non vaccinés contre la rougeole ont des risques aggravés d'insuffisance pondérale d'au moins 20 % et de rachitisme.

Conclusion

Il apparaît évident que les caractéristiques individuelles des mères et des enfants ainsi que la prévalence des maladies tropicales rendent davantage les enfants du Sahel et de la corne de l'Afrique plus vulnérables à la sous-nutrition comparativement aux autres enfants du monde.

Au vu des divergences de résultats spécifiques aux pays, nous avons entrepris d'analyser dans le prochain chapitre, l'environnement de gouvernance nutritionnelle en termes de volonté politique, de capacités institutionnelles et de financement du secteur nutritionnel par les gouvernements des différents pays afin d'apporter des éléments explicatifs nouveaux au niveau « macro », qui sans nul doute contribuent à différencier l'état nutritionnel des enfants selon les pays.

VII.
Les défis de la gouvernance nutritionnelle

La gouvernance nutritionnelle mesure le degré de volonté politique et d'engagement financier concret du gouvernement et des partenaires en faveur de la lutte multi sectorielle contre la malnutrition des enfants. Il apporte une mesure de la priorité accordée à cette problématique et la portée des efforts accomplis dans ce sens, en termes de lois spécifiques, de politique ou de stratégie nationale, d'investissements et d'institutions qui se consacrent à la mise en œuvre d'actions durables (Heaver, 2005). La stabilité institutionnelle, la sécurité et la paix représentent un gage de succès pour l'accélération et la durabilité des résultats.

L'Assemblée générale des Nations Unies a adopté en avril 2016, les conclusions de la deuxième conférence mondiale sur la nutrition et a proclamé la Décennie d'Actions des Nations Unies 2016-2025 visant l'élimination de la faim et de la malnutrition dans le monde. Cette décennie d'action entérine les engagements pris lors de l'Assemblée mondiale de la santé tenue en 2012 ayant fixé six objectifs cibles visant l'élimination à long terme de la malnutrition infantile et maternelle dans le monde tels qu'approuvés dans le cadre des ODD de 2030. Ces six objectifs cibles mondiaux sont : i) la réduction de 40 % du nombre d'enfants affectés par le retard de croissance, ii) la réduction de 50 % de l'anémie chez les femmes en âge de procréer, iii) la réduction de 30 % de l'insuffisance pondérale à la naissance, iv) la prévention d'une hausse de la surcharge pondérale, v) l'augmentation d'au moins 50 % de bébés nourris exclusivement au sein et vi) la réduction puis le maintien de l'émaciation à moins de 5 % chez les enfants. Au moins 51 pays se sont engagés en faveur du Mouvement mondial de renforcement à l'échelle de la lutte contre la malnutrition (*Scaling Up Nutrition*, en anglais).

L'engagement politique et financier des gouvernements ainsi que les capacités institutionnelles en place, sont des conditions requises majeures pour atteindre ces objectifs mondiaux de réduction de la malnutrition des enfants. Or, la plupart des États africains font face à des insuffisances de leurs capacités économiques et financières et au manque de capital humain qui les contraignent souvent à prioriser les dépenses de fonctionnement au détriment des investissements vers le secteur social, souvent soutenu par l'aide publique au développement ou l'assistance internationale (Greg Mills, 2010).

Dans ce chapitre, nous allons effectuer les analyses comparées de l'environnement national géopolitique et économique de gouvernance nutritionnelle prévalant dans chacun des cinq pays de l'étude propice ou défavorable aux progrès pour l'amélioration de la situation nutritionnelle des enfants de moins de cinq ans.

L'environnement politique

La politique est née du mot grec *polis* qui signifie cité : ainsi, « la politique est l'art de gouverner la cité ». Dans son livre intitulé *Le Politique*, Platon évoque « la définition du roi comme pasteur du troupeau humain » (Chambry, 2000, p. 43). Le politique doit prendre soin de la communauté qu'il gouverne.

La définition communément admise par les philosophes est la suivante : « La politique est l'ensemble des pratiques, des faits, des institutions, et des décisions d'un gouvernement, d'un État ou d'une société ».

Nous allons ainsi résumer les pratiques de gouvernance institutionnelle, les faits marquants et les méthodes d'organisation administrative de ces cinq États qui régissent la vie des enfants et des peuples.

L'analyse comparative entre les cinq pays nous permettra d'avoir une bonne lisibilité des convergences ou des spécificités de chaque pays en présentant leur situation de manière synoptique. Les détails du profil cartographique/administratif de chaque pays sont présentés en annexe.

Genèse des États et système de gouvernance

Quatre pays, le Niger, le Burkina Faso, le Sénégal et le Ghana, sont des États issus de la colonisation occidentale de la France ou de la Grande-Bretagne (Ki-Zerbo, 1972). Ils ont acquis leur souveraineté étatique dans les années 1960 (Coquery-Vidrovitch *et al.*, 1992) au profit de la décolonisation accordée par la France à ses territoires d'Afrique de l'Ouest et du Centre (Mbokolo, 1980).

Jadis appelé la Côte de l'Or, découverte par les Portugais en 1470, le Ghana a connu successivement la présence des Britanniques (Ghana Federal Research Division, Library of Congress, 1994), des Hollandais, des Suédois et des Allemands puis à nouveau des Britanniques et a acquis son indépendance en 1957 par plébiscite. Ensuite, une nouvelle République a été créée en juillet 1960 dirigée par le premier président panafricaniste Kwame Khruma.

L'Éthiopie a connu une histoire singulière marquée par le règne des rois, sans colonisation de longue durée, avec cependant une invasion des Italiens intervenue en 1935 ayant contraint l'empereur Hailé Sélassié à l'exil (Mordechal, 1980). Celui-ci fut replacé sur le trône en 1951 à la faveur de l'intervention militaire des troupes britanniques qui ont chassé les Italiens.

À l'heure actuelle, les cinq pays sont gouvernés par des régimes démocratiques en respect des principes universels d'État de droit régis par une constitution et des lois, avec un président de la République ou un Premier ministre (le cas de l'Éthiopie) élu au suffrage universel. Les institutions démocratiques clefs — l'exécutif (chef de l'État), l'Assemblée nationale, la Justice, l'Armée et les médias — y sont séparées. Et on constate une émergence de la liberté de la presse et d'opinion avec le développement de la société civile et des institutions neutres, défenseures des droits de l'homme et des libertés.

L'instabilité politique et l'insécurité liées aux conflits armés

En dépit des systèmes institutionnels démocratiques en place, ces cinq pays ont été fragilisés par une instabilité politique récurrente au cours des cinquante dernières années après leur indépendance (Croquery-Vidrovitch, 1990). Les multiples débats soutenus par les courants de pensée marxistes concernant les effets négatifs de la colonisation sur le sous-développement de l'Afrique sont évocateurs (Karl Marx, 1887).

Plusieurs cas de renversement de régimes démocratiques à l'occasion de coups d'État militaires dictatoriaux (Williamson, 1973) marqués par des modes de gouvernance d'exception (suspension de la Constitution et des institutions républicaines) ont secoué ces pays retardant ainsi leur marche vers le développement économique et social avec une perte de confiance du peuple pour l'engagement au travail collectif et une perte de crédibilité vis-à-vis de la communauté internationale et des investissements étrangers.

La naissance des conflits armés liés aux rébellions intérieures pour raisons séparatistes ou de conquêtes de pouvoir ont lourdement handicapé les priorités en matière de dépenses sociales au profit des dépenses de sécurité qui ont grevé les maigres ressources des États. C'est le cas du Niger avec l'existence de la rébellion touareg au nord du pays, du Sénégal avec l'existence de la rébellion des peuples de Casamance, la rébellion et la guerre d'indépendance de l'Érythrée faisant partie jadis de l'Éthiopie.

Les conflits armés dans les pays voisins ont également eu des impacts sur la sécurité interne et aux frontières freinant les échanges commerciaux et la libre circulation des personnes. C'est le cas des conflits en Somalie ou au Soudan qui ont eu des répercussions sur l'Éthiopie, des rébellions des peuples touaregs au nord du Mali qui impactent le Niger, des conflits internes en Côte d'Ivoire qui fragilisent le Burkina Faso, pays enclavé dépendant du port d'Abidjan pour ses importations et exportations.

Ces conflits armés internes, ou aux frontières, entraînent la destruction des acquis sociaux contribuant à retarder les progrès vers l'atteinte des objectifs globaux et nationaux de développement. Le cas de l'Éthiopie est illustratif (Kiros et Hogan, 2001).

Fragilité des États-Nations liée aux divisions identitaires

Le concept de « cité » ou de « république » selon la vision de (Platon), qui entrevoit un rassemblement du peuple pour des buts collectifs communs avec une participation individuelle aux actions complémentaires, est mis à rude épreuve dans les cinq pays caractérisés par des multitudes de peuples, tribus ou groupes ethniques ayant des intérêts partisans, claniques ou religieux exacerbés par les luttes régionalistes pour le pouvoir politique et financier à l'aire nouvelle de la démocratie.

Il en est ainsi de l'existence dans les pays du Sahel et de la corne de l'Afrique des conflits meurtriers (tableau 33) légendaires entre éleveurs peuls ou nomades et agriculteurs sédentaires pour le contrôle des rares points d'eau ou l'usurpation des espaces agricoles par les troupeaux de bovins. La subsistance de certaines castes sociales (entre les premiers occupants du territoire et les nouveaux venus ou entre lignées royales et descendants d'esclaves) ou la persistance de guerres ancestrales continuent de saper les efforts d'unité nationale, de mobilisation des énergies et d'esprit-nation pour s'attaquer aux défis de la pauvreté, de la malnutrition et du développement.

C'est le cas **au Niger** (Gregoire, 1993) dans lequel existent des dissensions entre les identités de peuples touaregs (les premiers habitants du désert du Sahara), Haoussa (arrivés au XIVe siècle), Zerma (arrivés au XVIIe siècle), Gobir (arrivés au XVIIIe siècle) ou Fulani (nouveaux venus du XIXe siècle). Toutefois, le pays a connu des mutations économiques et sociales au vu des progrès récents comparativement aux défis de démocratie et de faiblesses économiques des années 1990 (Orstom ; Université de Niamey, 1993).

Au Burkina Faso (ancienne Haute-Volta), les dissensions entre différents groupes identitaires issus des peuples Mossi (ancien empire avant la colonisation), Bobo, Lobi, Gurunsi et Gurma font éclater des dissidences épisodiques dans la gouvernance politique de la cité. Les antécédents liés à la disparition brutale en octobre 1987 de l'ancien président révolutionnaire marxiste-léniniste, le capitaine Thomas Sankara, ont lourdement fragilisé le climat de paix et de cohésion nationale pendant une trentaine d'années (Williamson, 2013).

Le Ghana a connu la coexistence de deux grands groupes de peuples, Akan et Ashanti, ayant marqué successivement les civilisations, les pratiques de gouvernance et les relations d'influences sociétales.

L'Éthiopie, avec plus de soixante-dix langues parlées, est composée de petits royaumes ayant fait allégeance à l'empereur Menelik II, et de multitudes de peuples immigrés d'Asie, d'Afrique et des territoires hébreux et égyptiens. Il a été pendant longtemps fragilisé par les campagnes de transformation impérialistes du roi et les campagnes de terreur contre les opposants politiques (« la terreur rouge ») perpétrées pendant le régime socialiste de l'ancien président Mengistu Mariam (1977-1991) ayant causé des centaines de morts. Le pays a également connu de larges dissensions internes et des guerres civiles entre les adeptes de la religion chrétienne, les Coptes (religion d'État) et les séparatistes islamistes de l'Érythrée (une longue guerre ayant causé la perte de centaines de milliers de vies humaines et de ressources économiques et matérielles).

Tableau 33. Situation synoptique du contexte politique et administratif des cinq pays.

Pays/date d'indépendance	Système de gouvernance actuelle	Catégories d'institutions démocratiques	Nombre de coups d'État militaires	Conflits armés internes et dans les pays voisins	Nombre de régions administratives
Niger 1960	Démocratique constitutionnel	– Exécutif : président – Parlement – Justice – Médias/Société civile	4 coups d'État militaires : 1974, janvier 1996, avril 1999, février 2010	Oui	8 régions
Burkina Faso 5/08/1960	Démocratique constitutionnel	– Exécutif : président – Parlement – Justice – Médias/Société civile – Parlement des enfants	8 coups d'État militaires : 3/01/1966 ; 25/11/1980 ; 7/11/1982 ; année 1983 ; 15/10/1987 ; tentative de 2003 ; 31/10/2014 ; tentative de 2015.	Oui	12 régions
Sénégal 20/06/1960	Démocratique constitutionnel	– Exécutif : président – Parlement – Justice – Médias/Société civile – Parlement des enfants	Pas de coup d'État militaire : bonne pratique démocratique et de stabilité politique pendant 56 ans	Oui	14 régions
Ghana 6/03/1957	Démocratique constitutionnel	– Exécutif : président – Parlement – Justice – Médias/Société civile – Parlement des enfants	3 coups d'État : février 1966 ; 4/06/1979 ; année 1981. Stabilité démocratique depuis 1992 (24 ans)	Oui	10 régions
Éthiopie 1896 après la déroute des Italiens	État fédéral démocratique constitutionnel	– Exécutif : premier ministre – Parlement – Justice – Médias/Société civile – Parlement des enfants	1 coup d'État militaire en mai 1991. Séparation avec l'Érythrée en 1993 après référendum. Lourdes guerres de frontières avec l'Érythrée de mai 1998 à déc. 2000.	Oui	11 régions

Sources : analyse générée par l'auteur.

Aussi, dans les années 2000, les efforts menés par le gouvernement pour la relocalisation de plus de deux millions d'agriculteurs sur les terres fertiles de l'ouest du pays (Bekele *et al.*, 2016) afin de mettre fin à la dépendance de l'aide alimentaire internationale, n'ont pas eu les résultats escomptés par manque de capacités des agriculteurs et en raison de la pandémie de paludisme dans ces zones humides. L'Éthiopie et l'Érythrée demeurent des zones de forte émigration des jeunes vers l'Occident.

Décentralisation administrative et institutionnelle

Les cinq pays se sont engagés dans la décentralisation de la gouvernance politique et administrative par la création de régions administratives et l'instauration de systèmes de gouvernance locale. Dans un vaste territoire fortement peuplé comme l'Éthiopie, le fédéralisme a été institué par la Constitution. Les régions administratives (plus peuplées que certains États d'Afrique du Sahel) disposent d'une large autonomie de pouvoir institutionnel et législatif et d'une bonne mobilisation des ressources locales. Elles ont également l'habitude de rendre compte régulièrement aux citoyens de leurs actions. Les approches du développement, de la santé et de l'éducation communautaires y sont très avancées et portent leurs fruits en matière de réduction de la mortalité des enfants de moins de cinq ans.

Tous ces facteurs contextuels ont des répercussions sur la situation nutritionnelle des enfants. Il convient d'examiner dans les sections suivantes, la volonté politique et les efforts financiers entrepris par les gouvernements et les partenaires pour traiter les problèmes de la malnutrition des enfants.

Engagement politique et stratégique en faveur de la nutrition

La volonté politique d'un gouvernement à réduire la malnutrition des enfants doit se traduire par la priorisation de la malnutrition comme un droit individuel constitutionnel, un but majeur de développement du pays, par la formulation des politiques et des stratégies adéquates, par la mobilisation des ressources financières internes nécessaires, par le renforcement des capacités institutionnelles de mise en œuvre des programmes ainsi que par l'évaluation des résultats.

Nous avons examiné le degré de priorité accordée par les dirigeants des cinq pays de l'étude au problème de la sous-nutrition des enfants en passant en revue le contenu du Plan quinquennal ou décennal de développement économique et social du pays et le Plan stratégique de réduction de la pauvreté (PSRP). Nous qualifions l'engagement politique de chaque pays : très élevé (score 5) si le pays a retenu la nutrition comme l'un des axes prioritaires du plan national de développement du pays ; l'engagement moyen ou modéré (score 3 et 4) si la réduction de la malnutrition est mentionnée de manière indirecte parmi les objectifs du secteur de la santé ou de l'alimentation ; et l'engagement faible (score 1 et 2) si la nutrition n'est pas nettement visible comme une priorité dans le document-cadre national de développement du pays.

S'agissant des politiques, elles portent sur l'existence de droits constitutionnels à l'alimentation et à la nutrition (nous avons étudié la constitution de chacun des cinq pays), des politiques de gratuité de soins de santé pour les mères et les enfants, et de traitement nutritionnel pour les enfants sévèrement malnutris. L'adoption d'une loi nationale de régularisation du code international de marketing des substituts du lait y compris l'existence d'une institution de surveillance, constitue également un élément important de l'environnement légal favorable à la lutte contre la malnutrition des enfants.

Richard Little et Michael Smith dans leur ouvrage abordant les perspectives de politiques mondiales dans le contexte de globalisation, ont mis l'accent sur l'impact des réglementations trop libérales sur les faits sociaux : « *Liberal rules enshrine the individual as the basic unit of, and ultimate value in, the social world. Liberal rules, growing out of enlightenment thought, posit the inherent worth, dignity and freedom of the individual*[20] » (Little et Smith, 2006, p. 199). Étant donné que l'anémie est l'une des causes de l'état nutritionnel de la mère et de l'enfant, l'adoption d'une politique nationale de lutte contre l'anémie est un élément important de la gouvernance nutritionnelle.

L'absence de priorité absolue accordée à la nutrition comme secteur de développement à part entière se traduit par l'existence d'un seul plan quinquennal dédié au secteur de la santé. La nutrition est alors considérée comme une sous-composante de la santé publique. Or, nous

[20] Traduction en français : « Les règles libérales considèrent l'individu comme une unité de base et une valeur ultime, dans le monde social. Les règles libérales, qui sortent et s'accroissent découlant de la pensée éclairée, postulent la valeur, la dignité et la liberté de l'individu ».

avons démontré dans les analyses précédentes que la malnutrition des enfants est l'effet de causes multisectorielles qui dépassent le cadre de la santé. Les pays qui auraient adopté la nouvelle vision multisectorielle de lutte contre la malnutrition à travers la mise en place d'un plan stratégique multisectoriel de lutte contre la malnutrition auront alors démontré une forte volonté politique en matière de gouvernance nutritionnelle.

Le cinquième paramètre de la volonté politique réside dans l'existence de mesures ou approches programmatiques novatrices qui visent à accélérer la prévention, le traitement et la prise en charge de la malnutrition des enfants. L'introduction des programmes de protection sociale telle que l'aide financière aux familles les plus pauvres pour la prise en charge de l'alimentation, de la santé, la nutrition ou l'éducation des enfants en font partie.

En somme, un pays ayant totalisé un score supérieur ou égal à 20 points est qualifié comme ayant un degré d'engagement politique élevé, le pays ayant un score total compris entre 20 et 15 points est considéré comme ayant un degré moyen d'engagement et un score inférieur à 15 points correspond à une faible volonté politique en faveur de la lutte stratégique contre la malnutrition des enfants.

Le tableau 34 ci-dessous présente la synthèse des scores de degré d'engagement politique en considérant chacune des cinq mesures stratégiques extraites des documents nationaux que nous avons examinés.

Au Burkina Faso, le degré d'engagement politique pour lutter contre la malnutrition des enfants est **mitigé, avec un score total moyen de 17 points**. La constitution de la IVe République adoptée en juin 1991 (République du Burkina Faso, 2015) ne mentionne pas explicitement le droit alimentaire ou nutritionnel pour chaque citoyen. Toutefois, le droit à la santé, à la protection sociale est pleinement garanti par les articles 18 et 26 de même que la protection des droits de l'enfant en général (article 24) ainsi que la protection de la maternité et de l'enfance.

Tableau 34. Niveau d'engagement politique des gouvernements en faveur de la réduction de la malnutrition des enfants (notation de 1 à 5) ou (notation de 0 à 5).

Pays	Mesures politiques et stratégiques témoignant du degré de l'engagement politique					Degré d'engagement politique (faible, moyen, élevé) 25 points
	1-La nutrition, objectif stratégique prioritaire du plan national de développement économique et social ou du PSRP	2-Droit constitutionnel de nutrition + mesures législatives de commercialisation des substituts de lait du nourrisson	3-Politiques nationales de lutte contre la malnutrition des enfants + politique de lutte contre l'anémie chez les femmes en âge de procréer	4-Plan stratégique quinquennal sectoriel de lutte contre la malnutrition des enfants	5-Stratégies novatrices et programmes nationaux d'interventions spécifiques pour lutter contre la malnutrition	
Burkina Faso	5	2	2	3	5	17 points = moyen
Niger	5	2	2	3	5	17 points = moyen
Sénégal	4	3	5	5	5	22 points = élevé
Éthiopie	5	3	5	5	5	23 points = très élevé
Ghana	3	2	4	4	5	18 points = moyen

Sources : analyse générée par l'auteur.

Le gouvernement du Burkina Faso s'est engagé à éradiquer l'extrême pauvreté et la faim comme la première priorité nationale de développement (Kabore, 2011) telle que mentionnée dans le document de stratégie nationale pour la croissance accélérée et le développement durable 2011-2015. Ce plan quinquennal national inclut une cible de réduction de l'insuffisance pondérale des enfants de 31 % en 2011 à 23 % en 2015 (République du Burkina Faso, 2011).

Jusqu'en 2016, le Burkina Faso ne disposait pas de politique ou de plan sectoriel nutritionnel. Un plan stratégique national multisectoriel 2016-2020 pour la nutrition a été élaboré, plan qui sera adopté par le gouvernement qu'en 2017. Le pays ne dispose pas d'un document de politique spécifique de lutte contre l'anémie chez les femmes en âge de procréer. Toutefois, le plan national 2015-2020 de mise à l'échelle des micronutriments prend en compte le problème de l'anémie chez les femmes en âge de procréer à travers les interventions en faveur des soins prénatals destinés aux femmes enceintes.

S'agissant de mesures législatives, le gouvernement a adopté en 2016, la version révisée du code international de marketing des substituts du lait pour allaitement de l'enfant.

En termes de stratégies novatrices, le pays pratique la politique de gratuité des soins maternels et infantiles. Un Plan national de protection sociale financé par le gouvernement a été mis en place et dénommé « Yako initiative » qui assure la disponibilité de service social dans chaque commune au profit des groupes les plus vulnérables.

Au Niger, le degré d'engagement politique en faveur de la nutrition a connu des avancées significatives récentes avec le changement démocratique intervenu dans le pays en 2011. Jusqu'alors, la constitution du Niger adoptée en 1999 puis révisée en 2004 ne faisait nullement mention du droit à l'alimentation ou à la nutrition de manière explicite. Tout au plus, l'article 11 de la constitution affirmait que « chacun a droit à la vie, à la santé, à la sécurité, à l'intégrité physique et mentale, à l'éducation et à l'instruction dans les conditions définies par la loi ». Et l'article 18 mentionnait que « le mariage et la famille constituent la base naturelle et morale de la communauté humaine. Ils sont placés sous la protection de L'État. L'État et les collectivités ont le devoir de veiller à la santé physique, mentale et morale de la famille particulièrement de la mère et de l'enfant. » (République du Niger, 2004, p. 6).

Toutefois, suite à la crise alimentaire et nutritionnelle qui a durement affecté le pays en 2005 et aux changements de régime intervenus à la faveur du coup d'État militaire de 2010 et suivi par des élections pluralistes, la nouvelle constitution adoptée en 2011 a légalisé formellement le droit alimentaire et nutritionnel du citoyen dans son article 12. « Chacun a droit à la vie, à la santé, à l'intégrité physique et morale, **à une alimentation saine et suffisante**, à l'eau potable, à l'éducation et à l'instruction dans les conditions définies par la loi. L'État assure à chacun la satisfaction des besoins et services essentiels ainsi qu'un plein épanouissement... » (République du Niger, 2011, p. 3). Cette nouvelle constitution du Niger traduit une très grande avancée légale et une grande volonté politique en faveur de la nutrition des enfants.

Le Plan de développement économique et social 2012-2015 du Niger comprend onze résultats stratégiques et quatre-vingts programmes regroupés autour de cinq grands axes programmatiques. Tirant les leçons des décennies de crise alimentaire et nutritionnelle dont la population, et particulièrement les enfants ont tant souffert, le gouvernement a retenu l'amélioration de la situation alimentaire et nutritionnelle comme le troisième but parmi les onze objectifs stratégiques quinquennaux de développement, stipulé comme suit : « Les Nigériens assurent de manière durable leur sécurité alimentaire et nutritionnelle à travers **l'initiative 3N : les Nigériens Nourrissent les Nigériens** » (République du Niger, 2012). Les résultats escomptés de l'Initiative 3N sont entre autres l'amélioration de la sécurité alimentaire (Sani, 2015), la réduction de la prévalence de la malnutrition dans toutes ses formes et particulièrement la malnutrition aigüe.

Cependant, le Niger a connu des retards importants dans l'adoption des politiques nutritionnelles. Un projet de loi et des propositions de décrets d'application visant la réglementation du Code de commercialisation des substituts de lait pour nourrisson ont été élaborés et soumis à l'adoption du gouvernement et du parlement pendant des années, sans succès. La politique nationale de sécurité nutritionnelle n'a été adoptée qu'au niveau technique au dernier trimestre 2016, accompagnée d'un plan national budgétisé multisectoriel de sécurité nutritionnelle. Le pays ne dispose pas de politique ou de stratégie nationale spécifique de lutte contre l'anémie. Toutefois, celle-ci est prise en compte à travers la stratégie nationale pour la santé des adolescents et des jeunes 2017-2021.

Le pays a mis en œuvre un vaste programme de prise en charge des cas de malnutrition sévère aigüe avec plus 350 000 cas admis en traitement en 2016. Un programme de protection sociale est également mis en place comprenant entre autres, l'allocation d'aide financière aux familles pauvres et extrêmement vulnérables à l'insécurité alimentaire et nutritionnelle.

Au Sénégal, le degré d'engagement politique en faveur de la nutrition est **très fort** avec un score **élevé de 22 points**. Toutefois, dans la constitution du Sénégal adoptée en 1963 (République du Sénégal, 1963) ainsi que dans la révision constitutionnelle adoptée par référendum en mars 2016, il n'est nullement fait mention du droit à l'alimentation ou à la nutrition de manière explicite. L'article 14 stipule que « Le mariage et la famille constituent la base naturelle et morale de la communauté humaine. Ils sont placés sous la protection de l'État. L'État et les collectivités publiques ont le devoir social de veiller à la santé physique et morale de la famille » (République du Sénégal, 2016,

p. 6). Bien qu'au plan constitutionnel, le droit nutritionnel ne soit pas explicitement reconnu, le gouvernement s'est engagé dans le Plan quinquennal de développement économique et social du Sénégal (SNDES 2013-2017) pour améliorer la santé et la nutrition (de la mère et de l'enfant) contenu dans l'axe stratégique numéro deux de développement du pays qui concerne le capital humain, la protection sociale et le développement durable (République du Sénégal, 2012).

Aussi, le gouvernement a adopté plusieurs documents, à savoir : la politique sectorielle de développement de la nutrition 2015-2025, le plan stratégique sectoriel santé et nutrition 2016-2020, le plan stratégique multisectoriel 2017-2021 de la nutrition qui inclut la stratégie d'alimentation du jeune nourrisson et de l'enfant. En 2016, un Comité national a été créé et a procédé à la révision de la Loi nationale de commercialisation des substituts de lait d'alimentation du nourrisson, suite aux pénuries fréquentes observées sur le marché.

Le Sénégal a développé et mis en œuvre un très grand programme national d'assistance financière aux familles démunies visant à les rendre résilients aux risques d'insécurités alimentaires et nutritionnelles.

En Éthiopie, le degré d'engagement politique en faveur de la nutrition **est très élevé** avec **un score de 23 points**. Bien que l'Éthiopie ait connu des crises nutritionnelles récurrentes et qu'elle détienne le record mondial de prévalence de la malnutrition des enfants au même titre que le Niger, la Constitution adoptée en décembre 1994 n'affirme pas un droit individuel alimentaire et nutritionnel. La constitution stipule de manière générale en son article 36 relatif aux droits de l'enfant : « chaque enfant a le droit de vivre, a un nom et une nationalité, de savoir et d'être pris en charge par ses parents ou tuteurs légaux. » (Federal Democratic Republic of Ethiopia, 1994, p. 11)

Toutefois, le Plan national de développement économique et social 2011-2015 dénommé « *Growth and Transformation Plan 2011-2015* » a retenu la réduction de la vulnérabilité des ménages face à la pauvreté comme l'un des sept objectifs prioritaires de développement (Banque mondiale, 2012). Deux résultats clés attendus concernent l'amélioration de la résilience des ménages à l'insécurité alimentaire : la réduction du nombre de mois d'insécurité alimentaire dans l'année à trois mois et la réduction de la prévalence du rachitisme parmi les enfants de 46 % à 37 % en 2016.

L'Éthiopie dispose d'une politique nationale alimentaire et nutritionnelle ainsi que d'un programme national quinquennal pour la nutrition 2016-2020. Le plan stratégique national de transformation du secteur de la santé 2015-2020 a pris en compte les aspects de lutte contre l'anémie chez la femme en âge de procréer. Le pays a adopté les directives claires de commercialisation des substituts de lait du nourrisson qui s'insèrent dans les directives nationales concernant l'enfant et le marketing alimentaire encadrées par un organe de surveillance.

Le gouvernement a financé plusieurs programmes d'augmentation de la production agricole en vue de garantir la sécurité alimentaire des ménages. De même des programmes d'aide financière aux ménages pauvres ont été financés et mis en œuvre à très grande échelle, couvrant ainsi 7,8 millions de bénéficiaires en 2010.

Au Ghana, au plan légal et politique, l'engagement politique en faveur de la nutrition **est beaucoup plus mitigé** que dans les autres pays, avec un score général de 18 points. La constitution de 1992 établie après de multiples instabilités politiques (coup d'État militaire) légalise dans son article 28, les droits des enfants de même que le droit de la personne malade, de même que dans l'article 30. Il n'y a aucune mention explicite du droit alimentaire ou nutritionnel.

Toutefois, le Plan stratégique national pour la réduction de la pauvreté 2010-2013 dénommé « Ghana Shared Growth and Development Agenda 2010-2013 » (National Development Planning Commission of Ghana, 2010) a retenu la sécurité alimentaire et nutritionnelle comme un des objectifs multisectoriels nationaux contenu dans l'axe stratégique numéro sept lié au développement humain, la productivité et l'emploi sur les onze axes de développement du pays. Le résultat escompté vise la réduction des désordres liés à la malnutrition des enfants ainsi que des décès dus à la malnutrition parmi les enfants comme l'une des neuf priorités de développement du pays.

En 2000, le pays avait institué le code de la réglementation de la commercialisation des substituts de lait pour nourrisson. En 2016, une politique nationale du secteur nutrition a été officiellement lancée par le gouvernement.

Une stratégie nationale de protection sociale a également été mise en place et est maintenant opérationnelle. La réduction de la malnutrition des enfants et l'extension de l'accès des pauvres aux revenus à travers l'assistance financière aux démunis font partie des engagements du gouvernement. Depuis 2005, le Ghana a mis en œuvre un programme d'assistance financière aux familles pauvres financé à grande échelle par le gouvernement sur ressources propres de l'État.

En résumé, les différences entre les pays sont remarquables en termes de visibilité politique, d'engagement constitutionnel et de plan stratégique spécifique pour la nutrition. Il est surprenant de constater qu'à l'exception du Niger, les États — bien que très touchés par la malnutrition des enfants — n'aient pas inscrit le droit alimentaire ou nutritionnel comme un droit constitutionnel. Cette absence de fondement légal pour ce besoin humain primaire essentiel à la survie peut s'expliquer par la faible stabilité politique de certains régimes comme celui du Niger au début de son indépendance. Face aux situations d'insécurités alimentaires fréquentes, les autorités politiques des pays d'Afrique du Sahel et de la corne de l'Afrique se seraient préservées de créer les conditions légales de dénonciation par le peuple ou par l'assemblée de haute trahison constitutionnelle et de destitution, en cas de famine ou de crise alimentaire et nutritionnelle occasionnant souvent des milliers de morts.

Le Sénégal et l'Éthiopie, en dépit de carences constitutionnelles spécifiques dans le domaine du droit alimentaire et nutritionnel, semblent démontrer une volonté politique très forte comparée aux autres pays, en matière de lutte contre la malnutrition des enfants à travers les plans stratégiques et les programmes spécifiquement dédiés à la nutrition. Les avancées dans le développement et la modernisation sociétale de ces pays pourraient expliquer ces avancées dans la responsabilité gouvernementale et collective à formaliser les engagements pour lutter contre la malnutrition et en mesurer les résultats.

Le gouvernement du Niger semble trop hésitant à adopter des plans stratégiques sectoriels spécifiques à la nutrition. Au Burkina Faso, ces plans stratégiques sectoriels ne sont mis en place que de manière récente. Le Ghana, pays ayant un faible taux de malnutrition des enfants, s'est davantage focalisé dans l'investissement en faveur des programmes de protection sociale permettant d'accroître les capacités financières des ménages pauvres, tout en maintenant la lutte contre la malnutrition comme partie intégrante du secteur de la santé.

Le conservatisme politique dans un environnement socioculturel encore traditionnel prévalant au Niger pourrait expliquer la lenteur du gouvernement à adopter les plans multisectoriels spécifiques pour inverser la tendance de l'insécurité nutritionnelle et de la démographie galopante. La question de la famine ou des crises nutritionnelles ont été des problématiques taboues durant les années 1990-2010 où certains partenaires d'agence humanitaire ont été déclarés *persona non grata* et expulsés du pays en 2005 pour motif d'avoir évoqué publiquement l'existence d'une crise alors que le régime en place niait les faits. Une nouvelle ère de changement démocratique depuis 2011 a ouvert des opportunités pour de nouvelles mesures devant permettre de combattre les causes profondes de la malnutrition des enfants en tirant avantage de la disponibilité des revenus pétroliers.

Capacités institutionnelles pour les programmes nutritionnels

L'opérationnalisation de la volonté politique en actions concrètes requiert des capacités institutionnelles de planification, de coordination, de mise en œuvre (y compris les capacités humaines et logistiques) et des capacités de suivi et d'évaluation à tous les niveaux.

Nous avons considéré huit critères ou indicateurs pour un total de 40 points en vue d'analyser les forces et les faiblesses des capacités de mise en œuvre des engagements pour la lutte contre la malnutrition des enfants. Le niveau de capacité institutionnelle est considéré comme élevé si le score est supérieur à 30 points, moyen si le score est compris entre 20 et 30 points, et faible si le total de score est inférieur à 20 points. Ces huit indicateurs de mesure de la gouvernance nutritionnelle au plan institutionnel, sont les suivants (tableau 35) :

1- Le degré des progrès accomplis par le pays dans le cadre de son adhésion au mouvement global mondial pour le renforcement du passage à l'échelle des interventions de lutte contre la malnutrition des enfants dénommé « SUN – "Scaling Up Nutrition" » (mouvement qui regroupe 54 États en 2014). L'adhésion à ce mouvement requiert des transformations institutionnelles traduisant des capacités nationales telles que définies au plan global, à savoir : i) réunir les personnes dans un espace commun pour l'action, ii) garantir une politique cohérente et un cadre juridique, iii) aligner les actions autour d'un cadre commun de résultats, iv) assurer le suivi des finances et la mobilisation des ressources. Nous attribuons un score faible de 1 point au pays ayant atteint un niveau de transformations institutionnelles inférieur à 30 %, 2 à 3 points si le pourcentage est compris entre 30 et 60 % et un score de 4 à 5 points si le degré est supérieur à 60 %. Nous avons utilisé les notations (pourcentages) établies au niveau global dans chacun de ces pays tels que publiés dans le Rapport de la nutrition mondiale 2014 (IIRPA, 2014).

Tableau 35. Niveau des capacités institutionnelles de lutte contre la malnutrition des enfants dans les cinq pays (notation de 1 à 5) ou (notation de 0 à 5)

Pays	Capacités institutionnelles de lutte contre la malnutrition								Capacités institutionnelles (faible, moyen, élevé) 40 points
	1- Progrès accomplis par le pays pour transformations en faveur mouvement global dénommé « SUN »	2- Existence d'une bonne analyse de la situation nutritionnelle du pays y compris existence d'un bon système d'information sur la nutrition	3- Existence de Comité de coordination multi-sectorielle de la nutrition au niveau national et décentralisé	4- Existence d'une direction nationale de Nutrition au ministère de la Santé (indépendante de la direction de la Santé)	5- Pourcentage des centres de santé communautaires ayant au moins 50 % de personnel de santé formé sur l'alimentation du nourrisson durant les trois dernières années	6- Existence de capacités nationales pour éduquer les communautés sur les bonnes pratiques nutritionnelles et l'allaitement de l'enfant	7- Existence de système de gestion de stocks de produits alimentaires (banques céréalières)	8- Existence d'un cadre de suivi et évaluation (redevabilité des résultats)	
Burkina Faso	3 (49 %)	3	4	4	3 (40 %)	4 (62 % des régions)	4	4	29 points = moyen
Niger	2 39 %	5	5	5	4	3 (25 % des villages)	5	5	34 points = élevé
Sénégal	5 (61 %)	5	5	5	5 (93 %)	4 (60 %)	4	5	38 points = très élevé
Éthiopie	5 (65 %)	5	5	5	5 (100 %)	5 (90 %)	4	5	39 points = très élevé
Ghana	1 (23 %)	4	4	4	4 (53 %)	4 (66,6 %)	3	5	29 points = moyen

Sources : analyse générée par l'auteur sur la base des informations tirées de rapports annuels 2016 de l'UNICEF dans les 5 pays et du Rapport sur la nutrition mondiale 2014.

2- L'existence d'une bonne analyse de la situation nutritionnelle des enfants et des mères au plan épidémiologique et causal avec une bonne définition du profil nutritionnel du pays et l'existence d'un plan chiffré d'investissement pour la nutrition comprenant des objectifs de résultats à atteindre.

3- L'existence de comité de coordination multisectorielle de lutte contre la malnutrition des enfants au niveau national et départemental.

4- L'existence de capacités humaines pour le pilotage de programmes en l'occurrence l'existence d'une Direction nationale de la nutrition à part entière (pas seulement une direction nationale de la santé). Toutefois, il est important d'assurer sur le terrain une intégration et une convergence des interventions de santé-nutrition, d'eau et d'assainissement, pour plus de résultats dans l'amélioration de l'état nutritionnel des enfants.

5- Le degré de couverture en services de santé qui disposent de capacités humaines de prévention et de traitement de la malnutrition des enfants au niveau périphérique, c'est-à-dire des centres de santé communautaires ayant au moins 50 % de personnel de santé formé sur l'alimentation du nourrisson durant les trois dernières années. Nous considérons une couverture inférieure à 50 % comme traduisant une faible capacité humaine (soit un score de 2-3 points) et une couverture supérieure à 50 % comme étant une capacité élevée (4-5 points).

6- L'existence de capacités nationales pour éduquer les communautés sur les bonnes pratiques nutritionnelles et d'allaitement de l'enfant (y compris existence de cursus de formation scolaires des personnels de santé dans le domaine de nutrition).

7- L'existence d'un système fonctionnel de gestion et de régulation de stocks de produits alimentaires (banques céréalières pour le secours aux familles en cas de crise).

8- L'existence d'un cadre national de suivi et d'évaluation (redevabilité des résultats) pour garantir l'efficacité des programmes et des projets.

De manière comparative, deux pays se distinguent par leurs capacités institutionnelles très propices à l'amélioration de la situation nutritionnelle des enfants, à savoir l'Éthiopie et le Sénégal, qui enregistrent respectivement des scores de 39 et 38 points sur un total 40 points. Ces deux pays se caractérisent par un haut niveau de transformations institutionnelles et décentralisées pour le renforcement de la lutte contre la malnutrition et disposent également de larges capacités humaines et de larges couvertures en personnel de services intégrés communautaires de santé-nutrition.

L'Éthiopie et le Sénégal sont suivis par le Niger qui a un score élevé de 34 points. Le Niger dispose d'atouts importants en termes de coordination, d'analyse de situation et de mécanisme de gestion et de régularisation des stocks céréaliers tirant largement avantage du dispositif régional de lutte contre la sécheresse au Sahel (CILS). Les faiblesses institutionnelles du Niger sont liées aux ressources humaines limitées et à la mauvaise couverture par les services communautaires de la prévention et de la prise en charge nutritionnelles.

Enfin, le Burkina Faso et le Ghana sont deux pays avec des capacités institutionnelles moins élevées de lutte contre la malnutrition des enfants, certainement en termes d'une moindre attention portée spécifiquement à la malnutrition des enfants.

Financements du secteur nutritionnel

L'un des aspects importants de la gouvernance nutritionnelle concerne le financement effectif par l'État des actions multisectorielles. Le budget national demeure l'instrument majeur de la politique d'un pays souverain.

Citant les travaux consacrés à l'étude des richesses des nations réalisés par Adam Smith en 1776, Merrer (2015, p. 7) écrit dans le numéro 7 de la revue *Problèmes économiques* ce qui suit : « L'économie politique, considérée une branche des connaissances du législateur et de l'homme d'État, se propose deux objets distincts : le premier, de procurer au peuple un revenu ou une subsistance abondante, ou pour mieux dire, de le mettre en état de se procurer lui-même ce revenu ou cette subsistance abondante ; le second, de fournir à l'État ou à la communauté un revenu suffisant pour le service public ; elle se propose d'enrichir à la fois le peuple et le souverain ».

Selon le rapport global nutritionnel 2016, « Le déficit de financement sur 10 ans devant permettre de réaliser les objectifs fixés pour 2025 concernant le retard de croissance, la malnutrition aigüe sévère, l'allaitement et l'anémie est de 70 milliards dollars US » (IIRA, 2016, p. 77). Les engagements financiers pris par les pays donateurs en 2012 lors du sommet tenu en Grande-Bretagne sur la Nutrition pour la croissance (Nutrition For Growth – N4G) ne représentent que 6 % du financement total de ces 70 milliards requis.

Bien que les pays donateurs aient accompli beaucoup d'efforts financiers ces dernières années au profit des pays les moins avancés dans la lutte contre la malnutrition, il est indispensable que chaque gouvernement puisse prioriser et accroître ses dépenses publiques en faveur de la nutrition.

Nous avons entrepris d'évaluer les efforts accomplis par les cinq pays pour financer directement les interventions spécifiques pour la nutrition des mères et des enfants.

Tenant compte des difficultés d'accès aux données financières des États en vue de l'analyse des décaissements effectifs spécifiques à la nutrition (Fracassi and Picanyol, 2014), nous avons retenu quatre indicateurs pour mesurer le degré d'engagement financier des États et apprécier la sensibilité des budgets nationaux de chacun des cinq pays par rapport à la lutte contre la malnutrition des enfants :

1- Le montant des dépenses de santé-nutrition par enfant de moins de 5 ans comparé au PNB par habitant qui mesure le degré d'investissement de chacun des pays dans les dépenses de santé et de nutrition pour les enfants ;

2- Le pourcentage des dépenses de l'État alloué à la santé (y compris la nutrition) comparativement à l'éducation et aux dépenses militaires ;

3- Le volume d'aide publique au développement en ce qui concerne le montant annuel d'investissement direct étranger en faveur du pays (en millions de dollars américains) ;

4- Le montant annuel de transferts individuels de fonds venant de l'étranger vers le pays en millions de dollars américains.

Le Ghana est le pays qui a le niveau d'investissement le plus élevé en faveur de la lutte contre les maladies et la malnutrition des enfants de moins de cinq ans comparativement aux quatre autres pays (entre 3 et 6 fois plus). Il démontre en général un niveau d'engagement financier au bénéfice de la santé des enfants qui est de loin bien plus important que les autres pays. Les investissements par enfant en matière de santé et de nutrition sont les plus bas au Niger.

Figure 43. Montant total des dépenses de santé-nutrition par enfant de moins de 5 ans en dollars américains (2013).

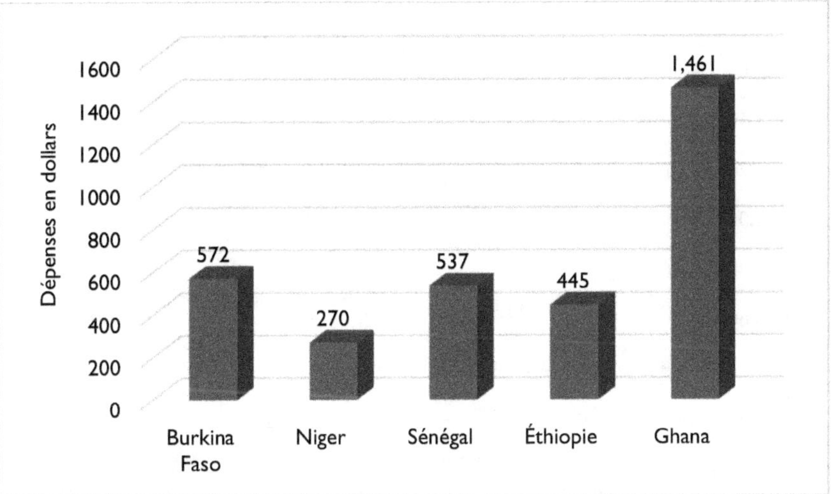

Sources : calcul effectué à partir des données issues du Rapport 2015 sur le développement humain (PNUD).

Nous avons analysé la relation qui existe entre le niveau de revenu national par habitant et le ratio de dépenses publiques par enfant en matière de santé-nutrition. D'après la figure 44 ci-dessous, le Ghana qui détient un niveau élevé de richesse nationale par tête (PNB/habitant) enregistre également le degré de financement public pour la santé-nutrition par enfant le plus élevé. De façon surprenante, le degré de financement public par enfant en faveur de la santé et la nutrition est plus élevé au Burkina Faso comparativement au Niger bien que le niveau de richesses nationales par tête au Burkina Faso soit moindre que celui du Niger. Cela traduit le degré de volonté politique et de priorisation des investissements de l'État en faveur de la santé et de la nutrition plus fort au Burkina Faso, qu'au Niger bien que ce dernier dispose d'importantes ressources pétrolières comparativement au Burkina Faso qui n'en a pas.

Figure 44. Montant de dépenses annuelles de l'État pour la nutrition par tête d'enfant de moins de cinq ans en rapport avec le PNB par d'habitant.

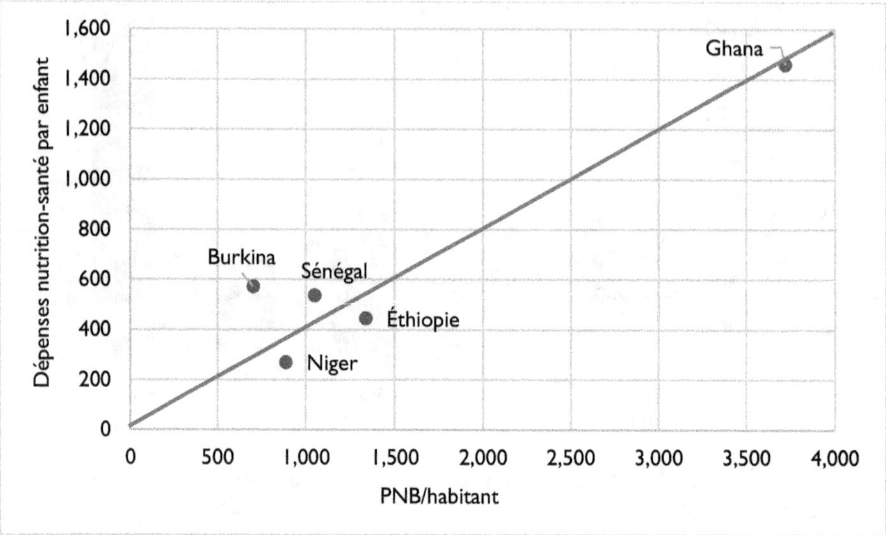

Figure 45. Pourcentage des dépenses publiques pour la santé/nutrition, l'éducation et la sécurité sur le PNB de chacun des cinq pays.

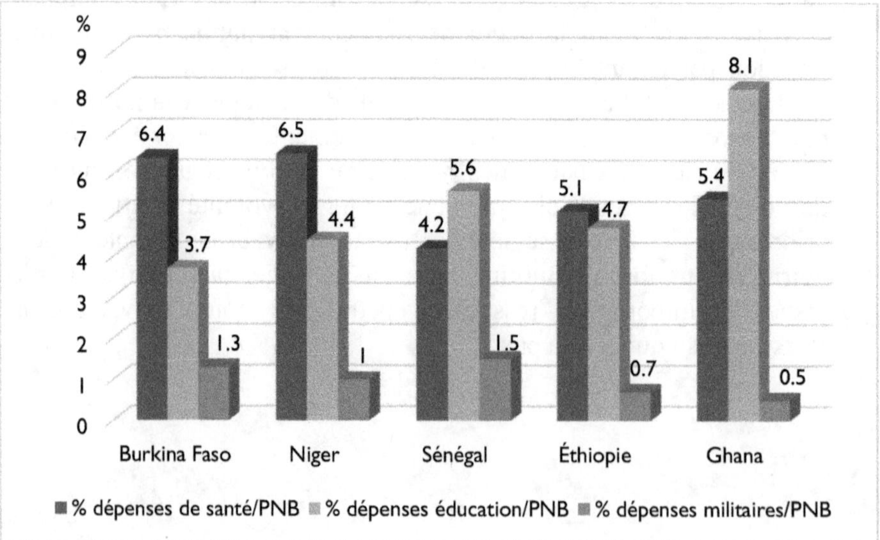

Le Ghana et l'Éthiopie sont les deux pays qui bénéficient le plus d'investissements financiers extérieurs comparativement aux autres pays. Par ailleurs, le Sénégal et le Ghana sont les deux pays qui enregistrent des volumes importants de transfert de fonds des émigrants de la diaspora vers le pays (tableau 36).

Tableau 36. Niveau comparé des dépenses publiques, de l'aide publique au développement et des transferts des fonds individuels vers les cinq pays.

Pays	PNB par habitant en 2013	Montant total des dépenses de santé-nutrition par enfant de moins de 5 ans en 2013	Dépenses de l'État allouées à la santé/PNB en 2013 (%)	Dépenses annuelles de l'État pour l'éducation/PNB en 2013 (%)	Dépenses militaires annuelles de l'État/PNB en 2014 (%)	Montant annuel d'investissement direct étranger en faveur du pays en millions de dollars US en 2014	Montant annuel de transfert individuel de fonds de l'étranger vers le pays en millions de dollars US en 2014
Burkina Faso	700	572	6,4	3,7	1,3	342	121
Niger	887	270	6,5	4,4	1,0	769	157
Sénégal	1 050	537	4,2	5,6	1,5	343	1 644
Éthiopie	1 336	445	5,1	4,7	0,7	1 200	646
Ghana	3 720	1 461	5,4	8,1	0,5	3 363	2 008

Sources : rapport PNUD (2015) ; Rapport mondial sur le développement humain 2015 ; Banque mondiale (2016) – Rapport sur les indicateurs de développement dans le monde 2016.

Conclusion

Ce chapitre nous a permis de mettre en exergue le cercle vicieux de la fragilité géo-écologique, politique, économique et sociale qui constitue les causes structurelles de la sous-nutrition endémique des enfants des pays du Sahel et de la corne de l'Afrique.

Quatre pays du Sahel et de la corne de l'Afrique étudiés ici — Burkina Faso, Niger, Sénégal, Éthiopie — sont handicapés par un climat très austère, une instabilité politique et une insécurité dans certains pays, une faible disponibilité alimentaire, une croissance économique moins forte au regard de la forte croissance démographique et des niveaux d'engagement politique et financier très mitigés face à la gravité du problème de malnutrition des enfants.

Le Ghana se distingue par un niveau de développement économique relativement important et un investissement élevé en faveur de la santé et de la nutrition contribuant ainsi à améliorer l'état nutritionnel des enfants comparativement aux autres pays.

Le haut niveau d'engagement politique et de distribution des richesses nationales de même que les transferts massifs des ressources de la diaspora émigrée et les investissements extérieurs contribuent à faire la différence au Sénégal qui a aussi fait des progrès dans la réduction du taux de malnutrition des enfants.

Conclusion générale et recommandations

Cinquante ans après les indépendances, l'Afrique a accompli des progrès dans l'adoption des valeurs universelles de gouvernance démocratique, des droits humains et des enfants, et s'est engagée dans la globalisation du commerce mondial ainsi que les nouvelles technologies. Des avancées significatives ont été faites dans la réduction des maladies tropicales grâce à la médecine moderne et à l'enclenchement de la transition démographique qui s'est traduit par l'accélération simultanée du déclin de la mortalité et la réduction de la fécondité. Le développement économique est en marche avec l'exploitation et l'exportation des ressources naturelles ainsi qu'avec le développement de l'instruction et de la formation. Ces changements ont ouvert de nouvelles opportunités aux classes moyennes, aux jeunes plus éduqués, à la société civile, aux médias animant la liberté d'expression et à une société de consommation.

En dépit de ces progrès, plusieurs pays africains souffrent encore de fléaux qui mettent en péril la vie des enfants et des femmes, freinant l'élan du développement économique. Des dizaines de milliers de morts occasionnées par le virus Ebola ont ému les consciences mondiales de même que le virus du Sida qui a fait des ravages immenses au sein des générations d'adultes actifs fragilisant les socles familiaux. Les guerres tribales pour le pouvoir ou par intérêts économiques sèment l'émoi dans les cœurs et annihilent les efforts des dirigeants, des sociétés et de la communauté internationale.

La malnutrition des enfants est l'un de ces maux dont souffre encore aujourd'hui l'Afrique et qui demeure une catastrophe silencieuse souvent mal connue et négligée. Elle est pourtant la cause d'au moins 35 % des décès d'enfants en Afrique. En avril 2017, plus de 20 millions de personnes et particulièrement des enfants sont menacés par la catastrophe humanitaire liée à la famine déclarée en Somalie, au Sud-Soudan et au Nigeria.

L'élimination de la faim et la réduction de 40 % de la malnutrition des enfants de moins de cinq ans dans le monde à l'horizon 2030, est le but numéro deux des Objectifs de développement durable (ODD) adoptés par l'ensemble des chefs d'État et de gouvernement en septembre 2015. Les pays d'Afrique du Sahel et de la corne de l'Afrique risquent de ne pas atteindre ce but. Ces pays sont les plus affectés par l'insécurité alimentaire et nutritionnelle qui aggrave la morbidité et la mortalité des enfants ainsi que les faibles performances scolaires des enfants.

L'objet de cette étude a été de contribuer à une meilleure compréhension et une meilleure explication du mauvais état nutritionnel des enfants de moins de cinq ans prévalant dans les pays du Sahel et de la corne de l'Afrique. En nous inspirant des modèles sociologiques de l'alimentation de Desjeux et de Poulain, du modèle économique et démographique de Malthus, du modèle conceptuel d'analyse de la mortalité des enfants de Mosley et Chen et du modèle des goulots d'étranglement des couvertures des services de santé établis par Tanahashi ainsi que des études empiriques antérieures, nous avons adopté une approche holistique qui permet d'aborder l'ensemble des dynamiques des interrelations expliquant les faiblesses ou les risques à tous les niveaux : au niveau étatique, communautaire, du ménage et au niveau individuel agissant de manière intégrée sur la situation nutritionnelle des enfants.

La recherche a été développée pour répondre à quatre questions principales :

1) Pourquoi les pays d'Afrique du Sahel et de la corne de l'Afrique sont-ils affectés par la persistance d'une forte prévalence de la malnutrition chronique des enfants depuis des décennies avec des crises alimentaires et nutritionnelles à répétition en dépit des efforts de développement ?
2) Pourquoi certains pays appartenant au même environnement géoclimatique, politique et économique sont-ils moins affectés par la malnutrition des enfants que d'autres pays ?
3) Quelles sont les pesanteurs sociologiques, les normes culturelles communautaires et les pratiques de soins et d'hygiène aux enfants qui aggravent les risques de malnutrition des enfants mesurés par les analyses statistiques issues des données d'enquêtes nationales auprès des ménages ?
4) Quels sont les leviers réels sur lesquels il faudra agir pour changer la situation et accélérer l'atteinte du but fixé de 45 % de réduction de la malnutrition des enfants à l'horizon 2030 ?

En réponse, nous avions émis l'hypothèse générale selon laquelle, la malnutrition persistance des enfants de moins de cinq ans dans les pays du Sahel et de la corne de l'Afrique est occasionnée d'une part, par le contexte de vulnérabilité climatique et alimentaire, le faible développement économique des pays et une gouvernance politique et financière insuffisante en faveur de la nutrition, et d'autre part par la demande démographique galopante en besoins alimentaires, nutritionnels et sociaux à laquelle sont confrontés les ménages et le gouvernement. À cela s'ajoutent l'insalubrité de l'eau et des pratiques inadéquates d'hygiène fécale auxquels les ménages sont confrontés. Ces facteurs se manifestent de façon inégale suivant le degré de modernisation culturelle et économique des ménages, les inégalités de genre dans la gestion des ressources rares ainsi que les comportements parentaux de soins aux enfants, fragilisés par un environnement communautaire socioculturel très contraignant.

Nous avons sélectionné trois pays du Sahel (Niger, Burkina Faso et Sénégal) et un pays de la corne de l'Afrique (Éthiopie) affectés par la malnutrition des enfants pour servir de base à cette étude multi-pays. Nous avons adopté une approche comparative afin de déceler les facteurs de différenciation ainsi que les facteurs de similitude entre les pays. Un cinquième pays appartenant à la même zone géopolitique de l'Afrique de l'Ouest mais bénéficiant d'un climat humide — le Ghana — a été retenu à titre d'illustration des potentiels atouts existants pour ses indicateurs plus favorables de l'état nutritionnel des enfants de moins de cinq ans.

Pour cette recherche, nous avons utilisé deux méthodes d'analyse : quantitative statistique et qualitative.

Les enseignements tirés

Les résultats des analyses que nous avons effectuées dans le cadre de cette thèse, nous ont permis de mettre en évidence des éléments importants.

Les défis politiques de la gouvernance nutritionnelle

Contrairement au Ghana dont le climat est humide, les quatre autres pays connaissent un contexte climatique très aride, de type désertique, marqué par de fortes températures, des pluies rares, un sol sablonneux, une végétation quasi inexistante et un faible réseau hydrographique. Ils sont engagés dans une phase de transition démographique, contrastée selon le pays mais marquée par une baisse rapide de la mortalité et la persistance de niveaux de fécondité parmi les plus élevés du monde (avec même une tendance à la hausse particulièrement au Niger qui connaît un nombre moyen d'enfants par femme très élevé de 7,6). Le fardeau démographique que subissent ces cinq pays, caractérisé par un poids très important des jeunes sur les adultes actifs et des volumes importants de nouvelles naissances annuelles (à l'opposé du bonus démographique que connaissent les pays émergents asiatiques), accroît l'ampleur des besoins sociaux alors que les ressources nationales et familiales restent maigres, avec un faible impact des dépenses publiques sur l'amélioration de la nutrition. Les cinq pays de l'étude, qui font tous partie de la catégorie des pays les moins avancés selon les critères des Nations Unies, connaissent une fragilité économique qui s'exprime à travers le faible niveau de richesses nationales par tête d'habitant, dû aux baisses de prix des matières premières (agricoles et du pétrole) qui les rendent fortement dépendants de l'aide internationale pour le financement des investissements dans les services sociaux. La forte croissance démographique annihile ainsi les efforts récents de croissance économique.

Les États sont fragilisés par les instabilités politiques et institutionnelles avec de nombreux coups d'État militaires (le Burkina Faso a connu huit coups d'État militaires, le Niger quatre contre aucun au Sénégal), des rébellions armées internes et aux frontières (entre l'Éthiopie et l'Érythrée) et la naissance du terrorisme (le Niger et le Burkina Faso en sont victimes). Le Ghana connaît une belle performance économique et une stabilité politique tandis que le Sénégal est très favorable au développement du capital humain. La multiplicité des diversités ethniques et des langues locales, les clivages politiques fondés sur des tensions tribales et régionalistes (au Niger et en Éthiopie) ainsi que les rivalités et les conflits séculaires entre éleveurs et cultivateurs fragilisent la cohésion nationale et la création d'un esprit-nation autour de grands projets de développement ou de lutte contre des problèmes majeurs tels que l'insécurité alimentaire et nutritionnelle.

Au Niger, au Burkina Faso et en Éthiopie, la paupérisation de la population et les fortes inégalités de la répartition des ressources financières constituent des freins à une bonne alimentation et à un bon état nutritionnel des enfants. Elles sont aussi une contrainte à la demande et à l'utilisation des services de santé et d'éducation et ne favorisent guère l'accès à l'eau potable et à l'assainissement, aggravées par les fortes inégalités dans le rôle et la place de la femme dans ces sociétés. Le développement du capital humain semble plus présent au Ghana que dans les autres pays du Sahel et de l'Éthiopie.

Enfin, le déficit de disponibilité alimentaire et l'insuffisance de la ration alimentaire pour les populations ainsi que la persistance du haut niveau de sous-nutrition des enfants sont observés dans la plupart des pays à l'exception du Ghana. Toutefois, la relation linéaire entre disponibilité alimentaire au niveau macro et sécurité nutritionnelle au niveau des ménages et des enfants n'est pas évidente pour le Niger.

Un des éléments majeurs de différenciation des défis politiques auxquels sont confrontés les pays du Sahel et de la corne de l'Afrique quant à la sous-nutrition des enfants réside dans ce que nous appelons la « **faible gouvernance nutritionnelle** », caractérisée par le moindre engagement politique, financier et institutionnel en faveur de la lutte contre la malnutrition de manière spécifique, comme le témoignent les scores que nous avons élaborés pour chaque pays. L'Éthiopie détient le plus haut niveau d'engagement politique en faveur de la nutrition des enfants (score de 23 points sur un total de 25) suivi par le Sénégal qui a un degré d'engagement de 22 points.

Le Ghana se distingue par un haut niveau d'engagement financier du gouvernement en faveur de la nutrition, mesuré par le ratio des dépenses publiques liées à la santé-nutrition par enfant. Ce ratio d'investissement financier est de 1 461 dollars américains par enfant de moins de cinq ans au Ghana contre 270 au Niger et 447 en Éthiopie, les deux pays ayant les taux de malnutrition des enfants les plus élevés. L'investissement financier important réalisé au Ghana en faveur de la santé et de la nutrition serait l'une des raisons fondamentales de la faible prévalence de la malnutrition des enfants au Ghana comparativement aux autres pays de l'Afrique de l'Ouest les plus touchés, tels que le Niger et le Burkina Faso.

L'Éthiopie et le Sénégal ont une capacité institutionnelle de lutte contre la malnutrition parmi les plus élevées avec des scores respectifs de 39 points et de 38 points sur une échelle de 40 points, comparativement à une capacité moyenne au Burkina Faso (29 points).

En dépit de ce tableau mitigé, il convient de souligner les efforts de reconstruction désormais réalisés dans ces pays issus de la décolonisation française et britannique des années 1960, les efforts de diversification des sources de richesses et de croissance économique ainsi que la volonté politique de lutter contre l'insécurité alimentaire et nutritionnelle. La naissance d'une nouvelle ère d'alternance politique avec de jeunes générations de dirigeants progressistes, intervenue en 2011 au Niger et ensuite au Sénégal, a contribué à redynamiser l'engagement politique, au cours des cinq dernières années, en faveur de la nutrition des enfants : adoption de droits individuels constitutionnels pour une alimentation satisfaisante au Niger ; mise en place récente de programmes quinquennaux, d'initiatives nationales pour la sécurité alimentaire et nutritionnelle et expansion des couvertures sociales aux populations les plus pauvres (cas du Sénégal).

L'hypothèse liée à la faible gouvernance nutritionnelle est confirmée : le Ghana ayant un haut niveau d'investissement financier par enfant en faveur de la santé et de la nutrition enregistre une meilleure situation nutritionnelle des enfants (taux de rachitisme de 18,8 %) que les autres pays (51 % au Niger et 44 % en Éthiopie). Le haut niveau d'engagement politique du gouvernement sénégalais et les capacités institutionnelles en faveur de la nutrition, placent le Sénégal en seconde position.

Au niveau macro, le développement économique, l'engagement politique, la distribution équitable des richesses nationales en termes de justice sociale (coefficient de Gini au-dessus de la moyenne africaine de 30 % observée au Sénégal et au Ghana, avec respectivement 55 % et 31 %), la priorisation des dépenses publiques en faveur de la nutrition, et les capacités institutionnelles, demeurent les clefs du succès pour la réduction drastique de la sous-nutrition des enfants. Cela a fait la différence pour le Sénégal (bien que handicapé par le contexte géoclimatique) et pour le Ghana.

Les défis sociodémographiques

Au niveau communautaire, il existe une combinaison de ce que nous appelons la « géographie de la malnutrition des enfants » avec la « sociologie de la malnutrition » renforcée par la faiblesse du développement local qui perpétue la situation de sous-nutrition des enfants dans certaines régions spécifiques des cinq pays. L'environnement écologique spécial (favorable ou défavorable) prévalant dans chacune des régions ou zones aréolaires et l'existence de groupe ethnique ayant des normes sociales et des pratiques spécifiques en matière de production, de consommation alimentaire et de nutrition des enfants, engendrent des inégalités locales de l'état nutritionnel des enfants de moins de cinq ans.

Il y a concordance entre la cartographie climatique et écologique, la cartographie de la pauvreté monétaire régionale des ménages et la cartographie sociologique de l'appartenance ethnique en termes d'effets sur le bien-être nutritionnel des enfants dans les cinq pays. Au Burkina Faso, les enfants résidants dans les régions arides du nord, les plus pauvres, appartiennent aux groupes des éleveurs peuls ou nomades dont les pratiques alimentaires sont moins diversifiées et pour qui l'accès aux connaissances modernes sur la bonne nutrition des enfants est plus difficile, sont les plus exposés aux risques de malnutrition.

Toutefois, il existe des particularités au Niger et au Sénégal où dans les régions humides et agricoles du sud, la prévalence de la malnutrition aigüe (émaciation) des enfants est très élevée à cause des attitudes et pratiques socioculturelles communautaires spécifiques chez les peuples Haoussa ou Wolof. Au Niger, les enfants issus des éleveurs peuls sont peu affectés par la malnutrition car les enfants bénéficient du lait très nutritif du bétail et des soins maternels.

Une production agricole suffisante au niveau local ne garantit pas nécessairement un statut nutritionnel adéquat aux enfants. L'influence des déterminants socioculturels est trop importante par rapport à la priorisation des ressources alimentaires, financières et de santé entre adultes et enfants, le tout étant encadré par les croyances traditionnelles et le rôle des influenceurs communautaires tels que les grands-mères, tantes ou belles-sœurs. Les mauvaises pratiques d'alimentation du nourrisson dictées par les normes sociales culinaires et les tabous sont très négatives pour l'état nutritionnel des enfants.

Par ailleurs, les conditions communautaires d'offre et de demande des services de santé et de nutrition ont une influence sur l'état nutritionnel des enfants principalement pour l'émaciation qui est à haut risque de morbidité et de mortalité. Les faibles couvertures en services de santé et l'existence de goulots d'étranglement en termes d'accessibilité géographique, ou de contraintes financières et sociologiques dans la fréquentation des services de santé communautaire par les mères aggravent les risques de malnutrition des enfants.

Les résultats de l'analyse ont montré que les risques de malnutrition aigüe (émaciation) sont respectivement deux fois et trois fois plus élevés au Niger et au Ghana chez les enfants qui subissent des contraintes de distance au centre de santé comparativement aux enfants moins éloignés du centre de santé.

S'agissant des effets de l'accessibilité aux services de santé sur l'état nutritionnel des enfants, les risques de malnutrition chronique des enfants sont deux fois plus élevés au Ghana et 20 % plus élevés en Éthiopie chez les enfants dont la mère est confrontée aux barrières financières contrairement aux enfants ayant une faible contrainte financière. Aussi, les résultats de l'analyse par régression ont prouvé que les refus faits aux mères de fréquenter un centre de santé aggravent les risques de malnutrition structurelle et conjoncturelle des enfants au Niger, au Sénégal, au Ghana et en Éthiopie.

Au niveau du ménage, nos résultats d'analyse ont confirmé les connaissances acquises antérieurement attestant du risque très élevé de malnutrition chronique chez les enfants de moins de cinq ans lié au faible statut social ou niveau de vie du ménage. Ces risques sont de 80 %, 60 % et de 10 % respectivement au Sénégal, au Ghana, au Niger/en Éthiopie. Au Burkina Faso, on a observé *a contrario* un risque accru de malnutrition des enfants quand le ménage a de meilleures conditions de vie.

Par ailleurs, l'introduction du concept de modernisation socioculturelle du ménage qui intègre les paramètres de degré d'urbanisation, la taille du ménage, le niveau d'instruction de la femme, l'exposition de la femme aux médias (moyen de communication des connaissances modernes), la pratique de la contraception moderne et le statut d'occupation de la femme, a révélé un résultat inattendu au Burkina Faso et au Sénégal : les enfants appartenant aux ménages ayant un statut socioculturel moderne sont deux fois plus malnutris que les enfants issus des ménages de statut moyen. L'effet de la migration rurale vers les centres urbains qui accroît le nombre de bouches à nourrir est l'une des explications obtenues lors de l'enquête qualitative.

Les pays du Sahel et de la corne de l'Afrique font face aux défis de transformation sociétale vers la modernité qui fragilisent le tissu traditionnel de sécurité nutritionnelle des enfants dans un contexte de précarité économique des ménages et d'assimilation des modes de vie importés. Les différences selon les pays sont remarquables et nécessitent davantage d'éléments explicatifs issus des investigations anthropologiques sur le terrain.

L'analyse des pesanteurs démographiques et des inégalités liées au genre au sein des ménages a contribué à montrer les dynamiques de modernisation économique et socioculturelle sur la malnutrition des enfants en Afrique. L'étude a mis en évidence l'augmentation des risques de malnutrition de l'enfant causée par : i) l'environnement immédiat du ménage (pauvres conditions sanitaires ou d'hygiène et qualité de l'eau de boisson insalubre, l'impact des déchets des animaux domestiques), ii) les inégalités du genre au détriment du rôle de la femme dans la gestion des ressources financières et les prises de décision dans le ménage, iii) le fardeau démographique très négatif sur l'état nutritionnel de l'enfant au Niger et au Sénégal, lié à la parité élevée et les naissances rapprochées, au poids des jeunes non actifs, à la présence d'enfants scolarisés dans le ménage, à la faible superficie agricole par membres du ménage due à la coexistence de plusieurs générations se nourrissant du même espace foncier qui s'effrite.

La forte croissance démographique qui se maintient encore en Afrique explique l'augmentation du nombre d'enfants souffrant de malnutrition malgré les progrès réalisés.

Au niveau individuel, cette recherche a mis en exergue les facteurs déterminants d'ordre individuel de la sous-nutrition des enfants de moins de cinq ans qui sont la faible utilisation des services de santé maternelle et infantile par les mères et le faible état nutritionnel des mères (faible indice de masse corporelle ou surpoids de la mère). La mauvaise qualité nutritive des aliments consommés par les enfants, ainsi que les pratiques inadéquates d'allaitement ou du sevrage du nourrisson sont des facteurs aggravants de la malnutrition des enfants.

Nos résultats d'analyse montrent que l'allaitement exclusif au sein jusqu'à six mois réduit les risques de malnutrition chronique de l'enfant ; par contre l'introduction immédiate du lait maternel au nouveau-né (moins d'une heure après l'accouchement) augmente les risques du rachitisme chez les enfants. Les tabous alimentaires imposés aux femmes enceintes ou allaitantes causés par les normes sociales et les croyances traditionnelles aggravent les risques de malnutrition chronique ou d'émaciation chez les enfants.

Les maladies infectieuses telles que la rougeole, la diarrhée et la pneumonie sont les principaux déterminants immédiats du faible état nutritionnel des enfants de moins de cinq ans — les maladies diarrhéiques étant les plus néfastes pour la sous-nutrition des enfants (effets de risques aggravant de 52 % à 70 % au Niger et en Éthiopie).

Au terme de cette étude holistique multisectorielle des déterminants de la malnutrition des enfants, il apparaît évident que les pays d'Afrique au sud du Sahara dans la partie sahélienne et la corne de l'Afrique connaissent des défis majeurs au plan climatique, écologique, politique, institutionnel, financier et des défis d'ordre socioculturels, démographiques et de santé publique qui rendent plus vulnérables les enfants face au rachitisme, à l'amaigrissement et à la maigreur.

Le sous-développement démocratique, économique et social des États et des communautés annihilent les efforts des dirigeants et des partenaires de l'assistance humanitaire ou du développement pour améliorer le droit nutritionnel et de survie des enfants.

Le degré de priorisation politique et de l'investissement financier par les pouvoirs publics en faveur de la lutte contre la malnutrition des enfants et le niveau de modernisation économique et sociale constituent des déterminants qui font la différence comme le cas du Ghana qui a enregistré un faible niveau de malnutrition des enfants par rapport aux quatre autres pays. Les résultats combien probants atteints par le Sénégal en matière de réduction de la malnutrition des enfants sont fort encourageants (pas de très grande différence avec le Ghana en matière de niveau de prévalence de la malnutrition des enfants) en dépit des contraintes climatiques et écologiques.

Les objectifs mondiaux fixés par l'ensemble des dirigeants du monde en septembre 2015 visant, entre autres, la réduction de 40 % de la malnutrition des enfants de moins de cinq ans et que personne ne soit laissé derrière la prospérité, risquent de ne pas être atteints pour les pays d'Afrique du Sahel et la corne de l'Afrique. La misère entretient les risques de flux migratoires croissants vers l'Europe.

Les espoirs suscités par les nouvelles générations de dirigeants responsables ayant la volonté de faire émerger leur pays, d'assurer un développement du capital humain ainsi que la naissance des mouvements mondiaux en faveur de l'élimination de la malnutrition des enfants en Afrique et en Asie sont encourageants pour accélérer les progrès en cours.

Cette thèse est une contribution à cet élan mondial d'approfondir les connaissances des causes et des effets de la malnutrition des enfants, gage d'actions efficaces selon l'adage « mieux savoir pour mieux agir ».

Recommandations

Il apparaît évident que les enfants de moins de cinq ans issus des pays du Sahel et de la corne de l'Afrique sont très vulnérables aux risques de sous-nutrition comparativement aux autres enfants du monde parce qu'ils sont fragilisés par l'environnement géo-écologique, sociologique et sanitaire défavorable dans lequel ils vivent, exacerbés par la pauvreté, les considérations sociales inéquitables envers les femmes, l'ignorance et les mauvaises pratiques des parents, le poids démographique dû à une très forte fécondité pour cause de politique et culture patriarcale très nataliste, les déficiences alimentaires dues au manque et aux mauvais soins nutritionnels, le tout aggravé par la recrudescence des maladies tropicales telles que la diarrhée et la pneumonie fortement entretenues par les conditions d'hygiène des ménages trop insalubres.

Les connaissances et les enseignements tirés de cette recherche nous inspirent les **recommandations d'actions** suivantes :
1) Des études multidisciplinaires approfondies doivent être poursuivies sur la problématique de la sous-nutrition des enfants en Afrique au sud du Sahara en appliquant l'approche longitudinale de suivi des cohortes intégrant à la fois la recherche d'observations anthropologique, médicale clinique et d'analyse démographique pour surpasser les limites de notre étude transversale bien qu'holistique et multi sectorielle. Les questions ou les paradoxes soulevés par certains résultats de notre étude pourront ainsi être élucidés tels que l'impact positif ou négatif de l'allaitement maternel immédiat après l'accouchement ou l'effet clinique des contaminations issues d'excreta des animaux domestiques sur la malnutrition des enfants.
Une telle étude longitudinale pluridisciplinaire contribuerait à répondre aux points soulevés ci-après par Laurent Vidal : « L'engagement de la recherche dans des directions disciplinaires et sur des objets inédits se double alors d'une série de tensions — que l'on ne saurait affirmer propres aux recherches s'effectuant dans les pays en développement, mais que connaissent la plupart d'entre elles. La première de ces tensions, sur le terrain de la collecte des données, s'installe entre la position d'observation et de description de situations — emblématique de la posture du savant —, d'une part, et la tentation de l'intervention, pour remédier à ce qui est perçu comme inacceptable ou aisément modifiable — exemplaire de la position de l'acteur, d'autre part. » (Vidal, 2004).
2) Les dirigeants africains doivent démontrer leur volonté politique manifeste (Gillespie *et al.*, 2012) à prioriser la nutrition et accroître les investissements financiers publics multi sectoriels pour l'élimination de la malnutrition des enfants en adoptant et opérationnalisant des mesures

législatives, institutionnelles, budgétaires et des pratiques de rendre compte dans le cadre d'une bonne gouvernance.

3) Les agences de développement bilatérales et multilatérales devraient apporter l'assistance requise aux pays à élaborer des plans d'investissements (*Investment cases* en anglais) en faveur de la nutrition basés sur des analyses approfondies de situations nutritionnelles et des estimations des coût des interventions multisectorielles (Bhutta *et al.*, 2013) et les appuyer dans la mobilisation du multi-partenariat et les ressources financières internationales requises pour la réduction de l'insécurité nutritionnelle des enfants et des mères.

4) Les pays développés et le secteur privé doivent accroître les investissements en faveur du développement dans les pays d'Afrique du Sahel et de la corne de l'Afrique handicapés par les aléas climatiques et très affectés par la malnutrition des enfants ; soutenir financièrement le mouvement mondial en faveur de la nutrition des enfants[21] dénommé « SUN » (Keith Bezanson, Banque mondiale, 2010) visant le passage à l'échelle nationale des douze interventions multisectorielles à haut impact de réduction de la malnutrition des enfants (Alderman *et al.*, 2013) dont le coût annuel est de l'ordre de 11,8 milliards de dollars par an. Les États africains devraient adopter ce mouvement mondial « SUN » comme une résolution de l'Union africaine ou des instances régionales de la CEDEAO ou de SADEC.

5) Mobiliser le financement massif pour le développement agricole à l'exemple du projet de la grande muraille verte en Afrique (Dia et Duponnois, 2010) qui pourrait créer les conditions de sécurité alimentaire.

---

[21] Les 9 principes d'actions contenus dans le cadre de politique de SUN sont : i) immédiatement augmenter à l'échelle nationale les programmes de nutrition et de renforcement des capacités nationales, ii) appliquer les déclarations de Paris et de Accra sur l'effectivité de l'aide au développement afin de soutenir les pays dans leurs stratégies nationales en faveur de la nutrition, iii) mobiliser les parties prenantes clé dans une approche inclusive visant l'appropriation nationale, iv) appliquer la méthode *"Three One"* pour la lutte contre la malnutrition qui comprend un cadre unique de résultats et de partenariat qui sert de coordination de tous les acteurs, une autorité nationale de haut niveau de coordination et un cadre unique de suivi et évaluation ; v) développer des stratégies nationales solides et prioritaires de nutrition ; vi) tirer profit des initiatives internationales existantes ; vii) accorder de l'attention aux besoins spéciaux des États fragiles; viii) soutenir les efforts visant la production des évidences (connaissances) sur la situation et causes de la malnutrition des enfants ; ix) soutenir le plaidoyer et la mobilisation politique pour résoudre le problème de sous-nutrition des enfants dans les pays pauvres.

6) La mise en place des nouvelles mesures radicales d'hygiène et assainissement du milieu immédiat du ménage (par exemple, tous les animaux domestiques doivent être mis dans un enclos), l'instauration des systèmes adéquats de communication à grande échelle pour le changement de comportement en matière d'eau et assainissement un des facteurs déterminants très significatifs de la malnutrition des enfants.

7) La mobilisation et l'investissement en faveur de l'éducation des filles, future mère, combinée aux actions communautaires de diffusion du savoir, constituent une nécessité pour l'accomplissement des pratiques adéquates de soins nutritionnels et de santé face à un environnement socioculturel communautaire et familial moins favorable aux us universels modernes.

8) L'engagement des dirigeants africains, des acteurs de développement et des communautés locales pour la promotion des pratiques et des investissements devant créer le bonus ou le dividende démographique est un des leviers majeurs de la croissance économique et de la transformation de l'Afrique au XXIe siècle.

9) Renforcer le pouvoir décisionnel et économique de la femme et promouvoir une équité de genre dans la prévention et les soins nutritionnels adéquats aux enfants.

10) Le FMI, la Banque mondiale et l'Union européenne devraient apporter les conseils et financements opérationnels pragmatiques requis devant amener les pays à renforcer les politiques macroéconomiques adéquates et mettre en place des mesures appropriées de redistributions des richesses nationales qui puissent permettre de réduire les inégalités entre pauvres et riches (Oxfam, 2017), en développant des programmes à grandes échelles de protections sociales ciblant les plus pauvres et les groupes marginalisés (filets sociaux de sécurité). Les financements à grande échelle d'assistance financière aux plus pauvres mis en place au Ghana par le gouvernement ou les exemples de stratégies anti-risques de vulnérabilité et de pauvreté expérimentés dans les communes agricoles pauvres de Madagascar (Sandron, 2007) devraient être répliqués dans les pays fortement touchés par la malnutrition des enfants.

Références bibliographiques

Adair, et Guilkey (1997). Age-Specific Determinants of Stunting in Filipino Children. (U. o. Carolina Population Center, Éd.) *American Society for Nutritional Sciences, NC 27516*, 314-320.

Adamou (2016). « Une approche sociologique de la prise en charge de la malnutrition infantile sévère par l'ONG BEFEN dans le département de Mirriah au Niger ». Niamey-Niger : Université Abdou Moumouni de Niamey – Mémoire de Maîtrise.

Aderman, Appleton *et al.* (2001, pages 34-35). *Reducing child malnutrition: how far does income growth take us?* Center for research in Economic Development et International Trade.

Agence Nationale de la Statistique et de la Démographie (2013). *Deuxième Enquête de Suivi de la Pauvreté au Sénégal ESPS II 2011, Rapport définitif.* Dakar-Sénégal : ANDS-Sénégal.

Aguayo *et al.* (2014). "Maternal and Child Nutrition 2014: Determinants of child stunting in the Royal Kingdom of Buthan: an in-depth analysis of nationally representative data". John Wiley et sons Ltd Maternal and Child Nutrition.

Ahmed *et al.* (2001). "Management of severe malnutrition and diarrhea". *The Indian Journal of Pediatrics, 68*(1), 45-51.

Akoto (1993). « Les déterminants socioculturels de la mortalité des enfants en Afrique noire, Hypothèse et recherche d'explication ». Louvain-la-Neuve, Belgique : Louvain-la-Neuve Academia.

Akotto, et Hill (1988). *Mortalité, malnutrition et mortalité des enfants* (éd. Population et Société en Afrique au sud du Sahara). (TABUTIN, Éd.) Paris, France : L'Harmattan.

Albagli (2000). *L'économie des dieux céréaliers, les lois de l'autosuffisance alimentaire.* Paris : L'Harmattan.

Alderman *et al.* (2013, "June 6). maternal and Child Nutrition 3, Nutritio-sensitive interventions and programmes: how can they help to accelerate progress in improving maternal and child nutrition". (I. F. Institute, Ed.) *The Lancet*, 15. doi:http://dx.doi.org/10.1016

Amartya (1999). *Development as Freedom.* Oxford, United Kingdom: Oxford University Press.

Amiri, Gerdtham *et al.* (2013). *Impact of Maternal and Child Health on Economic Growth: New evidence based on Granger Causality and DEA*

Analysis. University of Lund, Department of Economics. Lund in Sweden: Lund University. Consulté le 2017.

Ancellin *et al.* (2012). *La Santé vient en mangeant – le Guide alimentaire pour tous.* (ASFFAA, Éd.) Paris, France : Programme National Nutrition Santé.

ANSD et ICF (2012). *Enquête Démographique et de Santé a Indicateurs Multiples au Sénégal EDS-MICS 2010-2011.* Calverton, Maryland, USA : Agence Nationale de la Statistique et de la Démographie-ANSD du Sénégal et ICF International.

ANSD et ICF (2016). *Enquête démographique et de Santé continue du Sénégal – EDS Continue 2014.* Rockville, Maryland, USA : Agence Nationale de la Statistique et de la Démographie-ANSD du Sénégal et ICF.

ANSD-Sénégal (2007). *Enquête de suivi de la pauvreté au Sénégal ESPS II 2005-2006, Rapport national.* Dakar au Sénégal : Agence Nationale de la Statistique et de la Démographie-ANDS.

Antoine *et al.* (1995, p. 199). *Les familles dakaroises face à la crise.* Dakar : ORSTOM-CEPED-IFAM.

Arokiasamy (2004, novembre). Aspects de la discrimination envers les petites filles en Inde. *Population, Édition Francaise, 59*, p. 949-982.

Ashworth *et al.* (2003). *Guidelines for impatient Treatment of Severely Malnourished Children.* WHO Library Cataloguing-in-Publication Data.

Baccini, et Besse (2005). Data mining : Exploration Statistique, Laboratoire de statistiques et de probabilités. Toulouse : UMR, CNRS, Université Paul Sabatier.

Bakkour (2013). *Un essai de définition du concept de gouvernance.* Montpellier-France : LAMETA-Laboratoire Montpellierain d'Économie Théorique et Appliquée.

Balandier (1956). *Déséquilibres socioculturels et modernisation des pays sous-développés.* Québec-Chicoutimi au Canada : Centre d'Études Africaines – Université du Québec.

Banque mondiale (1986, p. 1). *Poverty and Hunger.* Washington DC – USA : Banque mondiale.

Banque mondiale (2000). La réforme des institutions publiques et le renforcement de la gouvernance : une stratégie de la Banque mondiale. Washington DC : Banque mondiale.

Banque mondiale (2017, p. 105). *Les perspectives économiques mondiales 2017.* Washington, États-Unis d'Amérique : Banque mondiale.

Banque mondiale et INSN (2009). *Niger Public Expenditures Tracking Survey Education and Health.* Washington DC : Banque mondiale.

Basu, et Stephenson (2005). "Low levels of maternal education and the proximate determinants of childhood mortality: a little learning is not a dangerous thing". *Social Science and Medecine*.

Bekele *et al.* (2016). "State-Society Relations in Ethiopia: A Political Economy of the Post 1991 Order". *Social Sciences – Norwegian University of Life sciences*, p. 1-19.

Beninguisse (2003). *Entre Tradition et Modernité, Fondements sociaux de la prise en charge de la grossesse et de l'accouchement au Cameroun* (Vol. Monographie 17). (L'Harmattan, Éd.) Louvain-la-Neuve en Belgique, Belgique : Academia Bruyant, Universit Catholique de Louvain, Institut de Démographie.

Bezanson, et Isenman (2010). "Policy Brief, Scaling Up Nutrition: A Framework for Action". (W. Bank, Ed.) *Food and Nutrition Bulletin, 31*, p. 178-186. Consulté août 2013.

Bhutta *et al.* (2013, June 6). "Maternal and Child Nutrition 2, Evidence-based interventions for improvement of maternal and child nutrition: what can be done and what cost?" (T. A. Center of Excellence in Women and Child health, Ed.) *The Lancet*, 25. doi:htpp://dx.doi.org/10.1016/S0140-6736(13)60996-4

Black (2015). "Maternal and Child Nutrition, Executive Summary of the Lancet Maternal and Child Nutrition Series". *The Lancet*, 1-12.

Black *et al.* (2008, January 19). "Maternal and Child Undernutrition global and regional exposures and health consequences". *The Lancet, 371*, 243-260. Consulté le 2012.

Black R. *et al.* (2013). "Maternal and Child Under Nutrition and overweigh in low-income and middle countries". *The Lancet*.

Black *et al.* (2008). *Maternal and child under nutrition: global and regional exposures and health consequences.* (T. Lancet, Ed.) *The Lancet* n° 9608, series 371, 371. Retrieved 2012.

Bloom, et Williamson (1998). "Demographic Transitions and Economic Miracles in Emerging Asia". *Revue économique de la Banque mondiale, 12*, p. 419-455.

Bloomberg *et al.* (2013). "Sanitation, Hygiene, Infant Nutrition Efficacy (SHINE Project) in Zimbabwe". (p. 74 pages). Harare: MoHCW Zvitambo, John hopkins, University of London.

Bloss *et al.* (2004). "Prevalence and predictors of underweight, stunting and wasting among children aged 5 and under in Western Kenya". *Journal of tropical Pediatrics, 50(5)*, p. 260-270.

Boco (2011). « Déterminants individuels et contextuels de la mortalité des enfants de moins de cinq ans en Afrique au sud du Sahara, Analyse comparative des enquêtes démographiques et de santé ». Montréal au Canada : Université de Montréal, Département de Démographie, Faculté des Arts et des Sciences.

Boserup (1970). Évolution agraire et pression démographique. Paris : Flammarion.

Boudon, et Bourricaud (1982). *Dictionnaire critique de la sociologie.* Paris en France : Press Universitaire de France-PUF.

Brouwer *et al.* (2003). « Voies alimentaires d'amélioration des situations nutritionnelles en Afrique de l'Ouest ». Dans P. U. Faso (Éd.), *Actes du Deuxième Atelier International* (p. 1134 pages). Ouagadougou : IRD – Institut de Recherche pour le Développement.

Brunson *et al.* (2009, p. 1). "Women's autonomy and its relationship to children's nutrition among the Rendill of Northern Kenya". *American Journal of Human Biology – University of Washington*, 55-64.

Bryman (2004). *Social Research Methods second edition.* Oxford, United Kingdom: Oxford University Press.

Cdc et Pam (2005, p. 15). "A Manual: Measuring and Interpretating Malnutrition and Mortality". Rome, Italie : Nutrition Service.

Chambry (2000, p. 43). *Platon, Le Politique. Traduction, notices et notes par Émile Chambry.* Québec : Garnier-Flamarion ; Reédition effectuée par la Collection Bibliothèque électronique de Québec – Collection Philosophie, volume 6.

Charbit, et Gaimard (2015). *La Bombe démographique en question.* Paris : Presses universitaires francaises.

Checkley, Buckley *et al.* (2008). Multicountry analysis of the effect of diarrhoea on childhood stunting. *Oxford University Press*, 816-830.

Checkley-W. (2008). *Multi-country analysis of the effects of diarrhoea on childhood stunting.* Oxford: Oxford University Press – Childhood malnutrition and infection network.

Chen-LC (1981). "The use of anthropotry for nutritional surveillance in mortality control programs". *American Journal of Clinical Nutrition, 34*, 2596-2598.

Christa, et Walker (2012, octobre 12). "Does Childhood diarrhea influence cognition beyond the diarrhea-stunting pathway?" *Tulane University School of Public Health and Tropical Medicine.*

Condominas (1980). L'espace social à propos de l'Asie du Sud-Est. Paris : Flamarion.

Coquery-Vidrovitch *et al.* (1992). *L'Afrique noire de 1800 à nos jours.* Paris : Press universitaire de France-PUF, 3e édition.

Cornia, et Deotti (2008). Niger's 2005 Food Crisis: Extent, Causes and Nutritional Impact. (EUDN, Ed.) EUDN, 15, p. 47.

Cornia. *et al.* (2012, February). "Food Price Volatility over the Last Decade in Niger and Malawi : Extent, Sources and Impact on child Malnutrition". *UNDP Working Paper*, WP 2012-02, p. 67.

Cramer *et al.* (2005). "Quantitative Data Analysis with SPSS 12 and 13, a guide for social scientists". New York-USA: Routledge.

Croquery-Vidrovitch (1990). *Histoire coloniale et décolonisation, le cas impérial francais*. Paris : GEMDEV.

Dabo *et al.* (2008). « Analyse des causes de la malnutrition dans trois pays du Sahel Burkina Faso, Mali et le Tchad, Rapport de Recherche ». Ouagadougou : Centre des Études et Recherches en Population et Développement – CERPOD – CILSS.

Dabonne (2011). « Le double fardeau de la malnutrition à l'âge scolaire en milieu urbain : une étude au Burkina Faso ». Montréal : Thèse de Doctorat – l'Université de Montréal/Laboratoire TransNut.

Dackam (2003). *Éducation de la mère et mortalité des enfants en Afrique* (Vol. Les cahiers de l'IFORD n° 2). Yaoundé, Cameroun : IFORD.

David, P., Frongillo *et al.* (2012). "Nutrition agenda setting policy formulation and implementation lessons from the mainstreaming nutrition initiative". *Health Policy Planning*, 19-31.

Delpeuch *et al.* (1999, p. 3, July 20). "Economic crisis and malnutrition: socio-economic determinants of anthropometric status of preschool children and their mothers in an African urban area (Brazzavile)". (N. U. Institut de Recherche pour le Développement – IRD/ORSTOM, Ed.) *Public Health Nutrition, 3(1)*, p. 39-47.

Derrick (1969, p. 8). « Appréciation de l'état nutritionnel des populations (principalement par voie d'enquête dans les pays en développement) ». Organisation mondiale de la Santé. Genève : OMS.

Desjeux, et Hercberg (1996). *La nutrition humaine, la recherche au service de la santé.* Paris, France : INSERM-Nathan.

Dewey, et Mayers (2011). Early child growth: how do nutrition and infection interact? (U. University of California, Ed.) *Maternal and Child Nutrition, 7 (Supplement)*, 129-142.

Dia, et Duponnois (2010). Le Projet majeur africain de la Grande Muraille verte, concepts et mise en œuvre. (I. d. Développement, Éd.) Paris, France : IRD.

Dion (2004). *Analyse démographique.* Dijon, France : Éditions universitaires de Dijon.

DNSI Mali et Unicef (2008, p. 31). *Pauvreté des enfants et inégalités au Mali.* Direction Nationale de la Statistique et de l'Informatique du Mali. Bamako : Unicef Mali.

Dr Fontaine, CLCD (2016, p. 11). M*anifeste de Lutte contre la Dénutrition, Prendre soin de chacun pour mettre fin à cette maladie silencieuse*. Lormont, France : Le Bord de l'Eau-BDL.

Engebretsen *et al.* (2008). Determinants of infant growth in Eastern Uganda: a community-based cross-sectoral study. *BMC Public Health 8 (1)*, 418-430.

Étienne *et al*. (2004). Dictionnaire de Sociologie, les notions, les mécanismes, les auteurs. 3e édition. Paris-France : Hatier.

FAO (1983, p. 1). World Food Security: A Reappraisal of the Concepts and Approaches. Rome-Italy: FAO-Director General Report.

FAO (2012). « Rapport sur la situation alimentaire et nutritionnelle mondiale 2012 ». Rome : FAO.

FAO (2013). *Annuaire de l'Agriculture 2013.* Rome, Italie : FAO.

Fassassi *et al.* (2012). Évolution de la fécondité, croissance économique et développement humain en Afrique subsaharienne. Abidjan-Marseille : ENSEA-LPED.

Federal Democratic Republic of Ethiopia (1994, 11). *Constitution of the Federal Democratic Republic of Ethiopia.* Addis Abeba: Government of Ethiopia.

Federal Ministry of Health of Sudan (2014). *Sudan National Standard Treatment Guidelines.* Khartoum: Ministry of Health of Sudan.

Ferreol, G. (2017). *Développement et Environnement en Afrique* (éd. EME-Éditions). Paris, France : Karthala.

Field (2005). *Discovering Statistics using SPSS second edition.* London, United Kingdom: Sage Publications Ltd.

Filmer *et al.* (1998). "Estimating Wealth Effects without expenditures Data-or-Tears: An application to Educational Enrollments in State of India". *World Bank – Policy Research Working Paper Number 1994.*

Fink *et al.* (2011). "The effect of water and sanitation on child health: evidence from the demographic and health surveys 1986-2007". *International Journal of epidemiology, 40(5)*, p. 1196-1204.

FMI (2014). *Perspective régionale économique de l'Afrique au sud du Sahara 2014.* Washington, États-Unis d'Amérique : Fonds monétaire international.

Fotso, et Debo (2005). "Household and Community Socio economic influences on early childhood malnutrition in Africa". *PRONUSTIC Research Laboratory at the University of Montreal*, 22 pages. Consulté le 2012.

Franckenberger *et al.* (1992). "Household Food Security: Concepts Indicators Measurements. New York et Rome": Unicef et IFAD.

Gaimard (2015). Population et Santé dans les pays en développement. Paris, France : Harmattan.

GBD Diarrhoeal Diseases Collaborators (2017, p. 1, juin 14). Estimates of global, regional, and national morbidity, mortality, and aetiologies of diarrhoeal diseases: a systematic analysis for the Global Burden of Disease Study 2015. The Lancet Infection, pp 909-948, 17(Lancet InfectDis 2017). (Lancet, Ed.) London, Great Britain: Elsevier Ltd. doi:http:/dx.doi.org/10.1016/S1473-3099(17)30276-1

Ghana Federal Research Division, Library of Congress (1994). *Ghana a country case study.* Accra in Ghana: La verle Berry.

Giashuddin *et al.* (2003). "Exclusive Breastfeeding and nutritional status in Bangladesh". *Indina Journal of Pediatrics 70(6)*, p. 471-475.

Gibson (2001). Literacy and intrahousehold externalities. *World Development*, 155-166.

Gillespie *et al*. (2012, June 6). Maternal and Child Nutrition 4, The Politics of reducing malnutrition: building commitment and accelerating progress. (I. F. Institute, Ed.) The Lancet, 17. doi:http://dx.doi.org/10.1016/S0140-6736(13)60842-9

Glewwe *et al.* (1990). "Identifying poor in developing countries, do different definitions matter? Washington, DC-USA": Wold Bank.

Gourbin, Tabuttin *et al.* (2001). « Surmortalité et santé des petites filles en Afrique, tendances des années 1970 aux années 1990 ». Louvain-La-Neuve : Institut de Démographie.

Grady, et Osamor (2016). "Women's autonomy in health care decision making in developing countries: a synthesis of the litterature". *International Journal of Women's Health.*

Grantham, et Powel (2013, novembre 4). "Effects of integrated child development and nutrition interventions on child development and nutritional status". *Annals of the New York Academy of Sciences*, p. 11-32.

Greener *et al.* (2016, p. v). "Analysis of Nutrition Sensitive Budget Allocations: experiences from 30 countries". Oxford: Oxford Policy Management.

Gregoire (1993). Démocratie, État et milieux d'affaires au Niger. Niamey : ORSTOM Niger.

Gribble *et al.* (2009). "Reconsidering childhood undernutrition: can birth spacing make a difference? An analysis of the 2002-2003 El Savador national Family Health Survey". *Maternal and Child Nutrition, 5(1)*, p. 49-63.

GSS, GHS and ICF (2016). *Ghana Demographic and health Survey 2014*. Rockville, Maryland, USA: Ghana Statistical Services, Ghana Health Services and ICF International.

GSS-Ghana (2008). "Ghana Living Statandard Survey Report of the Fifth Round". Accra: Ghana Statistical Services.

Guengant, et Banoin (2003, pages 6 et 136). Dynamique des populations, Disponibilités en Terres et adaptation des régimes fonciers : le cas du Niger. (C. I. Démographie, Éd.) Paris, France : CICRED et FAO.

Gurvitch (1967, p. 22). *Traité de Sociologie*. Paris, France : Presses universitaires de France ; Édition : 3e édition revue et mise à jour.

Hamford (2016, p. 261). *La logique cachée de la vie, l'économie explique-t-elle tous nos comportements?* Louvain-la-Neuve, Belgique : De Boeck – Pop economics.

Hampshire *et al.* (2009). *The social context of childcare practices and child malnutrition in recent Niger's food crisis*. (O. D. Institute, Ed.) *Disasters 2009, 33*, 132-151.

Hanieh (2015). "Breast Feeding in early infancy reduces the risk of impatient admission for diarrhea and suspected pneumonia in rural Vietnam: a prospective cohort study". Parkville-Australia: BPMC Public Health – Department of Medicine – University of Melbourne.

Heaver (2005, pages 9-10). "Strenghtening Country Commitment to Human development : lessons from Nutrition directions in development series". Washington DC: World Bank.

Heavers (2005). *Le renforcement de l'engagement du pays au développement humain : leçons apprises de la nutrition.* Washington-États-Unis d'Amérique : Banque Mondiale – Séries sur le Développement.

Hoddinot *et al.* (2013, pages 10-11, septembre 15). "The economic rationale for investing in stunting reduction". *Maternal and Child Nutrition, 9*, p. 69-82. Consulté le juin 26, 2017.

Hong (2006). "Effect of Socio-economic inequality on chronic childhood undernutrition in Ghana". *Public Health Nutrition 10 (4)*, p. 371-378.

Horton, et Steckel (2013, p. 3). *Global economic losses attribuables to malnutrition 1900-2000 and projections to 2050*. Cambridge: Cambridge University Press.

IDS (2012). Fighting Maternal and Child Malnutrition : "Analysing the political and institutional determinants of delivering a national multi sectoral response in six countries". London: Institute of Development Study.

IDS (2012). Fighting maternal and Child Malnutrition: "Analysing the political and institutional determinants of delivering a national multi sectoral response in six countries". London: IDS-Institute of Development Studies.

IIRPA (2004). « Politique de sécurité alimentaire et nutritionnelle en Afrique de l'Ouest : problématique de mise en oeuvre et agenda de recherche ». Bamako au Mali : IIRPA.

IIRPA (2016, vxiii). *Rapport Global Nutrition 2016 : de promesse à l'impact effectif, mettre fin à la malnutrition d'ici 2030.* Institut International de Recherche sur les Politiques Alimentaires. Washington : Institut International de Recherche sur les Politiques Alimentaires.

INSD et ICF (2012). *Enquête démographique et de Santé et à indicateurs mMultiples du Burkina Faso 2010.* Calverton, Maryland, USA : Institut National de la Statistique et de la Démographie et ICF International.

INSD-Burkina Faso (2010). « Analyse des quelques résultats de la phase principale de l'Enquête nationale sur les conditions de vie des ménages 2009 ». Ouagadougou : Institut National de la Statistique et de Démographie.

INS-Niger (2008). *Tendances, Profils et Déterminants de la Pauvreté au Niger.* Nimey-Niger : Institut National de la Statistique du Niger.

INS-Niger (2009). *Impact des Transferts sur la réduction de la Pauvreté au Niger.* Niamey : Institut National de la Statistique et Observatoire National de la Pauvreté et du Développement Durable.

Jayachandran (2014, November). "The Root of Gender Inequality in Developing countries". *Annual Review of Economics, Northwestern University – USA.*

Kabore (2011). *Grandes Politiques économiques du Burkina Faso de 1960 à nos jours.* Ouagadougou, Burkina Faso : Centre d'Analyses des Politiques Économiques et Sociales.

Kagni (2012, octobre). *Croissance démographique et de la demande dans la détermination des rythmes de croissance économique au Congo Brazzaville.* (IFORD, Éd.) *Les Annales de l'IFORD, 18*, p. 11-42. Retrieved août 2013.

Kamdem (2006, p. 214). *Genre et fécondité au Cameroun, une étude comparative des Bamiléké et des Béti.* Yaoundé au Cameroun : IFORD.

Kazaki, M. *et al.* (2012). « Comment la pratique de l'allaitement maternel influence la malnutrition des enfants allaités en RDC ? » (IFORD, Éd.) *Les Annales de l'IFORD, 18 – Numéro special*, p. 155-176. Consulté août 2013.

Keith, et Kone (2007). « Étude sur les connaissances, attitudes, comportements et pratiques des communautés/populations vis-à-vis de la nutrition, des soins primaires de santé pour la femme enceinte et le nourrisson, l'accès à l'eau potable, l'hygiène et l'assainissement… » Niamey au Niger : Unicef.

Kendall (2007). *Sociology in our times.*

King, et Burges (1993, p. 1). *Nutrition for Developping Countries second edition.* Oxford in Great Britain, United Kingdom: Oxford University Press.

Ki-Zerbo (1972). *Histoire de l'Afrique.* Paris : Hatier.

Kotler *et al.* (2009). *Up and Out of Poverty, The Social Marketing Solution.* (P. E. Pennsylvania, Ed.) New Jersey, USA: Wharton School Publishing. Consulté novembre 2009

Kov *et al.* (2013). Growing taller among toilets: evidence from changes in sanitation and child height in Cambodia, 2005-2010. Washington, DC-USA: World Bank, Water et Sanitation Program.

Kremer (1993, p. 712). Population Growth and Technological Change: One Million BC to 1990. *Quarterly Journal of Economics, 108 number 3*, p. 681-716.

L. VIDAL (2004). Les Objets de la Santé. (A. Collin, Éd.) *Autre Part Revue des Sciences Sociales du Sud, 34*, p. 174 pages.

Lachaud (2000). *Pauvreté et Inégalité en Afrique.* Contribution à l'Analyse Spatiale, Série numéro 4. (I. d. IV, Éd.) Paris, France: IRD.

Lachaux (2005). « La dynamique de l'inégalité de la malnutrition des enfants. Une analyse comparative fondée sur une décomposition de régression ». Bordeaux-France : Université Montesquieu-Bordeaux V – Document de travail numéro 86.

Libali (2015). « Comportement reproductif au Congo : permanences et changements. Pour une approche contextuelle et dynamique de la fécondité ». Dijon en France : Thèse de Doctorat en Sociologie-Démographie Université de Bourgogne.

Liberatos *et al.* (1988). "The measurement of Social Class in epidemiology". *Epidemiology Review 10*, p. 87-121.

Linn, et Northiop (2003). "Intestinal permeability, mucosal injury and growth faltering in Gambian infants". *The Lancet* numéro 1991-338, 907-910.

Linskens, et Morrisson (2000). « Les facteurs explicatifs de la malnutrition en Afrique subsaharienne ». OCDE.

Little, et Smith (2006, p. 199). *Perspectives on World Politics.* London and New York: Routledge – Third Edition, 433 pages.

Loizzo, *et al (*2012, p. 3, juin). Espaces et territoires du paludisme. *Géoconfluences.*

M. RUEL, et H. ALDERMAN (2013, June 6). maternal and Child Nutrition 3, Nutritio-sensitive interventions and programmes: how can they help to accelerate progress in improving maternal and child nutrition. (I. F. Institute, Ed.) *The Lancet*, 15. doi:http://dx.doi.org/10.1016

Macro (2009). "Introducing complementary foods to infants in central Mali. Maryland": ORC Macro – USA.

Macro International Inc.-DHS (1998, p. 11). *West Africa Spatial Analysis Prototype Exploratory Analysis: The Effect of Aridity Zone on Child Nutritional Status*. Calverton, Maryland, USA: Macro International Inc.-DHS.

Madise, Matthews, et Margetts (1999). *Heterogeneity of child nutritional status between households: a comparison of six sub-Saharan African countries*. Population Studies 53.

Mahamadou (2004). « Influence de la modernisation de la société Burkinabè sur les solidarités familiales envers les orphelins ». Ouagadougou-Burkina Faso : Institut National de la Statistique et de la Démographie.

Mahamat (2012, p. x). « Étude épidémiologique de la malnutrition en milieu nomade au Tchad : diagnostic et approche d'interventions ». Basel : Thèse de Doctorat a l'Université de Basel, faculté de Science.

Manary, et Solomos (2004). "Home based therapy for severe malnutrition with ready-to-use food". *US National Library of Medicine*. doi:doi: 10.1136/adc.2003.034306

Manley, Gitter, et Slavchevska (2013, March 10). "How Effective are Cash Transfers at Improving Nutritional Status?" (T. U. University, Ed.) *World Development, 48*, p. 133-155.

Maréchal (1963). *Essai sur le principe de population par Malthus Thomas Robert* (Vol. I). (J.-P. MARÉCHAL, Éd., et P. E. PRÉVOST, Trad.) Paris, France : GF-Flammarion.

Martorell *et al.* (2012). "Patterns of stunting and wasting: potential explanatory factors". Advances in Nutrition.

Marx (1887). *Capital, a critic of political economy*. Volume 1, part one: the process of production of capital. Moscou, Soviet Union: Progress Publisher.

Matovu *et al.* (2014). "Household health care-seeking costs: experiences from a randmonized, controlled trial of community-based malaria and pneumonia treatment among under-fives in eastern Uganda". *Malaria Journal*. doi:13:222 http://www.malariajournal.com/content/13/222

Maxwell (1986). "Farming Systems Research: Hitting a Moving Target". *World Development*, p. 65-77.

Mbokolo (1980). *Le continent convoité*. Paris-Montréal : Études vivantes.

Mbuya *et al.* (2010, February). "Biological, Social and Environmental Determinants of Low Birth Weight and stunting among infants and Young Children in Zimbabwe". (U. o. College of Health Science, Ed.) *Zimbabwe Working Papers, 7*, p. 1-32.

Medhlin *et al.* (2010). "Prevalence and predictors of undernutrition among infants aged six and twelve months in Butajira, Ethiopia": The P-MaMiE Birth Cohort. *BMC Public Health, 10(27)*, 1-15.

Merrer (2015, p. 7). *Comprendre l'Économie, Concepts et mécanismes* – citation tirée du livre de Smith de 1776 sur La Richesse des nations, introduction au volume II (Vol. 7). (P. Économiques, Éd.) Paris, France : Garnier Flammarion.

Mills (2010). *Why Africa in poor and waht africans can do about it.* Johanesburg, South Africa: Penguins Books.

Moestue (2005, p. 5). "Adult Education and Child Nutrition in India and Vietnam: The Role of Families, Neighbourgs and Friends". Oxford: Young Lives – Oxford University.

Mordechal (1980). *Ethiopia, the Era of the Princes, Oil, Power and Politics.* Abingdon, Oxon-Grande Bretagne: Frank Cass and Company; 135 pages.

Morfaux, et Jean (2005). P*olitique, Nouveau Vocabulaire de la Philosophie et des Sciences Humaines*. Paris : Marman Colin.

Mosley, et Chen (1984, NA NA). "An analytical Framework for the Study of Child Survival in Developping Countries". (W. H. WHO, Ed.) *Population and Development Review*, p. 25-45.

Mosley-W.H. (1981). "Anthropometry as a screening survey". *American Journal of clinical nutrition, 34*, 2594-2596.

Mosso (2012). « Santé et mortalité des enfants en Côte d'Ivoire urbaine : vers une réduction de l'avantage urbain ? » Paris - France : Thèse de Doctorat en Démographie - – Université Paris Descartes.

Motbainor, Worku, et Kumie (2016). "Level and determinants of food insecurity in East and West Gojjam zones of Amhara Region, Ethiopia a community based comparative cross-sectoral study". *BMC Public Health.*

Muraya *et al.* (2016, p. 10). "Perceptions of childhood undernutrition among rural households on the Kenya Coast – a qualitative study". (B. Central, Ed.) *BMC Public Health*, 11 pages.

Nabarro (2013). "Global child and maternal nutrition-the SUN rises". *The Lancet*, 1-2.

Nations Unies (2015, p. 22). *Le Rapport des Objectifs du Millénaire pour le Développement 2015.* Nations Unies. New York : Secrétariat général des Nations Unies.

Ndamobissi *et al.* (2004). *L'enfant en Centrafrique, Famille, Santé, Scolarité, Travail – La société centrafricaine génératrice d'inégalités et de pauvreté.* Paris-France : Karthala.

Ndamobissi R. (2007, p. 97). « Enquête de Base du Programme Services Sociaux de Base Integrés ». Niger 2006. – Environnement sanitatire et socioéconomique de la population in. Institut National de la Statistique du Niger, Unicef et Macro International. Niamey : INS, Unicef, Macro International.

Ndungutse (2001). *Rwanda les spectres de Malthus : Mythe ou réalité ?* Paris : L'Harmattan – Logiques Sociales.

Neil, D. (2010). "Diarrhoea and Malnutrition". *South Africa J Clin Nutr 2010, 23.*

Ngatchou (1993). « Inégalités géographiques de la mortalité des enfants au Cameroun ». *Social and Medecine* – Volume 36, numéro 10, 1285-1290.

Ngure *et al.* (2014). *Water, sanitation and hygiene (WASH), environmental enteropathy, nutrition, and early child development: making the links.* (C. U. Division of Nutritional Sciences, Ed.) *Ann.N.Y.Acad.Sci* (Integrating Nutrition and Early Childhood Development Interventions), 118-128.

Omrane (2007). « Transmission de la terre, logiques sociodémographiques et ancestralité au sein d'une population des hautes terres de Madagascar ». Paris 5 : Thèse de Doctorat.

OMS ; Unicef (2014). *Progress on Drinking Water and Sanitation 2014 Update.* OMS et Unicef. Luxembourg : World Health Organization and Unicef.

OMS (2006). *Child growth standards: Lenght/height-for-age, weight-for-age, weight-for-lenght and body mass index-for age; methods and development.* Multi Center Growth Reference Study Group. Genève: OMS.

OMS (2009). *Analyse d'aménagement des pays : être prêt pour accélérer les actions en matière de nutrition. Genève*: Organisation mondiale de la Santé.

Orc Macro (2002). *Analyse secondaire des données de EDS 2000 : Déterminants de la nutrition des femmes et des enfants en Éthiopie.* Maryland : ORC MACRO.

Organisation mondiale de la santé-OMS (1995). « Utilisation et Interprétation de l'Anthropométrie – Rapport d'un Comité OMS d'Experts ». Genève : OMS.

Orstom ; Université de Niamey (1993). *Actes du Séminaire d'Économie et de Sociologie nigérienne 1993-1994.* PNUD. Niamey : ORSTOM.

Osamor, et Grady (2016). "Women's autonomy in health care decision making in developing countries: a synthesis of the litterature". *International Journal of Women's Health.*

Oxfam (2017, October). "Great Expectations, Is the IMF turning words into action on inequality?" *Oxfam Briefing Paper*, p. 40 pages.

Peletier *et al.* (1993, août). "Epidemiological of a potentiating effect of malnutrition on child mortality". *American Journal of Public Health, Volume 83, Number 8, 83.*

Pelletier *et al.* (1993). "Epidemiological of a potentiating effect of malnutrition on child mortality". *American Journal of Public Health, 83, number 8.*

Pelletier *et al.* (2012). "Nutrition agenda setting, policy formulation and implementation : lessons from the mainstreaming nutrition initiative". *Policy and Planning*, 19-31.

Pnud (2015). « Rapport sur le Développement Humain Durable 2015, travailler pour le développement humain ». New York, USA : PNUD.

Poulain (2002, p. 212). *Sociologies de l'alimentation, les mangeurs et l'espace social alimentaire* (éd. 4e édition de janvier 2017). (Quadrige, Éd.) Paris, France : Presses Universitaires de France. Consulté le 2017.

Problèmes économiques (2015). *Comprendre l'économie, 1. Concepts et mécanismes* (Vol. Hors série numéro 7). Paris, France : La Documentation française.

Rakotonarivo *et al.* (2010). *Densification rurale et structures spatiales du peuplement à Madagascar : quelles places pour les migrations ?* Marseille : IRD.

Raulet (2017). *Rationalisation et pluralité des rationalités.* Paris-France : Archives des Sciences Sociales des religions.

République du Burkina Faso (2011). *Stratégie accélérée de croissance pour le développement durable 2011-2015.* Ougadougou : Gouvernement du Burkina Faso.

République du Burkina Faso (2015). *Constitution du Burkina Faso – Charte de la Transition.* Ouagadougou : Gouvernment du Burkina Faso.

République du Niger (2004, p. 6). *Constitution du Niger de 1999 révisée par Loi en 2004.* Niamey : Gouvernement du Niger.

République du Niger (2011, p. 3). *Constitution de la République du Niger de 2011.* Niamey : Gouvernement du Niger.

République du Niger (2012). *Plan de Développement économique et social 2012-2015.* Niamey : Ministère du Plan, de la Gestion de la Terre et du Développement Communautaire du Niger.

République du Niger (2012, p. 88). *Plan de Développement Économique et Social 2012-2015.* Niamey: Ministère du Plan, de la Gestion de la Terre et du Développement Communautaire du Niger.

République du Sénégal (1963). *La Consititution de la République du Sénégal.* Dakar : Gouvernement du Sénégal.

République du Sénégal (2012). Stratégie SNDES 2013-2017 – Stratégie Nationale de Développement Économique et Social, sur la rampe de l'émergence. Dakar : Gouvernement du Sénégal.

République du Sénégal (2016, p. 6). *Loi constitutionnelle 2016-10 du 5 avril 2016 portant révision de la Consitution.* Dakar: Journal Officiel de la République du Sénégal.

Richard (1975). *Paysages écosystèmes, environnement: une approche géographique*. Paris : ORSTOM.

Ronsmans (1996). Birth Spacing and Child Survival in Rural Senegal. (I. E. Association, Ed.) *International Journal of Epidemiology, 25- No 5*, 989-997. doi:http://ije.oxfordjournals.org

Rossel (2008). *The impact of climatic shocks on child nutrition in Peru.* Oxford: Young Lives – Oxford University.

Ruel *et al.* (1999). "Good Care Practices can mitigate the negative effects of poverty and low maternal schooling on children nutritional status: evidence from Accra. Washington DC in USA": International Food Policy Research Institute Discussions Paper.

S. GILLESPIE *et al.* (2012, June 6). "Maternal and Child Nutrition 4, The Politics of reducing malnutrition: building commitment and accelerating progress". (I. F. Institute, Ed.) *The Lancet*, 17. doi:http://dx.doi.org/10.1016/S0140-6736(13)60842-9

Saaka, et Osman (2013). "Does Household food insecurity affect the nutritional status of preschool children aged 6-36 months". USAID Ghana.

Sachs *et al.* (1998). *Geography, Demography and Economic Growth in Africa.* Washington, DC-USA: Havard Institute for International Development – Havard University.

Sandron (2007). *Stratégies anti-risques et filets de sécurité dans une commune rurale malgache.* Paris : Autre Part 2007/4 Numéro 44. doi :DOI 10.3917/autr.044.0141

Sani, I. M. (2015). *Entre insécurités alimentaires et impératifs culturels au Niger, le cas du Département de Goure en 2005.* Université de Franche Comté. Besancon : Thèse de Doctorat Université de Franche-Comté.

Sarah, Bradley, et Mishra (2008). *HIV and Nutrition among Women in Sub-Saharan Africa.* Maryland-USA: Macro International Inc.

Sardan, J.-P. O. (1995). *Anthropologie et Développement, Essai en anthropologie du changement social*. Paris : APAD-Karthala.

Sardan, J.-P. O. (1995). *La politique du terrain, Sur la production des données en anthropologie.* Marseille : Revue Enquête – éditions de l'EHESS.

Sardan, O. (1984). *Les sociétés songhay-zarma (chefs, guerriers, esclaves, paysans)*. Paris : Karthala.

Save the Children (2012, p. vii). *A Life Free from Hunger, Tackling Child Malnutrition.* London: Save the Children, No Child Born to Die.

Sawadogo (2011, p. 2). « Ressources fourragères et représentations des éleveurs, évolution des pratiques pastorales en contexte d'aire protegée : Cas du terroir de Kotchari à la péripherie de la réserve de biosphère du W au Burkina Faso ». École Doctorale Sciences de la Nature et de l'Homme – ED 227. Paris : Museum national d'histoire naturelle – MNHN.

Schroeder, et Brown (1994, p. 576)." Nutritional Status as a Predictor of Child Survival : Summarizing the Association and Quantifying its global impact". (OMS, Ed.) *Bulletin of the World Health Organization-Research, 72*, 569-579. Consulté le décembre 12, 2016, sur PMCID.

Seghieri (2000). « Systèmes agroforestiers soudano-sahéliens, Tradition ou innovation? » (I. d. Developpement, Ed.) *Liaison Énergie-Francophonie*, p. 8 pages.

Sen (1981, pages 1-4). *Poverty and Famines: An Essay on Entitlement and Deprivations.* Oxford, Royaume-Uni: Oxford University Press.

Sen, A. (1981). *Poverty and Famines: an essay on Entitlements and Deprivations*. Oxford: Clarendon press-Oxford.

Shell-Ducan *et al.* (2000, p. 183). "Child Nutrition in the Transition from Nomadic Pastoralism to settled Lifestyles: Individual, Houshold and Community-Level Factors". *American Journal of Physical Anthropology, 113*, 183-200.

Shiffman (2007). "Generating Political priority for maternal mortality reduction in 5 develoing countries". *American Journal of Public Health*, 796-803.

Sidibé (2001). « Réflexions sur le droit à l'alimentation au Mali ». Consultation à la troisième conférence des experts sur le droit à l'alimentation. Bonn : Sidibé.

Siegmund, N. *et al.* (2009). *Gestion des risques de santé en milieu urbain – une orientation géostatistique et géospatiale d'un système multi agents.* Heidelberg : Research Group for Earth Observation – Université Pédagogique de Heidelberg – Département de Géographie.

Steineir, et Vatin (2013). *Traité de Sociologie économique.* (CNRS, Éd.) Paris, France : Presses universitaires francaises.

Stephenson *et al.* (2001). "Is literacy shared within households? Theory and Evidence for Bangladesh". *Labour Economics 8*, 649-665.

Strauss, J., et Thomas, D. (1998). "Health, Nutrition, and Economic Development". (V. 3.-8. Journal of Economic Literature, Ed.) *Journal of Economic Litterature, 36.* doi:http://links.jstor.org/sici?sici=0022-

0515%28199806%2936%3A2%3
C766%3AHNAED%3E2.0.CO%3B2-0

Tabutin *et al.* (2001, p. 20). *Surmortalité et santé des petites filles en Afrique, tendances des années 1970 aux années 1990.* Institut de Démographie. Louvain-La-Neuve : Université Catholique de Louvain.

Tabuttin, et Willems (1998). "Excess female child mortality in the developing world during the 1970's and 1980's". *Population Bulletin of the United Nations*, p. 45-77.

Taguri *et al.* (2008). "Risk factors for stunting among under-fives in Libya". *Public Health Nutrition 12(8)*, p. 1141-1149.

Tanahashi (1978). "Health service coverage and its evaluation". *Bulletin de l'OMS numéro 56*, p. 295-303.

Theil (1963, p. 12). *Essai sur le principe de population par Mathus.* (B. Médiations, Éd.) Chicoutimi au Québec, Canada : Gonthier.

Thomas *et al.* (2017, September 27). "Differences in health-related quality of life between HIV-positive people and HIV-negative people in Zambia and South Africa: a cross sectional base line survey of the HPTN 071 (PopArt Trial)". *The Lancet*, p. 9 pages.

Tylleskar *et al.* (2008). "Determinants of infant growth in Eastern Uganda: a community-based cross-sectional study". *BMC Public Health 8 (1)*, p. 418-430.

Unicef et OMS (2015, p. 1). "Count Down to 2015: A Decade of Tracking Progress for Maternal, Newborn and Child Survival – The 2015 Report". New York: Unicef and WHO.

Unicef (1998, p. 14). « La situation des enfants dans le monde 1998 : regard sur la nutrition ». New York : Unicef.

Unicef (2013). « Améliorer la Nutrition de l'enfant un objectif impératif et réalisable pour le progrès mondial ». New York : Unicef.

Unicef, OMS, Banque mondiale (2015). *Niveau et tendances de la malnutrition des enfants.* New York : Unicef.

United Nations, A. (2015, p. 18). "Transforming our World: The 2030 Agenda for Sustaiable Development A-RES-70". *General Assembly of United Nations* (p. 29 pages). New York: Secretary General of UN Nations.

USAID (2000, p. 3, mai). « Développement agricole et malnutrition infantile : Qu'en savons-nous ? » (I. d. Sahel, Ed.) *FSII Policy Synthesis, 52F*, p. 1-6.

USAID (2006). "Understanding nutrition data and the cause of malnutrition in Niger, a special report by the Famine Early Warning System Network". Niamey: FeewsNet – USAID.

USAID (2013, May). "Integrating Water, Sanitation, and Hygiene into Nutrition Programming". (B. f. Health, Ed.) *Wash plus*, 6 pages.

USAID (2013, May). "Integrating Water, Sanitation, and Hygiene into Nutrition Programming". (B. f. Health, Ed.) *Wash plus*, 6 pages.

Vakaloulis (1994, p. 2). « Modernité avancée et modernisation "post"-moderne : Notes théoriques d'une recherche ». (Persée, Éd.) *L'Homme et la Société numéro 113, 113*, p. 5-18.

Valenti (2002). "Should we be concerned about the distribution of literacy across households?" *Cornel University.*

Van-De-Poel *et al.* (2008, April). Socioeconomic inequality in malnutrition in developing countries. *Bulletin of the World Health Organization*, p. 282-291.

Vidal (2004). « Les Objets de la Santé ». (A. Collin, Éd.) *Autre Part Revue des Sciences Sociales du Sud, 34*, p. 174 pages.

Vimard (1997). *Transitions démographiques et familiales – des théories de la modernisation aux modèles de crise*. Paris : ORSTOM.

Wakam (1994, p. 312). *De la pertinence des théories « économiques » de fécondité dans le contexte socioculturel camerounais et négro-africain.* Yaoundé, Cameroun : IFORD. Consulté août 2013.

Walter, et Schofield (1989). *Famine, disease and the social order in early modern society.* (R. S. John Walter, Éd.) Cambridge: Cambridge University Press.

Weber (1964). *L'éthique protestante et l'esprit du capitalisme.* Paris, France : Plon.

WHO (2014). "Comprehensive Implementation Plan on Maternal, Infant and Young Child Nutrition". Geneva: WHO.

Williamson (1973, January). "From Upper Volta to Burkina Faso: A Study of the Politics of Reaction and Reform in post-Colonial African-Nation state 1960-1987". *Scholar Commons, University of South Florida – Dissertations Thesis*, p. 65.

Woldemariam *et al.* (2002). "Determinants of Nutritional Status of Women and Children in Ethiopia". Calverton, Maryland – USA: ORC MACRO.

World Bank (2006, p. 2). "Repositionning Nutrition as Central to Development: A strategy for large-scale action". Washington DC: The World Bank.

World Bank (2015). *Ethiopia Poverty Assessment 2014.* Washington DC, USA: World Bank.

Z. A. BHUTTA *et al.* (2013, June 6). "Maternal and Child Nutrition 2, Evidence-based interventions for improvement of maternal and child nutrition: what can be done and what cost?" (T. A. Center of Excellence in Women and Child health, Ed.) *The Lancet*, 25. doi:htpp://dx.doi.org/10.1016/S0140-6736(13)60996-4

Zinkina, et Korotayev (2014). *Explosive population growth in tropical Africa: Crucial Ommission in Development Forecast – Emerging risks and Way Out.* (Routledge, Ed.) *World Futures 70, 70*, p. 120-139 pages.

Liste des tableaux

Liste des figures

Table des matières

SANTÉ

AUX ÉDITIONS L'HARMATTAN

Dernières parutions

EUGÈNE-LOUIS DOYEN

Chirurgien génial et scandaleux de la Belle Époque

Philippe Scherpereel

Doué d'une dextérité et d'une rapidité d'exécution qui en font un chirurgien exceptionnel, Eugène-Louis Doyen s'intéresse à tous les aspects de la chirurgie, à l'infectiologie et à l'asepsie, au cancer et invente une quantité incroyable de matériels de chirurgie et d'anesthésie. Admiré autant que jalousé par ses confrères, il ne sera jamais universitaire malgré ses contributions majeures à l'enseignement par la rédaction d'ouvrages et la création du cinéma médical. Il servira de modèle à des personnages de romans de Marcel Proust et de Léon Daudet, sera l'objet de multiples caricatures et sera partie prenante à plusieurs procès. Personnage flamboyant, inventeur génial, chirurgien exceptionnel, il peut être considéré comme un précurseur de la chirurgie moderne.

(Coll. Médecine à travers les siècles, 114 p., 13,5 euros)

ISBN : 978-2-343-16126-6, EAN EBOOK : 9782140105210

CONGRÉGATIONS CATHOLIQUES ET SANTÉ AU SÉNÉGAL (1819-2018)

Madeleine Sène

Au Sénégal, depuis près de deux siècles, des congrégations catholiques oeuvrent dans des dispensaires ruraux. Ce livre, première synthèse sur le sujet, retrace l'histoire depuis les premiers dispensaires et met en pleine lumière une réalité méconnue. Les enquêtes de terrain quantitatives et qualitatives originales réalisées par l'auteure apportent des informations détaillées sur les caractéristiques sociodémographiques des villages étudiés et les besoins de leurs populations en matière de santé. Elle analyse l'éventail des interventions : lutte contre les maladies endémiques ; éducation sanitaire ; promotion de bonnes pratiques nutritionnelles ; mesures d'assainissement de base ; consultations de médecine générale et de protection maternelle et infantile ; activités des laboratoires d'analyse.

(Coll. Populations, 236 p., 24 euros)

ISBN : 978-2-343-16013-9, EAN EBOOK : 9782140105081

LES MÉDICAMENTS GÉNÉRIQUES

L'évolution d'un produit copié vers une version innovante

Fereshteh Barei

Cette étude a pour but de comprendre comment des compagnies pharmaceutiques génériques orchestrent et promeuvent la stratégie d'innovation dans leur portefeuille de produit, en assurant la création de valeur en vue d'une présence durable sur le marché.

(124 p., 14 euros)

ISBN : 978-2-343-15467-1, EAN EBOOK : 9782140101373

FAMILLE ET SANTÉ EN AFRIQUE

Regards croisés sur les expériences du Cameroun et du Bénin

Honoré Mimche, Yves Bertrand Djouda Feudjo

Cet ouvrage montre que les liens entre famille et santé sont complexes et amène à reconsidérer la place et le rôle de la famille dans la production des soins. Les acteurs familiaux sont porteurs de savoirs, de logiques sociales et d'expériences dans la prise en charge de pathologies, et participent à la production et à la régulation du système des soins. Actrice du système de soins, la famille en est aussi productrice et consommatrice. Elle interagit et détermine les divers modes de production.

(Coll. Études africaines, 340 p., 35 euros)

ISBN : 978-2-343-15511-1, EAN EBOOK : 9782140103070

JEAN ET CHARLES-GUILLAUME VIGUERIE

La chirurgie toulousaine aux XVIIIe et XIXe siècles

Pierre Aubry

Avec la collaboration de Bernard-Alex Gaüzère

Jean Viguerie (1747-1802), fils de paysan illettré, est parti, encore adolescent, de son village natal des Hautes-Pyrénées pour se rendre à Montpellier, où avait été fondée en 1181 la première école française de médecine. Pourquoi a-t-il embrassé une carrière de chirurgien-barbier qui devait le conduire à la maîtrise en chirurgie, grade le plus élevé des chirurgiens de robe longue au XVIIIe siècle ? Son fils Charles Guillaume devint docteur en chirurgie et fut nommé à la mort de son père chirurgien en chef de l'Hotel-Dieu de Toulouse.

(Coll. Médecine à travers les siècles, 144 p., 17,5 euros)

ISBN : 978-2-343-15830-3, EAN EBOOK : 9782140102714

QUAND L'HÉRÉDITÉ BOUSCULE LA FAMILLE

Enfants drépanocytaires, les parents témoignent

Doris Bonnet, Marie-Hélène Buc-Caron, Frédéric Galactéros

La drépanocytose, maladie génétique grave, liée à une mutation de l'hémoglobine, est malheureusement très fréquente en France et dans le monde. La naissance d'un enfant atteint fait dévier les familles vers un chemin chaotique, dangereux et bien mal tracé. Même avec les progrès continuels des soins, une grande incertitude pronostique persiste qui tient pour une bonne part aux conditions d'accès réel aux soins optimisés. Ainsi il est aujourd'hui impératif de donner la parole aux familles confrontées à cette maladie et à ses complications.

(Coll. Sciences et Société, 156 p., 17 euros)

ISBN : 978-2-343-15279-0, EAN EBOOK : 9782140102738

LES AVANCÉES CLINIQUES ET THÉORIQUES DE LA SOPHROLOGIE

Xxxxixe Congrès de la Société Française de Sophrologie - Sous la direction de Jean-François Fortuna et Claude Chatillon - Avec la collaboration de Claudie Terk-Chalanset

A l'occasion du cinquantenaire de la Société française de sophrologie cet ouvrage est la résultante de toutes les avancées théories et cliniques. Ont été travaillés principalement : les traumatismes et l'apport des neurosciences dans leur compréhension, les troubles de l'attachement, l'empathie corporelle, l'efficacité des techniques de sophrologie. Sans oublier les discussions sur les états d'anxiété, le stress post- traumatique, le burn-out ou la blessure d'attachement.

(Coll. Société Française de Sophrologie, 102 p., 12,5 euros)

ISBN : 978-2-343-15135-9, EAN EBOOK : 9782140099991

LE MARIN

Entre désir de voyage et nostalgie

Christelle Ferraty-Giacardi

Préface de Luiz Eduardo Prado de Oliveira

Les marins que l'auteure rencontre en tant que psychologue sont pris entre désir de naviguer et besoin de rester à terre, à proximité de leur famille. Dans ce contexte, la question se pose de déterminer ce qui, malgré l'éloignement et les dangers, les invite, voire les contraint au voyage, mais aussi ce qui dans la séparation peut les faire souffrir. Dans cette perspective, cet ouvrage propose d'étudier les figures de marins proposées par la littérature, afin d'explorer le déterminisme de ces êtres de fiction, perçus par les écrivains au fil des époques.

(Coll. Santé, sociétés et cultures, 170 p., 18 euros)

ISBN : 978-2-343-15495-4, EAN EBOOK : 9782140097904

JOURNAL INTERMITTENT D'UN KINÉ DE CAMPAGNE ETHNOLOGUE À SES HEURES

Bernard Bléthon

Kinésithérapeute et ethnologue, l'auteur étudie depuis quarante ans les pratiques de médecine populaire, de sorcellerie et de religion populaire dans une zone rurale du nord du Massif Central. Il nous propose ici un travail fait d'un choix de notes consignées à la confluence de ses deux activités :

ethnologie et kinésithérapie. Un double regard s'offre à nous : médical et anthropologique, sous la forme d'un journal, qui interroge la pratique professionnelle, les relations patients-thérapeute, les recours aux différentes formes de médecine (scientifiques, parallèles ou magiques). Il analyse les perceptions et représentations qu'expriment les malades en matière de santé, de maladie et de mort, ainsi que leurs évolutions.

(Coll. Ethnographiques, 218 p., 23,5 euros)

ISBN : 978-2-343-15156-4, EAN EBOOK : 9782140098321

VISAGES HYBRIDES

Vers une anthropologie de la prothèse

Sous la direction de Bernard Andrieu, Philippe Pomar, Florent Destruhaut et Emmanuelle Vigarios

L'hybridation en prothèse maxillo-faciale a rendu une conscience aux praticiens tout en donnant une nouvelle forme de vie aux patients. Par la convocation des dernières recherches en neurosciences et grâce au support conceptuel de la philosophie du corps, voire même de la neurophilosophie au sens large du terme, les auteurs de cet essai démontrent l'importance du geste de la mise en place d'une prothèse sur un individu blessé, mais appréhendé en tant qu'entité bio-psycho-sociale.

(Coll. Mouvements des Savoirs, 140 p., 15,5 euros)

ISBN : 978-2-343-14140-4, EAN EBOOK : 9782140096976

CONTRIBUTION À UNE HISTOIRE SOCIALE DES POISONS

Le Ginger Jake

Franck Canorel

S'il existe déjà une abondante littérature sur la Prohibition aux États-Unis, une de ses conséquences les plus funestes, à savoir l'intoxication de dizaines de milliers d'Américains par un élixir frelaté, le Ginger Jake, n'a pas retenu l'attention des historiens. Or, la survenue de cet épisode sur fond de ségrégation raciale fut à l'origine de théories complotistes et de discours très virulents à l'encontre des « ruraux alcooliques et oisifs » de l'Amérique profonde. Si, de prime abord, on peut supputer que le nombre des victimes suffirait aujourd'hui à qualifier cet épisode de crise sanitaire, une analyse de la gestion politique et scientifique de cet évènement dans l'Amérique des années 30 tend à mettre en évidence la part prépondérante du politique dans les décisions ayant trait à la santé publique.

(Coll. Acteurs de la Science, 96 p., 12 euros)

ISBN : 978-2-343-14671-3, EAN EBOOK : 9782140097621

LES ENJEUX DES MUTUELLES DE SANTÉ DANS LE PLATEAU CENTRAL DU BURKINA FASO

Awa Ymba Ouédraogo

Ce projet est né des questionnements qui gravitent autour du financement des soins de santé par les communautés et de l'introduction de la mutualité comme formule alternative. Il a pour objectif de mettre en confrontation cette culture formalisée de prise en charge de la maladie et les rationalités ou logiques communautaires. L'ouvrage permet de faire une lecture des conflits liés au milieu et soulève également les contradictions et les paradoxes liés à l'introduction de ce "nouveau" mode formalisé de solidarité.

(Coll. Harmattan Burkina Faso, 374 p., 37,5 euros)

ISBN : 978-2-343-15485-5, EAN EBOOK : 9782140096952

DANSE - ÉNERGIE - THÉRAPIE

Cancer et handicap

Sylvie Lagache

« La Danse-Énergie-Thérapie » (DET), est une proposition thérapeutique de médiation artistique qui permet de lutter contre l'anxiété et les risques de dépression du fait qu'elle éveille en chaque être le désir de s'exprimer, de créer et de communiquer. Elle favorise la confiance en soi. Elle s'adresse ici spécifiquement aux femmes atteintes d'un cancer du sein, aux personnes en situation de handicap et aux enfants malades. Les personnes concernées par le soin (thérapeutes, aides-soignants,

accompagnants) trouveront des outils artistiques thérapeutiques pour développer une bonne approche relationnelle avec des personnes en souffrance.
(Coll. Art-thérapie, 228 p., 23,5 euros)
ISBN : 978-2-343-14895-3, EAN EBOOK : 9782140092916

POUR UN HÔPITAL DU VIVANT
Altérité, enjeux formatifs
Anne-Marie Dozoul, Long Pham Quang
Il est proposé ici une discussion d'idées autour de l'altérité. Le face-à-face avec un autre que moi-même vient questionner ce qui fait que l'autre est foncièrement autre et en même temps questionne l'autre que nous portons en chacun de nous même. Cette reflexion est proposée à partir de verbalisations de professionnels de santé en contexte de formation. Une analyse sur "l'étranger" celui qui vient circuler au sein de nos services hospitaliers.
(Coll. Santé éthique et formation, 222 p., 20 euros)
ISBN : 978-2-343-14929-5, EAN EBOOK : 9782140094026

FEMMES, ENFANTS ET SANTÉ À MADAGASCAR
Approches anthropologiques comparées
Sous la direction de Dolorès Pourette, Chiarella Mattern, Christine Bellas Cabane & Bodo Ravololomanga
Malgré les investissements financiers internationaux et les efforts des pays « du Sud » visant à améliorer la santé des mères et des enfants, la mortalité maternelle et infantile reste élevée : c'est le cas à Madagascar, objet de cet ouvrage. Ces contributions anthropologiques examinent les situations et acteurs, pour comprendre les problématiques de santé au Sud et favoriser l'appropriation locale des programmes de santé.
(Coll. Anthropologies & Médecines, 300 p., 31 euros)
ISBN : 978-2-343-14681-2, EAN EBOOK : 9782140087042

AFRIQUE, DÉVELOPPEMENT DURABLE ET COOPÉRATION INTERNATIONALE
Aïcha Yatabary
Préface de Franklin Nyamsi
Ce livre est composé de tribunes et de réflexions qui abordent des problématiques de santé publique, lutte contre le réchauffement climatique, genre, coopération internationale et bonne gouvernance. Pour relever les nombreux défis auxquels l'Afrique fait face, ainsi que ceux inhérents aux Objectifs de Développement durable, l'auteur propose une approche pluridisciplinaire, des solutions transversales et intégrées. Ce recueil se veut "bréviaire de politique concrète africaine".
(Coll. Harmattan Côte-d'Ivoire, 156 p., 17 euros)
ISBN : 978-2-343-14425-2, EAN EBOOK : 9782140084638

LES MICRO-UNITÉS INFORMELLES DE SANTÉ AU CAMEROUN
Elvire Mendo
Cet ouvrage s'intéresse au succès des micro-unités informelles de santé (MUSI) en milieu urbain camerounais au moment où des initiatives formelles tels les soins de santé promus par l'OMS sont parallèlement mises en place pour favoriser l'accès aux soins des populations vulnérables. Il s'agit de savoir en quoi les MUSI répondent mieux à certains besoins sanitaires des populations défavorisées que les autres services de santé, mais aussi d'en tirer des enseignements concernant la place potentielle de ces services dans le cadre d'une politique de santé élargie.
(Coll. Études africaines, 412 p., 39 euros)
ISBN : 978-2-343-13296-9, EAN EBOOK : 9782140075346

Structures éditoriales du groupe L'Harmattan

L'Harmattan Italie
Via degli Artisti, 15
10124 Torino
harmattan.italia@gmail.com

L'Harmattan Hongrie
Kossuth l. u. 14-16.
1053 Budapest
harmattan@harmattan.hu

L'Harmattan Sénégal
10 VDN en face Mermoz
BP 45034 Dakar-Fann
senharmattan@gmail.com

L'Harmattan Cameroun
TSINGA/FECAFOOT
BP 11486 Yaoundé
inkoukam@gmail.com

L'Harmattan Burkina Faso
Achille Somé – tengnule@hotmail.fr

L'Harmattan Guinée
Almamya, rue KA 028 OKB Agency
BP 3470 Conakry
harmattanguinee@yahoo.fr

L'Harmattan RDC
185, avenue Nyangwe
Commune de Lingwala – Kinshasa
matangilamusadila@yahoo.fr

L'Harmattan Congo
67, boulevard Denis-Sassou-N'Guesso
BP 2874 Brazzaville
harmattan.congo@yahoo.fr

L'Harmattan Mali
Sirakoro-Meguetana V31
Bamako
syllaka@yahoo.fr

L'Harmattan Togo
Djidjole – Lomé
Maison Amela
face EPP BATOME
ddamela@aol.com

L'Harmattan Côte d'Ivoire
Résidence Karl – Cité des Arts
Abidjan-Cocody
03 BP 1588 Abidjan
espace_harmattan.ci@hotmail.fr

L'Harmattan Algérie
22, rue Moulay-Mohamed
31000 Oran
info2@harmattan-algerie.com

L'Harmattan Maroc
5, rue Ferrane-Kouicha, Talaâ-Elkbira
Chrableyine, Fès-Médine
30000 Fès
harmattan.maroc@gmail.com

Nos librairies en France

Librairie internationale
16, rue des Écoles – 75005 Paris
librairie.internationale@harmattan.fr
01 40 46 79 11
www.librairieharmattan.com

Librairie l'Espace Harmattan
21 bis, rue des Écoles – 75005 Paris
librairie.espace@harmattan.fr
01 43 29 49 42

Lib. sciences humaines & histoire
21, rue des Écoles – 75005 Paris
librairie.sh@harmattan.fr
01 46 34 13 71
www.librairieharmattansh.com

Lib. Méditerranée & Moyen-Orient
7, rue des Carmes – 75005 Paris
librairie.mediterranee@harmattan.fr
01 43 29 71 15

Librairie Le Lucernaire
53, rue Notre-Dame-des-Champs – 75006 Paris
librairie@lucernaire.fr
01 42 22 67 13

www.ingramcontent.com/pod-product-compliance
Lightning Source LLC
LaVergne TN
LVHW011314061026
849535LV00005B/1551